# MILITARY FITNESS

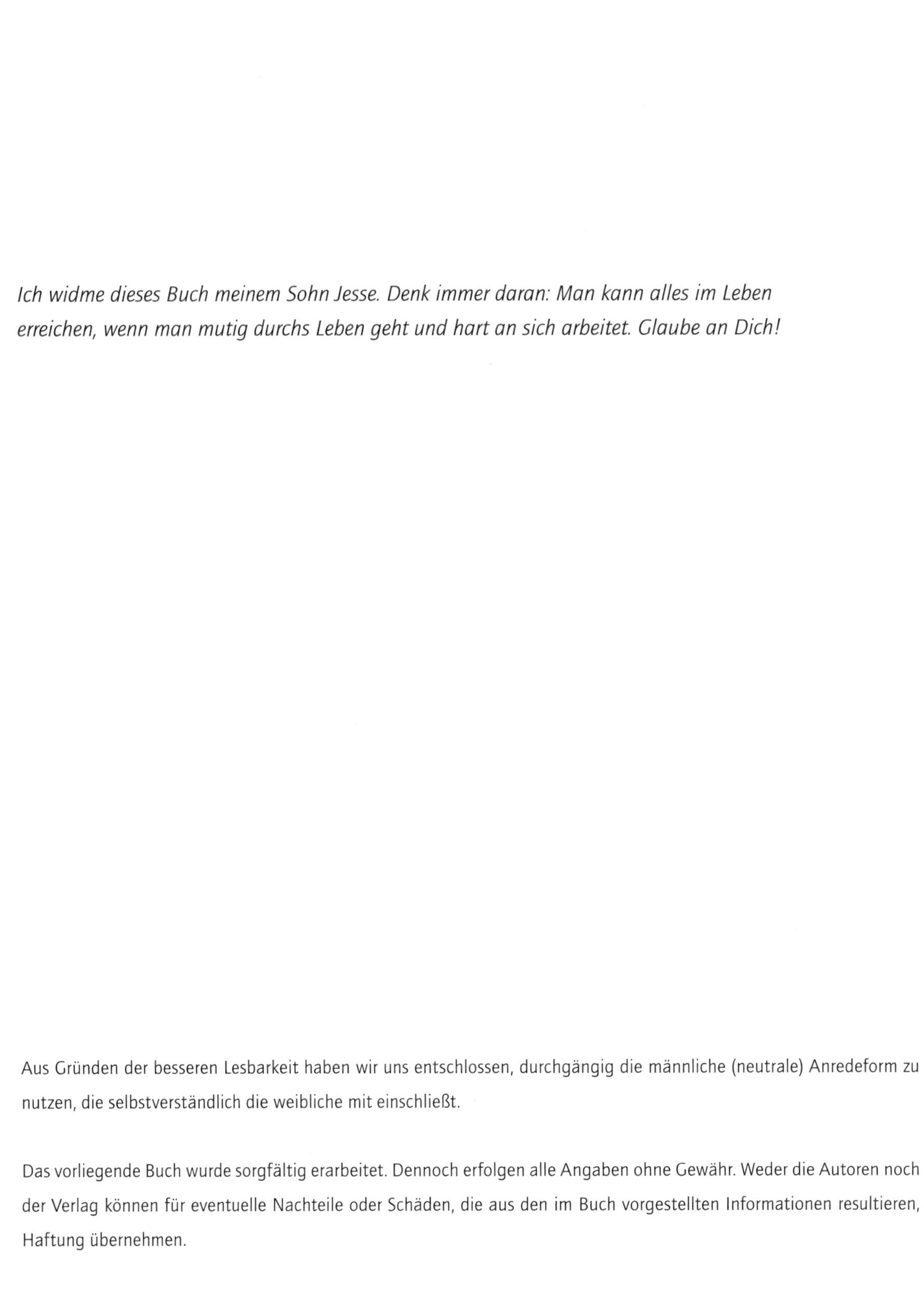

*Ich widme dieses Buch meinem Sohn Jesse. Denk immer daran: Man kann alles im Leben erreichen, wenn man mutig durchs Leben geht und hart an sich arbeitet. Glaube an Dich!*

Aus Gründen der besseren Lesbarkeit haben wir uns entschlossen, durchgängig die männliche (neutrale) Anredeform zu nutzen, die selbstverständlich die weibliche mit einschließt.

Torsten Schreiber | Andreas Aumann

# MILITARY FITNESS

Trainieren wie die Kampfschwimmer
Maximale Kraft, Ausdauer & Schnelligkeit

Meyer & Meyer Verlag

**Military Fitness**

Bibliografische Information der Deutschen Bibliothek
Die Deutsche Bibliothek verzeichnet diese Publikation in der Deutschen Nationalbibliografie; detaillierte bibliografische Details sind im Internet über <http://dnb.ddb.de> abrufbar.


4., korrigierte Auflage 2022
Auckland, Beirut, Dubai, Hägendorf, Hongkong, Indianapolis, Kairo, Kapstadt, Manila, Maidenhead, Neu-Delhi, Singapur, Sydney, Teheran, Wien

Member of the World Sport Publishers' Association (WSPA)

Gesamtherstellung: Print Consult GmbH, München

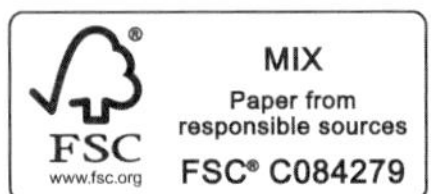


ISBN 978-3-8403-7833-1
E-Mail: verlag@m-m-sports.com
www.dersportverlag.de

# INHALT

Ein herzlicher Dank gebührt:

» den Kameraden und Ausbildern der Kampfschwimmer-Ausbildungsinspektion von 2003.
» allen aktiven Kampfschwimmern und Kampfschimmerausbildern, die ich während meiner Dienstzeit kennenlernen durfte. Passt auf Euch auf!
» der Escape Fitness GmbH (www.http://www.escapefitness.com) für die freundliche Zurverfügungstellung von Trainingsequipment.
» André Bays, der sich freiwillig als Modell zur Verfügung gestellt hat.
» den beiden Fotografen Melanie Schreiber und Anges Urbanik für die Bilder und die Zeit, die sie sich genommen haben.
» den Mitarbeitern vom Meyer & Meyer Verlag, die uns ihr Vertrauen geschenkt und dadurch das Buch erst möglich gemacht haben.
» unseren Familien und Freunden, die uns immer unterstützt haben.

# EINLEITUNG

Bevor es losgeht

Terminologie

Kardiotraining

Krafttraining

Mobilitäts- und Flexibilitätstraining

Anpassung an das Training

Steigerung des Trainingsreizes

Nicht zu vernachlässigen: Die Erholung

Ausrüstung

Trainingsplanung

Trainingszirkel

Fitnesstests

Ernährung

Das Trainingstagebuch

Anhang

# EINLEITUNG

*Military Fitness* ist kein Trend in dem Sinne, wie es Aerobic, Tae Bo oder andere Systeme waren und sind, die es auf den Markt geschafft haben und nach einiger Zeit entweder ganz in der Versenkung verschwunden sind oder nur noch ein Nischendasein führen, bis irgendwer sie auskramt und ihnen einen neuen Namen gibt. *Military Fitness* gibt es, seit es die ersten organisierten Armeen gibt. Schon in der Antike wussten die Feldherren und Anführer die Fitness ihrer Soldaten zu schätzen, denn davon hing in den meisten Fällen der Sieg in einer Schlacht ab. Es handelt sich damit um ein jahrtausendealtes Trainingssystem, das auf Herz und Nieren und unter schwersten Bedingungen geprüft wurde. Jegliche Schwächen in dem System führten dazu, dass Anpassungen vorgenommen wurden. Dies geschah sowohl bezüglich neuer Taktiken als auch in der Moderne mit einem Blick auf die Sportwissenschaften. Was dabei herausgekommen ist, ist ein hocheffizientes System, das die Männer und Frauen in kürzester Zeit fit für ihre Einsätze macht.

Aber man muss nicht in den Krieg ziehen wollen, um von der Military Fitness zu profitieren. Es ist für jeden gesunden Menschen geeignet, der sich und seinen Körper leistungsfähiger machen möchte und bereit sein will für die Herausforderungen, die das Leben ihm in den Weg stellt. Der Schwerpunkt beim Military Fitness liegt natürlich auf der allgemeinen Fitness, die Ihnen von Nutzen ist, wenn Sie Ihr Haus renovieren wollen oder einfach nur mal mit Ihrem Sohn Fußball spielen. Ein fitter Körper unterstützt Sie auch bei den langen Konzentrationsphasen am Schreibtisch, die bei sehr vielen Menschen zum Alltag geworden sind. Gute Fitness beugt vielen Erkrankungen des Bewegungssystems vor, die durch schlechte Körperhaltung und das viele Sitzen in Beruf und Freizeit Einzug in unser Leben gefunden haben. Military Fitness kann Sie aber auch einfach nur fit machen für den Rucksackurlaub in Indien, den Sie schon seit Jahren machen wollten, aber es leider nie geschafft haben, auch nur 5 km am Stück zu wandern. Nichts davon wird Sie zukünftig an Ihre Grenzen bringen, keine dieser Sachen wird Sie körperlich vor Probleme stellen.

Unter *Fitness* stellen sich verschiedene Menschen verschiedene Dinge vor. Für manche ist es die Fähigkeit, lange Läufe zu absolvieren, für andere wiederum das Heben großer Gewichte. Spezialisten für diese Gebiete wird es immer geben, aber wirkliche Fitness im militärischen Sinne bedeutet, alle Eigenschaften zu trainieren: Schnelligkeit, Ausdauer, Kraft, Flexibilität, Gleichgewicht, Koordination und vieles mehr gehören da einfach zusammen. All diese Dinge werden beim Military Fitness auf vielfältige Art und Weise trainiert und eines unterstützt das andere. So wirkt eine gut ausgeprägte Core-Muskulatur z. B. beim Laufen unterstützend, was zu einem kraftsparenden Laufstil führt. Ebenso hilft eine ausdauertrainierte Muskulatur dabei, die Erholungsphasen zwischen harten Krafteinheiten deutlich zu verkürzen.

Der Grund für diese Vielfältigkeit ist ganz einfach. Wer Kraft aufbauen will, der muss schwere Gewichte bewegen, wer Ausdauer will, sollte lange Belastungen mit niedriger Intensität durchführen und wer schnell werden will, der muss Schnellkrafttraining machen. Wer aber im militärischen Sinne fit sein will, kann es sich nicht leisten, auf eine der genannten Fähigkeiten zu verzichten, denn das Leben stellt immer wieder andere Anforderungen an den Menschen, die es zu bewältigen gilt.

Auch wenn Military Fitness bedeutet, dass Sie trainieren, um fit zu werden, wird sich Ihr Körper, bei geeigneter Ernährung, deutlich verändern und Sie werden der Strandfigur einen deutlichen Schritt näherkommen. Im Gegensatz zum Bodybuilding, bei dem Sie natürlich auch eine Strandfigur aufbauen und sich optisch stark verändern, ist hier aber nicht das Erreichen möglichst großer Muskelberge das Ziel. Es ist eher die schlanke und austrainierte Silhouette, die nach einiger Trainingszeit auf Sie wartet. Im Englischen spricht man in diesem Zusammenhang oftmals von „lean and mean". Auch einen typischen Läuferkörper werden Sie damit nicht bekommen, dünn und oft schon ausgemergelt, obwohl Sie in den meisten Fällen sehr wohl in der Lage sein werden, einen Halbmarathon in unter 1,5 h zu absolvieren. Zusätzlich werden Sie aber auch die Kraft haben, einen 25-kg-Rucksack über 30 km zu tragen, ohne dass Sie dies an Ihre Grenzen bringt. Der Rucksackurlaub in Indien wartet schon auf Sie.

Beispiele für die Vorteile der Rundumfitness lassen sich viele finden, also werden Sie rundum fit und genießen Sie Ihren neuen Körper. Military Fitness hat aber noch weitere Vorteile. Es wird nie langweilig, denn es ist eine der abwechslungsreichsten Trainingsmethoden, die man finden kann. Man ist nicht auf langes Laufen beschränkt, um Ausdauer zu trainieren, sondern betreibt auch Radfahren, Schwimmen und Langlauf auf Skiern, um sein Herz-Kreislauf-System zu trainieren. Das hat außerdem den Vorteil, Überlastungsschäden vorzubeugen, die durch immer wiederkehrende, eintönige Belastungen auftreten. Sie sind nicht auf Hanteln beschränkt, um Ihren Körper widerstandsfähiger und robuster zu machen, Sie können auf Kettlebells, Sandsäcke und Steine zurückgreifen.

Military Fitness ist ein sehr flexibles Trainingssystem, welches sich leicht an Ihre Anforderungen anpassen lässt. Sie können selbstständig Akzente in Ihrem Training setzen, je nachdem, wo Sie persönlich Defizite in Ihrer Leistungsfähigkeit sehen.

Allerdings ist es ebenso notwendig, schon früh mit falschen Argumenten aufzuräumen, also will ich das hier schon einmal machen. Viele Bücher, bei denen die Autoren aus dem Militärbereich kommen, möchten Ihnen suggerieren, dass Sie genauso fit werden wie die Soldaten der Spezialeinheiten. Verstehen Sie mich jetzt nicht falsch, denn Sie werden definitiv ein Fitnesslevel erreichen können, das Sie sich kaum erträumt haben, aber Sie werden nur in seltenen Fällen so fit wie die Soldaten der Spezialeinheiten. Diese sind handverlesen, haben viele Tests hinter sich und eine hervorragende Genetik. Sie erholen sich schneller als der Durchschnitt und sie sind auch belastbarer. Dazu kommt eine hervorragende Betreuung, denn ihre Ausbildung lässt sich der Staat einiges kosten, da möchte er auch nicht, dass der Verschleiß zu hoch ist. Also vergleichen Sie sich nicht damit, aber profitieren Sie von dem über Jahrhunderte aufgebauten Wissen um die Fitness dieser Kämpfer.

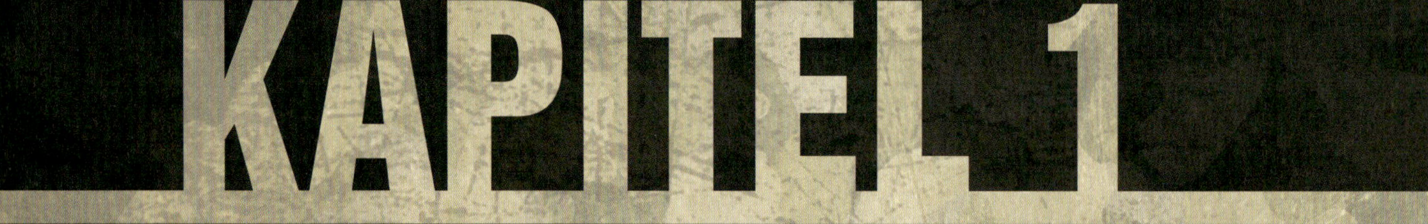
KAPITEL 1

Einleitung

# BEVOR ES LOSGEHT

Terminologie

Kardiotraining

Krafttraining

Mobilitäts- und Flexibilitätstraining

Anpassung an das Training

Steigerung des Trainingsreizes

Nicht zu vernachlässigen: Die Erholung

Ausrüstung

Trainingsplanung

Trainingszirkel

Fitnesstests

Ernährung

Das Trainingstagebuch

Anhang

# 1 BEVOR ES LOSGEHT

Bevor Sie sich nun hoffentlich hoch motiviert daran machen, sich in die Übungen zu stürzen, sollten Sie ein paar Dinge tun, die Ihnen helfen werden, noch lange fit und gesund zu bleiben, denn das sollte Ihr Ziel sein.

» **Gehen Sie zum Arzt**
Ja, ich weiß, das wollen Sie nicht hören, schließlich sind Sie motiviert und möchten Ihr Leben ändern. Sie möchten fit werden und Ihre Figur verbessern und, was Sie auf keinen Fall wollen, ist, sich in eine Praxis voller kranker Menschen zu schleppen und sich durchchecken zu lassen. Mein Verständnis haben Sie, da können Sie sicher sein. Allerdings ist jede Art von Sport per Definition belastend für Ihren Körper, was z. B. bei einem unentdeckten Herzfehler unangenehme Konsequenzen haben kann. Viele Mediziner bieten Sportuntersuchungen an, die Sie nutzen sollten. Sie müssen meistens privat bezahlt werden, aber das sollte Ihre Gesundheit Ihnen wert sein. Dies gilt vor allem für Menschen ab dem 35. Lebensjahr.

» **Kurieren Sie Ihre Krankheiten aus**
Viele Menschen kommen auf die Idee, mit dem Sport weiterzumachen oder gar zu beginnen, während sie krank sind. Dann sitzen sie zu Hause und haben (zu) viel Zeit zum Nachdenken. Sobald es ein wenig besser geht, wollen sie ihren Trainingsplan weiter verfolgen oder ihre Vorsätze umsetzen. Das ist sehr lobenswert, aber warten Sie damit, bis Sie wieder vollständig gesund sind. Wenn z. B. Bakterien durch den angeregten Blutkreislauf bis zu Ihrem Herzen transportiert werden, kann es mit dem Sport ganz schnell wieder vorbei sein. Gerade dies ist oft ein Grund für das frühe Versterben junger Leistungssportler. Machen Sie nicht denselben Fehler! Nutzen Sie die Krankheitspause positiv und geben Sie damit auch den Muskeln die Möglichkeit, sich zu erholen. Und nach meiner persönlichen Erfahrung hat es nie länger als 1-2 Wochen nach einer leichten Krankheit oder 1-2 Monate nach einer schweren Krankheit, die ein Aussetzen von einem Jahr mit sich brachte, gedauert, um seinen alten Leistungsstand wieder zu erreichen.

# KAPITEL 2

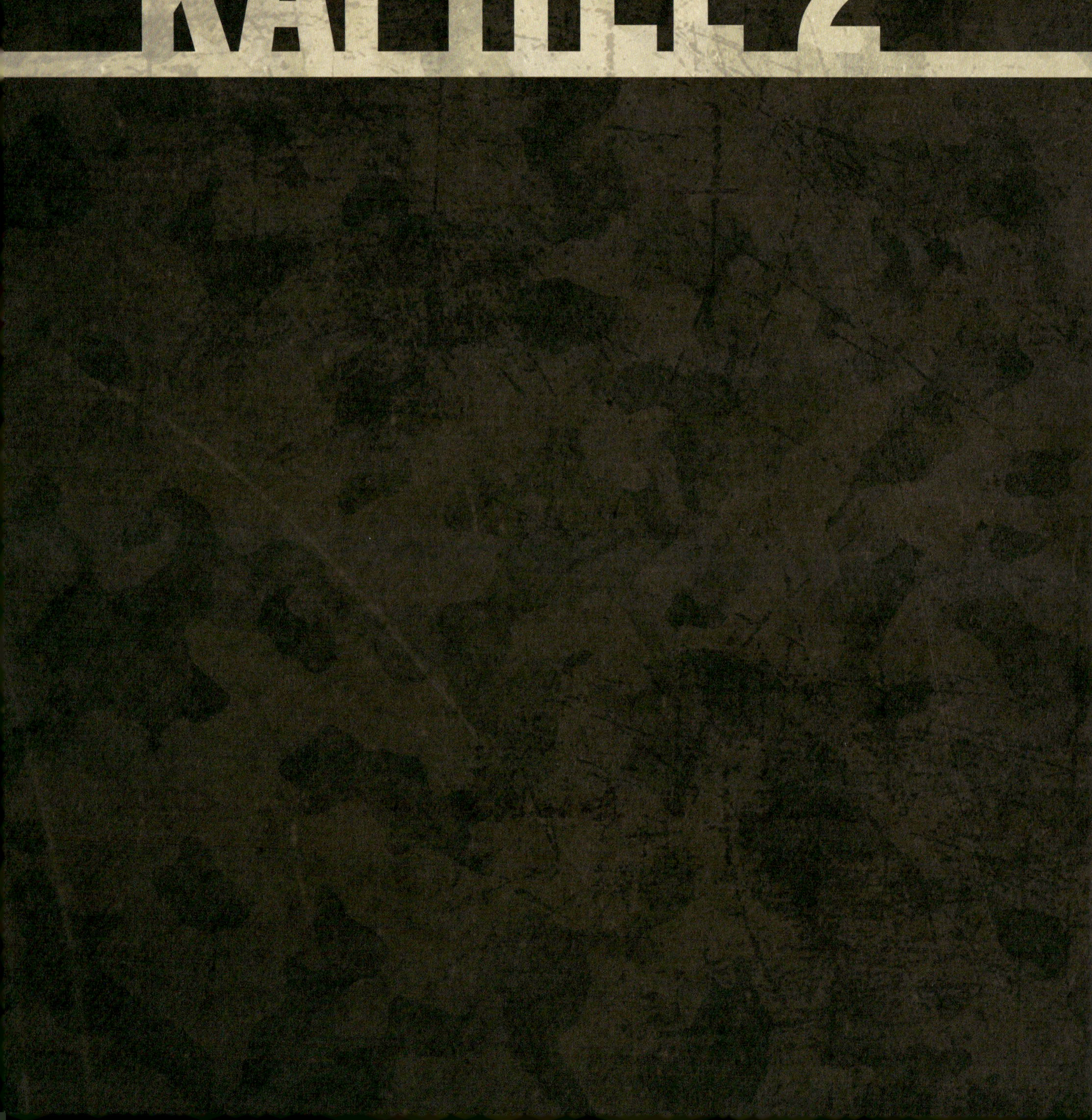

# TERMINOLOGIE

# 2 TERMINOLOGIE

Wie überall gibt es auch im Fitnesstraining eine Terminologie, die sich durchgesetzt hat, um in kurzen Worten präzise Informationen zu übermitteln. Damit Sie diese auch verstehen und nicht erst ein Wörterbuch, sei es auch in den meisten Fällen elektronisch, bemühen müssen, führe ich hier die wichtigsten Begriffe auf.

» **Wiederholung**

Dies ist eine vollständige Bewegung einer gegebenen Übung. Wenn Sie z. B. eine Kniebeuge machen, beginnt die Wiederholung bei fast durchgestreckten Beinen, dann gehen Sie in die Hocke und richten sich wieder auf. Die Wiederholung ist zu Ende, wenn Sie zurück in der Ausgangsposition bei fast durchgestreckten Beinen angekommen sind.

» **Satz**

Ein Satz besteht aus der Aneinanderreihung von einer gegebenen Anzahl von Wiederholungen. Die Anzahl ist dabei nicht festgeschrieben und hängt vom Trainingsziel ab.

» **1 RM**

Hiermit ist das Gewicht gemeint, dass man genau 1 x bewegen kann. Die Abkürzung kommt aus dem Englischen von *1 Repetition with Maximum Weight.*

» **Reizintensität**

Die Reizintensität bezeichnet die Höhe bzw. die Stärke eines gesetzten Reizes. Sie lässt sich sehr gut folgendermaßen ausdrücken:

- Größe des Widerstands [kg; Watt],
- Geschwindigkeit [m/s],
- Höhe, Weite [m].

Beim Ausdauersport ist es allerdings schwierig, durch diese Darstellung die Intensität anzugeben. Außerdem ist es total unpraktisch. Daher nutzt man dort die Einheit [HF/min], in der die Pulsfrequenz für die Belastungsintensität angegeben wird. Die Reizintensität wird in Prozent von der maximalen Pulsfrequenz gemessen. Es gibt gerade für das Krafttraining noch weitere Möglichkeiten, die Reizintensität anzugeben, ich möchte aber hier darauf verzichten. Es reicht, dass Sie sich ggf. merken, dass die Reizintensität in Bezug auf das jeweilige Maximum angegeben wird, also das maximale Gewicht, die maximale Herzfrequenz etc.

» **Reizdauer**

Dies ist die Zeit, in der der Trainingsreiz auf den Organismus wirkt, wobei Zeit hier sehr schwammig benutzt wird. Dies kann die gelaufene Strecke sein oder die Anzahl der Wiederholungen. Es wäre auch praktisch sehr schwierig, wenn man bei einem Satz wirklich die Zeit messen würde, die dieser dauert.

» **Reizhäufigkeit**

Die Anzahl der gesetzten Reize in einem Training wird als Reizhäufigkeit bezeichnet. Machen Sie bei den Kniebeugen z. B. sechs Sätze mit je 12 Wiederholungen, so ist die Reizhäufigkeit (RH) = 72. Bei einem Dauerlauf, bei dem es nur eine lange, kontinuierliche Belastung gibt, ist RH = 1.

» **Reizdichte**

Die Reizdichte ist das Verhältnis von Belastungs- und Erholungsphasen. Wer also 1 min belastet und danach 2 min pausiert, hat eine Reizdichte von 1:2. Bei einem Dauerlauf hingegen beträgt sie 1:0.

» **Reizumfang**

Hiermit ist die Summe der in einer Trainingseinheit durchgeführten Belastungen gemeint, ohne die Pausen einzubeziehen. Das kann bei einem Dauerlauf die Strecke in Metern sein oder bei einem Intervalltraining die Zeit in Sekunden mal die Anzahl der durchgeführten Wiederholungen. Wer beim Bankdrücken in einer Einheit sechs Sätze mit je 12 Wiederholungen macht und dabei jedes Mal 60 kg bewegt, der hat einen Reizumfang von 4.320 kg (6 Sätze x 12 Wiederholungen/Satz x 60 kg/Wiederholung).

» **Trainingshäufigkeit**

Anzahl der Trainingseinheiten (TE) pro Woche.

» **Isolationsübung**

Bei Isolationsübungen wird nur ein einziges Gelenk bewegt und versucht, nur einen Muskel zu trainieren. Da klappt natürlich in der Praxis nicht, da immer mehrere Muskeln an einem Gelenk ziehen. Dennoch lassen sich deutliche Akzente setzen. Bei einem Curl, bei dem der Arm gebeugt und gestreckt wird und der Bizeps belastet werden soll, handelt es sich um eine Isolationsübung, solange der Ellbogen selbst nicht bewegt wird. Solche Übungen werden beim Military Fitness nur sehr selten genutzt, denn in der Praxis des Alltags kommt solch eine Belastung nicht wirklich vor.

» **Komplexe Übungen**

Komplexe Übungen sind Mehrgelenkübungen, wie Kniebeugen, Kreuzheben, Kettlebellswings, Turkish Get-ups und viele andere mehr. Diese Übungen kräftigen den Körper als Ganzes und sind daher der Schwerpunkt des Military-Fitness-Konzepts. Auch der Core wird hier sehr intensiv gekräftigt, denn komplexe Übungen verlangen immer ein Maximum an Stabilität in der Mitte des Körpers, also der Verbindung zwischen Ober- und Unterkörper, um Verletzungen vorzubeugen und durch die Übungen optimale Ergebnisse zu erzielen.

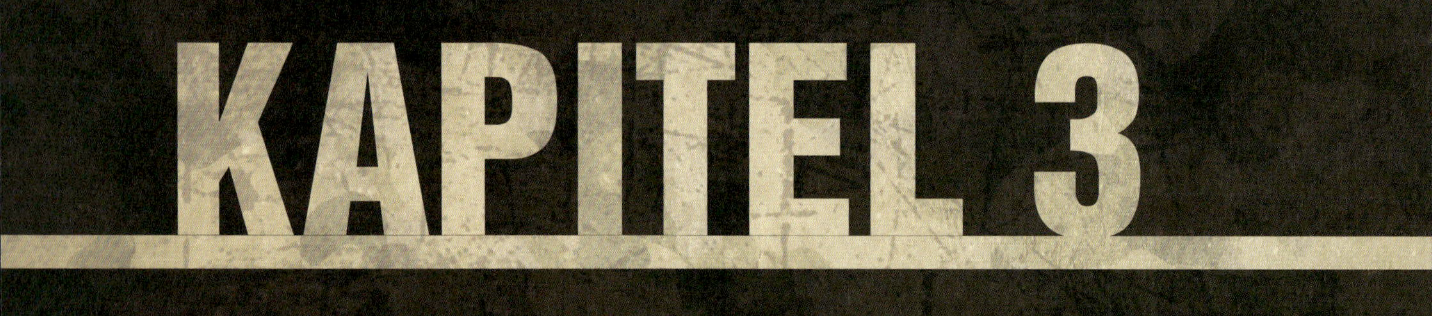
KAPITEL 3

Einleitung

Bevor es losgeht

Terminologie

# KARDIOTRAINING

Krafttraining

Mobilitäts- und Flexibilitätstraining

Anpassung an das Training

Steigerung des Trainingsreizes

Nicht zu vernachlässigen: Die Erholung

Ausrüstung

Trainingsplanung

Trainingszirkel

Fitnesstests

Ernährung

Das Trainingstagebuch

Anhang

# 3 KARDIOTRAINING

## 3.1 Vorteile des Kardiotrainings

In vielen Fitnessbüchern neueren Datums wird gerne davon geschrieben, dass es nicht so wichtig sei, Kardiotraining durchzuführen, wenn man abnehmen will. Danach werden viele Kraftübungen jeglicher Art präsentiert, mit und ohne Hilfsmittel, alleine und zu zweit, für zu Hause oder im Fitnessstudio. Ja, wer Sport alleine aus Gründen des Abnehmens macht, der braucht kein Kardiotraining. Den Sinn des Kardiotrainings aber auf das Abnehmen zu reduzieren, tut ihm unrecht. Die Vorteile sind vielfältig.

### 3.1.1 Stärkung des Immunsystems

Durch Ausdauertraining kann das Immunsystem unterstützt werden, was sogar schon mehrfach durch wissenschaftliche Untersuchungen belegt wurde (Hamer & O'Donovan, 2010; Haaland, Sabljic, Baribeau, Mukovozov & Hart, 2008). Dabei ist aber zu beachten, dass nicht jede Belastung dem Immunsystem zugutekommt. Wer sich immer und in jedem Training bis an seine Grenzen belastet, der wird sich diesbezüglich eher schwächen. Moderates Ausdauertraining hingegen scheint optimal zu sein.

### 3.1.2 Veränderung des Hormonspiegels

Ausdauersport beruhigt, indem durch ihn der Adrenalinausstoß, sowohl bei Belastung als auch in Ruhe, reduziert wird. Das hat weitreichende Konsequenzen und direkten Einfluss auf die Herzfunktion sowie den Blutdruck und stärkt die psychophysische Belastbarkeit. Des Weiteren kann das Auftreten eines Diabetes Typ II verzögert oder sogar verhindert werden, indem die Insulinempfindlichkeit der Muskeln erhöht wird (Banfi, Colombini, Lombardi & Lubkowska, 2012; Duclos, Oppert, Verges, Coliche, Gautier, Guezennec, Reach & Strauch, 2013).

### 3.1.3 Herz-Kreislauf-System

Jeder sieht schnell ein, dass durch Ausdauertraining das Herz-Kreislauf-System belastet wird. Aber es wird nicht nur belastet, es profitiert auch stark davon (Pal, Radavelli-Bagatini & Ho, 2013). Das Herz arbeitet viel effektiver, wodurch die Herzfrequenz und der Sauerstoffverbrauch des Herzmuskels sowohl bei körperlicher Belastung als auch in Ruhe abnimmt. Dies erhöht die körperliche Belastbarkeit deutlich, was sich auch im Alltag bemerkbar macht. Treppensteigen oder andere Belastungen lassen sich dann leichter bewältigen als ohne entsprechendes Training.

Auch der direkte Einfluss auf das Blut ist nicht zu unterschätzen. Die Fließeigenschaften des Blutes nehmen zu und es werden gerinnselauflösende Mechanismen stimuliert, die die Gefahr von Thrombose senken. Wer also schon Durchblutungsstörungen hat, kann durch den Ausdauersport seinen Gesundheitszustand deutlich verbessern.

### 3.1.4 Verbesserung des Fettstoffwechsels

Jetzt denkt jeder sofort daran, sein Bauchspeck oder die ungeliebten Polster an Hüfte und Oberschenkel zu verlieren, was auch der Fall ist, aber der Fettstoffwechsel geht deutlich darüber hinaus. Es wird schlechtes Cholesterin (LDL) abgebaut sowie gutes und gefäßschützendes Cholesterin (HDL) aufgebaut, was eine Verringerung der Gefäßverkalkung bewirkt.

### 3.1.5 Allgemeine Risikoreduktion

Die oben angeführte Gefäßverkalkung kann weitreichende Folgen haben: Nierenversagen, Herzinfarkt, Schlaganfall und Bluthochdruck (Joe, Dosa, Ranky & Pavlik, 2014; Pattyn, Cornelissen, Eshghi & Vanhees, 2013). Diese Krankheiten können nachweislich durch Ausdauersport reduziert werden und als Bonus lässt sich das Leben im Schnitt um zwei Jahre verlängern – gute Jahre, nicht bettlägerige.

Man sieht also, dass es sich lohnt, Ausdauersport zu betreiben, auch über das Abnehmen hinaus. Wer also nur Gewicht verlieren will, der kann darauf verzichten, wer aber all die Vorteile genießen möchte, die das Ausdauertraining bietet, der muss sich die Schuhe schnüren und laufen gehen.

Vor Tausenden von Jahren mussten sich die Menschen noch keine Gedanken darüber machen, wie sie ihre Ausdauer zu entwickeln hatten, ihnen blieb nichts anderes übrig und ihre Existenz hing davon ab. Um Beeren und Früchte zu sammeln, legten sie oftmals bummelnd sehr weite Strecken zurück, denn das begehrte Essen wuchs nicht immer um ihre Lagerstatt herum. Auch das Jagen von wilden Tieren erforderte viel Ausdauer, die Menschen liefen bzw. joggten viele Kilometer, um eine Herde zu verfolgen und endlich an das begehrte Fleisch zu kommen. Und wenn sie dann ihr Essen erlegt hatten, galt es noch, das Ganze wieder zurückzuschleppen. Dass der Mensch der größte Ausdauersportler im ganzen Tierreich ist, zeigt die Tatsache, dass dies das einzige Lebewesen ist, das über die Haut großflächig schwitzen und damit seinen Körper effizient kühlen kann. Dadurch kann der Mensch viel größere Strecken in moderat hohem Tempo zurücklegen als jedes andere Lebewesen. Dies prägt auch heute noch die Jagdtechniken afrikanischer Stämme, die das Wild über mehrere Stunden hetzen, bis es überhitzt und nicht mehr weiter kann.

Die größten Belastungsspitzen wurden wohl erreicht, wenn der Mensch sich vor einem Raubtier durch einen harten Sprint in Sicherheit bringen musste. Sie sehen, die Ausdauer war immer gut trainiert, bis der Mensch den Schreibtischjob erfand.

Jetzt war der Mensch gezwungen, sich über seine Bewegung Gedanken zu machen, wollte er nicht seinen Bewegungsapparat verkümmern lassen. Dabei gingen in den letzten Jahrzehnten verschiedene Wellen durch das Land: die Joggingwelle, die Aerobicwelle mit all ihren Auswüchsen und in allen Kombinationen mit Kampfsport und Tanzen, und weitere Wellen, die von ideenreichen Leuten ins Leben gerufen wurden.

Letztendlich geht es aber darum, durch Ausdauertraining die Ermüdungswiderstandsfähigkeit zu erhöhen und dadurch eine Intensität, gleich welcher Höhe, über einen längeren Zeitraum aufrechtzuerhalten. Die Ausdauer ist also der leistungsbegrenzende Faktor in fast allen Trainingsarten, sei es das ganz gewöhnliche Joggen, der Geländelauf oder das Zirkeltraining.

Die Möglichkeiten, Ausdauerarten zu unterscheiden, sind vielfältig. Wird mindestens ein Sechstel der gesamten Muskulatur eingesetzt, so spricht man von *allgemeiner Ausdauer*. Hierzu zählen z. B. die Sportarten Joggen, Radfahren und Schwimmen. Von der *lokalen Ausdauer* redet man in den anderen Fällen. Des Weiteren gibt es noch die *dynamische* und die *statische Ausdauer*, die sich auf die Arbeitsform der Muskulatur beziehen. Wer wie ein Kung-Fu-Kämpfer mehrere Minuten in der Hockposition ausharren will, der benötigt vor allem statische Ausdauer, ein Jogger hingegen dynamische.

Die beiden hauptsächlichen Unterscheidungen bei der Ausdauer beziehen sich auf die Art der Energiegewinnung während der Belastung.

## 3.2 Aerobe Ausdauer

Bei der aeroben Ausdauer wird die Belastung ohne Sauerstoffschuld bewältigt, d. h., dass immer genug Sauerstoff zur Verfügung steht. Der Sauerstoff wird benötigt, um Glykogen und Fettsäuren zu verbrennen. Als Abfallprodukte entstehen dabei Wasser und Kohlendioxid, die vom Körper ausgeschieden werden. Von einer *aeroben Ausdauer* wird ab einer Belastungszeit von etwa 3 min gesprochen. Es besteht aber in der Energiebereitstellung ein großer Unterschied, ob es sich um eine fünfminütige Belastung oder um einen Dauerlauf von 2 h handelt. Darum lässt sich die aerobe Ausdauer noch in *Mittelzeitausdauer (MZA)* und *Langzeitausdauer (LZA)* unterscheiden, wobei je nach Belastung die LZA noch weiter unterteilt werden kann.

Von der MZA spricht man bis zu einer Belastung von etwa 10 min, die Intensität ist maximal, was den Puls bis an seinen Anschlag bringt. Die Sauerstoffaufnahme ist auch an ihrem Maximum und in den Muskeln entsteht sehr viel Laktat, das Glykogen ist der Hauptenergielieferant. Je länger die Belastung wird, desto niedriger ist die Belastungsintensität, die über den gesamten Zeitraum aufrechterhalten werden kann. Auch der Puls sinkt weiter ab und zusätzlich zum Glykogen kommen die Fette und bei sehr langen Belastungen über 90 min auch Aminosäuren als Energielieferanten hinzu. Die aerobe Ausdauer ist im Military Fitness die Grundlage für alle weiteren Trainingsmethoden und sollte niemals vernachlässigt werden.

## 3.3 Anaerobe Ausdauer

Bei der *anaeroben Ausdauer* hingegen reicht der aufgenommene Sauerstoff nicht aus, um den Bedarf für die Belastung zu decken. Stattdessen wirkt hier die *anaerobe Glykolyse*, bei der Zucker zu Milchsäure abgebaut wird. Jeder, der einmal 400 m auf Zeit gelaufen ist, kennt das Brennen in den Oberschenkeln, das dadurch hervorgerufen wird. Die Muskeln ermüden im Vergleich zur aeroben Energiebereitstellung viel schneller. Hier spricht man von der *Kurzzeitausdauer (KZA)* mit einer maximalen Belastung. Die Herzfrequenz ist am Anschlag, die Energiebereitstellung findet durch Glykogen und Phosphate statt. Die Laktatbildung ist allerdings nicht ganz so hoch wie bei der MZA, denn die kurze Zeit reicht einfach nicht aus, um die Konzentration entsprechend hochzutreiben.

### Kameradschaft

Gerade beim Marschieren wurde die aerobe Ausdauer immer wieder bis ans Limit gefordert und damit auch trainiert. Da wir in Gruppen unterwegs waren, haben wir uns immer unterstützt und zusammengehalten, vor allem, wenn einer nicht mehr konnte. Und das kam immer mal vor, denn auch Kampfschwimmer sind keine Supermänner und haben mal einen schlechten Tag.

Machen Sie es wie die Kampfschwimmer, halten Sie zusammen und tragen Sie das Gepäck Ihres Kameraden, der nicht so stark ist wie Sie oder schieben Sie ihn ein Stück, wenn er gar nicht mehr kann, aber bei einer Hüttenwanderung die Berghütte vor Einbruch der Nacht erreicht werden muss. Das wird nicht nur Ihren Zusammenhalt fördern, sondern hat auch einen zusätzlichen Trainingseffekt für beide, denn Ihre Leistungsgrenzen werden sich danach deutlich verschieben. Und vielleicht sind Sie es, der morgen die Hilfe des Kameraden benötigt.

## 3.4 Die Trainingsbereiche

Jede Sportart hat ihre eigenen Bezeichnungen für die Trainingsbereiche, ich möchte mich hier an denen der Triathleten orientieren. Die beiden wichtigsten Bereiche sind die *Grundlagenausdauer 1 (GA 1)* und die *Grundlagenausdauer 2 (GA 2)*.

Zu Beginn Ihres Trainings sollten Sie die GA 1 sehr stark entwickeln, sie bildet das Fundament für sämtliche weiteren Trainingsfortschritte. In der Hauptsache handelt es sich um langsames LZA-Training, das leicht durchzuhalten ist, aber dennoch nach dem Training einiger Regeneration bedarf. Gerade in diesem langsamen Bereich verbrennt der Körper prozentual viel Fett pro Zeiteinheit. Darum spricht man auch gerne von einem *Fettstoffwechseltraining*. Dennoch sollte man immer im Hinterkopf behalten, dass die Gesamtenergie pro Zeiteinheit sinkt, d. h., wer schneller läuft, verbrennt auch mehr in einer bestimmten Zeit. Allerdings ist die Anpassung des Körpers bei diesem Training sehr weitreichend. Er fängt an, mehr rote Blutkörperchen zu bilden, um den Sauerstoff effizienter zu den Muskeln zu transportieren, dazu steigt auch noch die Anzahl der Mitochondrien in den Muskeln, die quasi als kleine Kraftwerke anzusehen sind. Die Effizienz der Energiegewinnung steigt damit stark an. Des Weiteren bildet der Körper mehr Kapillaren im Blutkreislauf aus, sodass mehr kleinste Blutbahnen durch die Muskeln führen und der Sauerstoff besser und schneller an seinen Bestimmungsort gelangt.

Das hat viele Vorteile auch für harte Trainingseinheiten, denn der Körper wird viel leistungsfähiger und die Regenerationszeit verkürzt sich merklich, sodass in kürzeren Abständen trainiert werden kann. Dennoch sollte man dem Körper auch nach dem vermeintlich lockeren Training genug Zeit zur Erholung geben, damit er die Chance hat, diese Anpassungen überhaupt auszuführen.

Der GA-2-Bereich ist deutlich anstrengender und fordernder als der Bereich der GA 1. Hier werden hauptsächlich die Kohlenhydrate herangezogen, um Energie zu gewinnen, denn um Fett zu verbrennen, muss Sauerstoff im Überfluss da sein. Dies ist im GA-2-Bereich nicht mehr der Fall. Dennoch ist man in den meisten Fällen noch im Bereich der LZA. Die Laufgeschwindigkeit ist nicht mehr weit entfernt von der, die man in 5- oder 10-km-Wettkämpfen sieht und der Körper ist nach solch einem Training sehr ermüdet, vergessen Sie also nicht, dass die Regenationszeit sich verlängert.

Des Weiteren gibt es noch eine Mischform, die *GA 1-2*. In dem Bereich laufen die meisten Sportler, weil sie dabei oft das Gefühl haben, dass es was bringt, aber trotzdem nicht zu anstrengend ist.

Es gibt noch zwei weitere Trainingsbereiche, die man nicht außer Acht lassen sollte, die aber deutlich seltener zum Einsatz kommen: der *REKOM-Bereich* und der *WSA-Bereich. REKOM* setzt sich aus *Regeneration* und *Kompensation* zusammen und dient dazu, den Körper aktiv bei der Erholung zu unterstützen. Wer das einmal probiert hat, wird meist bestätigen, dass die Erholung tatsächlich schneller abläuft.

REKOM-Training ist kein Training im herkömmlichen Sinne, sondern fällt eher unter „lockere Bewegung". Die Dauer des Trainings ist recht kurz und sollte 45 min auf keinen Fall überschreiten, besser ist eine Trainingsdauer von etwa 30 min. Bei diesem Training wird der Kreislauf angeregt und Abfallstoffe können schneller aus den Muskeln abtransportiert werden. Ich rate aber dringend dazu, als REKOM-Training nicht das Laufen zu verwenden. Das hat mehrere Gründe. Wer nicht ausgeruht ist, und das sind Sie dann, wenn Sie REKOM-Training nutzen, ist unkonzentriert. In Kombination mit Baumwurzeln im Wald oder auch am Gehweg oder anderen Bodenunebenheiten ist das eine nicht empfehlenswerte Kombination und kann leicht zu Verletzungen führen. Außerdem ist Laufen sehr belastend, bei jedem Schritt werden die Gelenke gestaucht und auch Bänder und Sehnen sehr belastet. Dazu noch die exzentrische Beanspruchung, die vor allem bergab auftritt, und der Körper hat kaum eine Chance, sich zu erholen, das Training ist also kontraproduktiv. Wer hingegen die Regeneration unterstützen will, sollte lieber Radfahren oder Schwimmen, beides Sportarten, die den passiven Bewegungsapparat nicht so stark belasten.

*WSA* ist die *wettkampfspezifische Ausdauer*. Wie der Name schon sagt, ist dies eine Trainingsintensität, die man vor allem vor Wettkämpfen nutzen sollte und ansonsten eher sparsam einzusetzen ist. Um wirklich von diesem Training profitieren zu können, sollte durch GA-1- und GA-2-Training ein sehr gutes Fundament gelegt sein. Die Belastung ist extrem hoch und kann nur relativ kurze Zeit aufrechterhalten werden. Die Energiegewinnung muss sehr schnell und effizient ablaufen, weshalb die Fettverbrennung nur sehr gering ist. Das Training kann auch so intensiv sein, dass eine sogenannte *Sauerstoffschuld* eingelaufen wird und der Sportler damit im anaeroben Bereich landet. Das ist prinzipiell nichts Schlechtes, aber sehr belastend und bedarf einer sehr guten Fitness, bevor man damit beginnt.

Stellt sich jetzt die Frage, ob man die Trainingsbereiche tatsächlich an bestimmten Messwerten festmachen kann. Die Antwort ist: ja, kann man. Nachfolgend ist in einer kurzen Tabelle gezeigt, welcher Pulsbereich, gemessen am Maximalpuls, zu welchem Trainingsbereich gehört.

| Trainingsbereich | Puls |
|---|---|
| REKOM | < 60 % |
| GA 1 | 60-75 % |
| GA 1-2 | 75-85 % |
| GA 2 | 85-95 % |
| WSA | > 95 % |

Dazu kommen wir zu einem Punkt, der nicht unwichtig ist.

### 3.4.1 Bestimmung des Maximalpulses

Um den Maximalpuls zu berechnen, gibt es verschiedene Formeln, die man in vielen Büchern oder im Internet lesen kann. Der Klassiker ist wohl

**Maximalpuls = 220 – Lebensalter**

Sehr schön und sehr einfach. Aber ist das auch richtig? Nehmen wir nun einen gut trainierten Sportler im Alter von 40 Jahren. Laut der Formel hat er einen Maximalpuls von 180 Schlägen/min. In meiner Bekanntschaft habe ich genau solch einen Sportler, der als Hobby Triathlon betreibt. Während des Trainings konnte ich auf dem Rad mit ihm sprechen und er hat auch hervorragend geantwortet. Allerdings bei einem Puls von 170 Schlägen/min. Zieht man nun diese Formel heran, müsste er eigentlich fast am Limit fahren. Auf die Frage, was sein Wettkampfpuls wäre, war die Antwort, „um die 200". Und das mit 40 Jahren! Oft sind es auch die Frauen, die während des Trainings mit hohen Pulswerten verblüffen, während sie sich noch locker unterhalten können. Ist nun die Formel total falsch? Nein, aber sie ist mit Vorsicht zu genießen, denn sie stellt nichts anderes dar als einen Mittelwert. Und weil ein Mittelwert auch immer eine Standardabweichung hat, wurde die auch in einigen Büchern ergänzt:

**Maximalpuls = 200 – Lebensalter ± 10**

Die stimmt schon eher, allerdings würde unser 40-jähriger Sportler dort immer noch nicht hineinpassen. Die meisten von Ihnen aber schon. Darum ist es nicht schlecht, sich solch einen errechneten Wert anfangs (!) als Richtwert zugrunde zu legen.

Die obige Formel, die übrigens von Ärzten aufgestellt wurde, wurde am Anfang des 21. Jahrhunderts ein wenig abgeändert und lautet nun:

**Männer: 223 – (0,9 x Lebensalter)**
**Frauen: 226 – (1,0 x Lebensalter)**

Machen wir den Test: Der 40-jährige Triathlet hat nun einen Maximalpuls von 187, was schon näher dran ist, aber immer noch nicht stimmt. Ja, ich gebe zu, dass dieser Triathlet schon außergewöhnlich ist, was seine Herzfrequenz betrifft, aber es zeigt hervorragend, wie ungenau diese Formeln sein können. Und was in die eine Richtung ausschlagen kann, kann auch in die andere Richtung ausschlagen. Es gibt also mit Sicherheit einen Sportler, der einen Maximalpuls unter dem errechneten Wert hat. Darum hören Sie zusätzlich zu einem Pulsmesser auch immer auf Ihr Gefühl. Wenn Sie sich beim Laufen nicht mehr kontinuierlich unterhalten können, obwohl Ihre Atmung ein wenig schneller ist, dann besteht eine große Chance, dass Sie nicht mehr im GA-1-Bereich trainieren. Im GA-1-2-Bereich hingegen können Sie meistens nur noch 1-2 Sätze am Stück sprechen und im GA-2-Bereich fehlt Ihnen einfach die Lust zum Reden, vertrauen Sie mir.

Letzterer Bereich verlangt schon eine hohe mentale Stärke, um längere Zeit dort zu trainieren. Wer das erste Mal im WSA-Bereich trainiert, wird merken, wie schwer das ist. Die Beine brennen, die Lunge schließt sich dem an und die Schmerzen im ganzen Körper nehmen rasch zu. Wie schon gesagt, nutzen Sie diesen Bereich nicht zu oft und gönnen Sie sich genügend Erholung.

Wer seinen Maximalpuls genau wissen will, der kann dies durch eine maximale Belastung feststellen. Bevor Sie das tun, sprechen Sie mit einem Sportmediziner, der Ihr Herz-Kreislauf-System und Ihre allgemeine Gesundheit überprüft. Ein Belastungstest mit einem nicht erkannten Herzfehler kann äußerst unangenehme Folgen haben. Nehmen Sie sich eine Strecke, die etwa 3 km leicht bergauf geht. Laufen Sie locker los und seien Sie etwa 800 m vor dem Ziel im GA-2-Bereich. 200-300 m vor dem Ziel startet der Endspurt, es muss alles gegeben werden. Nach dem Überschreiten der Ziellinie warten Sie etwa 10 s, denn das Herz ist träge und braucht immer etwas Zeit, um seine Frequenz der Belastung anzupassen, und messen dann Ihren Puls. Vorsicht, Sie werden sich wirklich schlecht fühlen.

Eine elegante Methode zur Ermittlung der optimalen Trainingsbereiche ist die Atemgasanalyse. Dafür bekommt man eine Atemmaske aufgesetzt und legt sich zuerst einmal hin. Im Ruhezustand werden die Atemgase analysiert und als Ergebnis können Aussagen über den Grundumsatz (Kalorienbedarf ohne Belastung) getroffen werden. Anschließend geht es auf das Laufband oder den Radergometer. Unter stufenweise steigender Belastung werden auch dort die Atemgase analysiert. Anschließend können sehr genaue Aussagen über die optimalen Trainingsbereiche getroffen werden.

Eine weitere Alternative ist der Laktattest. Laktat entsteht bei einer hohen längeren Ausdauerbelastung ohne ausreichende Sauerstoffzufuhr zur Deckung des Energiebedarfs der Muskeln. Bis zu einer Konzentration des Laktats im Blut von 4 mmol/l kann eine Belastung über einen längeren Zeitraum durchgehalten werden (Friedrich, 2007). Hier gibt es einen sogenannten Gleichgewichtszustand an der anaeroben Schwelle, bei dem die Menge des gebildeten Laktats gerade noch so abgebaut werden kann. Das Training an dieser Schwelle ist sehr intensiv (GA2), sodass vielfach die aerobe Schwelle mit einer Laktatkonzentration von 2 mmol/l herangezogen wird. Diese Schwelle ist vor allem für das Training der Grundlagenausdauer (GA1) wichtig. Der Laktattest erfolgt auf einem Laufband bzw. Radergometer. Die Belastung wird stufenweise gesteigert und bei jeder Belastungssteigerung wird dem Sportler am Ohrläppchen Blut abgenommen und auf den Laktatgehalt analysiert. Der Laktattest ist der zuverlässigste Test zur Bestimmung der Trainingsbereiche und hat sich deshalb im Amateur- und Profisport durchgesetzt.

Wenn Sie nun Ihren Maximalpuls haben, dann ist dieser einzig und alleine für das Laufen gültig. Er ändert sich aber abhängig von der Sportart. So ist z. B. der Maximalpuls beim Radfahren ungefähr 10 Schläge/min niedriger als beim Laufen. Genau genommen ist also so ein Maximalpulstest für jede Sportart von Neuem nötig.

## 3.5 Trainingsmethoden

Die Ausdauer lässt sich mit verschiedenen Trainingsmethoden trainieren. Unterschieden wird dabei in

- Dauermethoden,
- Intervallmethoden,
- Wiederholungsmethoden,
- Wettkampf- und Kontrollmethoden.

In den folgenden Kapiteln soll jede dieser Methoden kurz vorgestellt werden.

### 3.5.1 Dauermethoden

Wie der Name schon suggeriert, wird bei der *Dauermethode* ein einziger Belastungsreiz über einen längeren Zeitraum aufrechterhalten. Damit ist dies die Methode Nummer eins für die Entwicklung und Verbesserung der allgemeinen aeroben dynamischen Ausdauer. Hierbei wird unterschieden zwischen der *extensiven* und der *intensiven Dauermethode*. Bei der *extensiven Dauermethode* ist die Belastungsintensität relativ niedrig, dazu gehört z. B. das GA-1-Training. Die Mindestdauer sollte 10-12 min betragen und auf 30-45 min gesteigert werden. Wer an Wettkämpfen teilnehmen möchte, wie Volks- oder Hindernisläufe, der sollte, abhängig von der Zielstrecke, deutlich länger unterwegs sein. Der GA-2-Bereich zählt sicherlich zur *intensiven Dauermethode*. Für den Durchschnittssportler reichen hier die 45 min als Obergrenze völlig aus.

Die *Fahrtspielmethoden*, die wieder in *extensiv* und *intensiv* unterschieden werden, gehören auch zu den Dauermethoden, denn sie werden ohne Pause durchgeführt. Sie treten auf, wenn durch die Geländeformen ungeplante Belastungswechsel auftreten, z. B. durch Hügel, Berge oder umgestürzte Bäume, die übersprungen werden müssen etc. Bei den Fahrtspielen ist sehr darauf zu achten, im richtigen Trainingsbereich zu bleiben, sonst landet man auch beim extensiven Fahrtspiel bei einem langen Bergauflauf schnell im anaeroben Bereich. Die Fahrtspielmethode eignet sich auch hervorragend für Anfänger, bei denen sich das Laufen mit Abschnitten, in denen nur gegangen wird, abwechselt.

Die Dauermethode ist die am häufigsten verwendete Methode im Military Fitness und sie sollte es auch bei Ihnen werden, denn durch die kontinuierliche Belastung lässt sich die Intensität sehr gut kontrollieren und eine Überlastung leicht vermeiden. Außerdem ist die Erholungszeit bei niedrigen Intensitäten so kurz, dass schon nach kurzer Zeit wieder trainiert werden kann.

## 3.5.2 Intervallmethoden

*Intervallmethoden* unterscheiden sich von den Dauermethoden durch immer wieder eingeführte Pausen, die zur Erholung genutzt werden. Man kann dabei wieder bezüglich der Belastungsintensität zwischen *extensivem* und *intensivem Intervalltraining* unterscheiden, aber auch bezüglich der Belastungsdauer, dann spricht man von *Kurzzeit-*, *Mittelzeit-* und *Langzeitintervalltraining*.

Die Pausen sind allerdings nicht so lang, dass der Sportler vollständig erholt ist, sondern werden schon vorher unterbrochen und das nächste Intervall startet, bevor der Puls wieder auf dem Ausgangsniveau ist. Man spricht dabei von *lohnenden Pausen*. Des Weiteren werden die Längen der Pausen an die Belastung angepasst. Je intensiver das Intervall war, desto länger sollte auch die Pause sein.

Das Intervalltraining wirkt sehr intensiv auf das Herz-Kreislauf-System, was in einer Herzvergrößerung und einer Steigerung der Stoffwechselkapazität im Muskel mündet. Für den Gesundheitssport werden diese Belastungen gemeinhin als zu hoch angesehen und sind auf jeden Fall mit Vorsicht zu genießen und erst in einem trainierten Zustand auszuführen. Die Belastungsspitzen bei der intensiven Intervallmethode sind sehr hoch und können schnell zu einer Überlastung bei untrainierten Menschen oder Menschen mit einer Vorschädigung führen. Diese Trainingsmethode bringt vor allem Tempohärte für Wettkämpfer und eine steigende Laktattoleranz. Aber auch ein Freizeitsportler kann damit mal sein Training „auflockern" und abwechslungsreicher gestalten. Dennoch sollte das Intervalltraining nicht sehr häufig eingesetzt werden und 15 % des gesamten Trainings nicht überschreiten. In jedem Fall muss eine gute Grundlage durch die Dauermethode gelegt sein, um solch ein Training gut zu verkraften. Und drei Wochen um den Block zu traben, ist noch keine gute Grundlage! Bereiten Sie sich ein paar Monate auf solch ein Training vor. Faustregel: 1 h im GA-1-2-Bereich sollte gut zu schaffen sein, ohne dass man danach mehrere Tage Ruhe benötigt.

Für den Fitnessbereich ist in der Hauptsache die *extensive Intervallmethode mit Langzeitintervallen* empfehlenswert, da sich die Belastung für das Herz-Kreislauf-System in Grenzen hält. Die Belastungsdauer ist hier über 8 min und die Pausenlänge beträgt 2-3 min bei 6-9 Intervallen. Schon Mittelzeitintervalle sind deutlich intensiver, ihre Dauer beträgt 2-8 min und die Intervallanzahl wird dabei je nach Bedarf erhöht. Die Pausen werden oftmals auch länger oder bleiben bei 2-3 min, denn die Belastung wächst ja deutlich im Gegensatz zu den Langzeitintervallen. Bei den Kurzzeitintervallen mit Längen von 15 s bis 2 min ist die Belastung so hoch, dass die Pausen länger als das Belastungsintervall sind. Glauben Sie mir, diese Pausen werden Sie zu schätzen wissen, denn nach jeder Belastung werden die Muskeln brennen! Als Faustregel sollten Sie sich merken, dass der Puls in den Pausen, die nicht (!) sitzend verbracht werden, auf 120-140 Schläge/min absinken sollte.

Das *intensive Intervalltraining* ist etwas für Menschen, die bei Wettkämpfen nach vorne wollen oder unter allen Umständen ihre Bestzeit unterbieten wollen. Mit Sicherheit fällt dieses Training nicht mehr in die Kategorie „Gesundheitssport". Die Belastung findet im anaeroben Bereich statt und ist sehr kurz. Der Klassiker sind die 400-m-Läufe mit etwa 2-3 min Trabpause bei 10 Intervallen. Der Puls sollte in den Pausen unter 120 Schläge/min sinken. Das hat mit Spaß nicht viel zu tun, ist aber für einen ambitionierten Sportler ein Training, das er ab und zu mal machen sollte.

### 3.5.3 Wiederholungsmethoden

Der Unterschied von den *Wiederholungsmethoden* zu den Intervallmethoden ist die *vollständige Pause*. Der Sportler belastet sich in jeder Belastungsphase maximal aus und erholt sich dann (fast) vollständig, wobei die Herzfrequenz in den Bereich von 90-100 Schlägen/min absinken sollte. Die Zielsetzung, also die Resistenz gegen hohe Laktatwerte und das Trainieren der Tempohärte, stimmt weitestgehend mit der des Intervalltrainings überein. Die Wiederholungsmethode ist extrem intensiv! Nutzen Sie sie nur vorsichtig in Ihrem Training, denn die Intensität liegt hier bei nahezu 100 %.

### 3.5.4 Wettkampf- und Kontrollmethoden

Wie der Name schon sagt, wird hier alles trainiert, was für einen Wettkampf nötig ist oder kontrolliert, wie sich der Körper an die Belastungen angepasst hat. Bei der *Wettkampfmethode* handelt es sich meistens um *Übungswettkämpfe*. In solch eine Belastung sollte ein Sportler sehr ausgeruht gehen und nicht noch am Tag zuvor 10 x 400 m unter Volllast gelaufen sein. Auch nach solch einem Übungswettkampf heißt es, dass man sich mehrere Tage erholen muss, denn der Körper kann durch so etwas schnell überlastet werden. Bei den *Kontrollmethoden* ist es ähnlich, die Belastung gleicht meistens der eines Wettkampfs. Dazu werden z. B. Testprogramme wie der Cooper-Test oder der Conconi-Test genutzt, mit denen sich verschiedene Anpassungen ganz zufriedenstellend messen lassen. Wer solch eine Belastung verträgt und Spaß an Tests oder Wettkämpfen hat, sollte sie auf jeden Fall machen, gleichgültig, ob im Laufen, Radfahren oder Schwimmen. Sie werden staunen, wie viel Sie unter entsprechenden Bedingungen aus sich herausholen können. Aber gönnen Sie sich hinterher ausreichend Pause.

# 3.6 Sportarten

## 3.6.1 Laufen

Laufen ist DIE Fortbewegungsart bei jeglichem Militär, und zwar in sämtlichen Geschwindigkeiten und in Entfernungen von wenigen Metern bis zu zig Kilometern (Steinert, 1997). Schon als Rekrut bei der Truppe, unabhängig von der Einheit, ist das Marschieren Pflicht. Dazu gehört der vollständige Feldanzug inklusive Stiefel und ein gefüllter Rucksack mit 10 kg Gewicht und eine gute Portion Ausdauer, und auf geht es zum 30-km-Marsch, der spätestens nach der Grundausbildung absolviert werden muss. Dafür ist eine ganze Menge Training nötig, viele kleine Märsche, aber auch jede Menge Joggingrunden mehrmals in der Woche.

Aber das ist bei Weitem nicht alles. Schon beim Einstellungstest der Bundeswehr sind verschiedene Läufe nötig. Zuerst der Pendellauf über 4 x 9 m bei maximaler Belastung, der im optimalen Fall unter 8,6 s absolviert werden sollte. Nur dann gibt es die volle Punktzahl für die unter 24-jährigen Männer (Frauen unter 9,5 s). Am Ende des Basis-Fitness-Tests (BFT) heißt es dann noch einmal 12 min laufen, was einem Cooper-Test entspricht. Für die volle Punktzahl sollten dabei mindestens 2.850 m zurückgelegt werden, wenn man unter 24 ist und männlich (Frauen mindestens 2.200 m). Auf diesen Test trifft jeder Soldat mehrfach in seiner Laufbahn.

Für ein Leistungsabzeichen ist ebenfalls das Laufen nötig, hier in der Form eines Leistungsmarsches, für Gold 12 km in 120 min mit 15 kg Gepäck, unabhängig vom Geschlecht. Wer als Reservist ein Leistungsabzeichen möchte, muss außerdem noch die Hindernisbahn durchstehen, eine 225 m lange Strecke mit 11 Hindernissen, das Ganze natürlich mit Zeitbegrenzung von etwa 2 min, bei Jüngeren etwas weniger, bei Älteren etwas mehr.

All dies Laufen hat natürlich seinen Sinn, denn gerade im Einsatz hat ein Soldat fit zu sein. Er muss oftmals in Gruppen viele Kilometer marschierend zurücklegen, mit voller Ausrüstung, wie Feldanzug, Schutzweste, Helm, gefüllter Rucksack und Waffen, was zusammen bis zu 50 kg wiegen kann. Da sollte man schon gut in Form sein, wenn dazu noch Hitze oder Kälte kommen. In Spezialeinheiten kann das Ganze noch extremer aussehen. Die Fremdenlegionen, gleichgültig, ob es sich um die französische oder spanische handelt, sind berühmt und berüchtigt für ihre Gewaltmärsche, die in Kriegssituationen auch schon einmal 100 km am Tag betragen können. Darüber hinaus muss ein Soldat auch kurze Sprints mit wenig Ausrüstung, aber auch Mittelstrecken im Joggingtempo zurücklegen können, wenn es darauf ankommt. Außerdem gilt es, noch in schöner Regelmäßigkeit Hindernisse zu überwinden.

Daraus lässt sich einfach ableiten, dass das Laufen der Grundstein für die Fitness eines jeden Soldaten ist und auch die Basis für ein effektives Training im Military Fitness sein sollte.

Das Lauftraining hat aber über die oben genannten einsatzvorbereitenden viele weitere positive Eigenschaften. Beim Laufen im Grünen kann man die Natur wie bei keiner anderen Fortbewegung genießen. Man hört die Tiere, spürt den Wind, wenn er weht und kann die Gerüche wunderbar aufnehmen, die sich einem bieten. Es ist der ideale Sport, um den Alltag hinter sich zu lassen und einmal abzuschalten und wieder Kräfte zu sammeln, um den nächsten Aufgaben gestärkt entgegenzutreten. Sie können ebenfalls Ihre Freundschaften dabei pflegen, indem Sie zu zweit oder in Gruppen laufen und wer seinen Wohnort wechselt, findet durch das Laufen schneller Kontakt, als man zuerst erwarten würde. Ein weiterer Vorteil ist, dass man es immer und überall machen kann, außer vielleicht im Smog von Peking. Einfach ein Paar Schuhe angezogen und ein paar Trails laufen oder barfuß am Strand, mit Wanderstiefeln durch die Berge, die Möglichkeiten sind fast unbegrenzt.

### 3.6.2 Radfahren

Obwohl heute nicht so sehr verbreitet, gehört auch das Radfahren in den Bereich der Military Fitness. Seit Ende des 19. Jahrhunderts waren Radeinheiten Teil des Militärs. Sowohl in der US-Armee als auch bei den Deutschen gab es ganze Kompanien, die, mit Fahrrädern ausgestattet, große Distanzen mit Bewaffnung zurücklegen konnten. Und mit diesen beiden Ländern ist die Liste natürlich bei Weitem nicht vollständig. Die Briten, Luxemburger und Schweizer gehörten natürlich auch dazu, Letztere sogar bis ins Jahr 2003. Wegen der großen körperlichen Fitness und Belastbarkeit gehörten gerade diese Truppen zur Elite.

Radfahrtruppen hatten entscheidende Vorteile gegenüber Fußtruppen: Sie konnten viel größere Strecken zurücklegen und dies sogar mit viel mehr Gepäck. Des Weiteren waren sie auf Feldwegen und Straßen weitestgehend lautlos. Aber man fand sie auch dort, wo man kaum mit ihnen rechnen würde. Im Zweiten Weltkrieg waren die japanischen Einheiten im Dschungelkampf mit Klapprädern ausgestattet, ebenso wie die Fallschirmjäger der Briten, die dadurch ihre Beweglichkeit deutlich erhöhten. Nicht nur zur direkten Vorbereitung eines Kampfeinsatzes wurden Räder verwendet, sondern auch bei den Meldern und, mit entsprechenden Modifikationen, als Transportmittel für Verletzte. Heute werden amerikanische Fallschirmjägereinheiten wieder teilweise mit Klappmountainbikes ausgestattet.

Wer einmal nachvollziehen möchte, welche Fitness ein Radfahrer beim Militär haben musste, der sollte sich das sogenannte *Ordonanzrad 05* der Schweizer Armee zulegen. Gute Exemplare gibt es für faire Preise im Internet zu finden, ich empfehle aber immer, einen entsprechenden Händler persönlich aufzusuchen und das Rad genau zu inspizieren, um böse Überraschungen zu vermeiden. Dieses Fahrrad hat nur einen Gang und nicht wie die heutigen High-End-Sportfahrräder mindestens 20 davon, und wurde von 1905 bis 1989 unverändert gebaut. Erst 1993 wurde es vom *Fahrrad 93* mit sieben Gängen abgelöst, die Produktion ist aber 1995 schon wieder eingestellt worden.

Ein weiteres wunderschönes Rad ist das schwedische Militärrad *m/42*. Solch ein Exemplar war bis zu 26 kg schwer, aber robust und alltagstauglich. Die originalen Räder wurden in den 1970er-Jahren vom schwedischen Militär aussortiert und sind mittlerweile sehr rar, allerdings gibt es moderne Nachbauten, die nahezu unbegrenzt verfügbar sind.

Wer also keine Lust auf Laufen hat oder vielleicht aus gesundheitlichen Gründen auf das Laufen verzichten muss, sollte stattdessen zum Rad greifen. Richten Sie Ihr altes Fahrrad wieder her, wenn es noch zu Ihrer Körpergröße passt, und legen Sie los. Genießen Sie den Fahrtwind, der Ihnen durch die Haare weht und den Sie seit Ihrem ersten Auto mit hoher Wahrscheinlichkeit nicht sehr oft gespürt haben. Die Möglichkeiten sind vielfältig, ob jetzt das Mountainbike für die harten Touren durch den Wald, Zeitfahren mit dem Rennrad oder einfach lange Strecken mit guter Aussicht und interessanten Zielen, Ihr Herz-Kreislauf-System wird es Ihnen danken.

### 3.6.3 Schwimmen

Schwimmen sollte jeder können und wer es noch nicht kann, der sollte schnell jemanden finden, der es ihm beibringen kann. Genau jetzt ist der richtige Zeitpunkt dafür! In jeder Einheit müssen Soldaten im Zuge des Sportabzeichens ihr Schwimmvermögen demonstrieren, aber es gibt ja noch spezielle Einheiten, bei denen das Schwimmen einen hohen Stellenwert hat. Die Kampfschwimmer der deutschen Bundeswehr gehören sicherlich dazu. Hier gehörten nicht nur lange Strecken, und ich meine wirklich lange Strecken, zum Trainingsalltag, das Schwimmen wurde auch in all seinen Facetten trainiert. Das heißt nicht, dass die typischen vier Schwimmstile, wie Brust, Rücken, Kraul und Schmetterling, ausgiebig trainiert wurden, denn jeder sieht schnell ein, dass es ein eigenartiges Bild abgeben würde, wenn ein Kampfschwimmer sich seinem Ziel mit harten und weiten Schmetterlingszügen nähern würde, es wäre zu laut und zu kraftraubend. Das Kleiderschwimmen hingegen ist ein wichtiger Bestandteil des Trainings, inklusive dem Ausziehen im Wasser. Wer das probieren möchte, sollte sich im zivilen Leben den Rettungsschwimmern zuwenden, dort ist es Bestandteil der Ausbildung und der Tests.

Des Weiteren wurde viel Wert auf das Streckentauchen gelegt. Es macht Spaß, solange man es nicht übertreibt. Wenn Sie es trainieren wollen, sollten Sie darauf achten, dass ein erfahrener Rettungsschwimmer neben dem Becken steht und Sie im Zweifelsfall aus dem Becken ziehen kann, auch wenn Sie denken, dass Sie ja immer rechtzeitig auftauchen werden. Im militärischen Bereich wird das bis kurz vor der Ohnmacht trainiert, manch einer wird sogar unter Wasser ohnmächtig. Solche Intensitäten haben in Ihrem Training nichts verloren! Es klingt immer sehr heldenhaft, wenn jemand erzählt, dass er den Rekord von einer Einheit gebrochen hat und dabei ohnmächtig wurde, aber nicht aufgegeben hat. Halten Sie aber im Hinterkopf, dass bei den Kampfschwimmern ausgewählte Menschen solche Übungen absolvieren, die von Kopf bis Fuß mehrfach medizinisch durchgecheckt und als tauglich für solch ein Training befunden wurden. Dazu kommt noch, dass die Ausbilder sehr viel Erfahrung mitbringen und die Soldaten langsam an ihre Belastungsgrenze geführt werden. Also noch einmal, solche Intensitäten haben in Ihrem Training nichts verloren!

Zusätzlich zu langen Märschen ist das Freiwasserschwimmen eine Säule der Kampfschwimmer. Ziel ist es, nach zwei- bis dreimonatiger Vorbereitung, in der die Trainingsstrecken immer wieder um mehrere Kilometer gesteigert wurden, mit Neoprenanzug und Flossen, in Rückenlage 30 km zurückzulegen. Als Bonus hat man noch das Tauchgerät auf der Brust und einen wasserdicht verpackten 20-kg-Sack an einem Seil im Schlepptau. Ein hervorragendes Ausdauertraining!

Gehen Sie also ins Becken, wenn Sie es können, oder schwimmen Sie im See oder Meer. Achten Sie dabei auf die örtlichen Gefahrenschilder, denn es ist unsinnig, ein unnötiges Risiko einzugehen, schließlich wollen Sie fit werden und nicht absaufen. Nutzen Sie den Swimmingpool im Urlaub, den Badesee am Stadtrand oder nehmen Sie sich eine halbe Stunde vom gemeinsamen Familientag im Freibad für sich und schwimmen Sie.

## Das 30-km-Abschlussschwimmen

Jeder Kampfschwimmer absolviert eine dreimonatige Freiwasser-Tauchausbildung und muss danach traditionell durch das 30-km-Abschlussschwimmen. Wie immer war der Startpunkt Olpenitz und das Ziel Eckernförde. In der kalten Ostsee, an die wir uns schon in den letzten Wochen nie richtig gewöhnt hatten, war der Tauchanzug selbstverständlich Pflicht, um uns vor dem Auskühlen zu schützen. Dazu kamen das Tauchgerät, das auf der Brust getragen wurde, Flossen und ein wasserdichter Rucksack an einer Leine, der die ganze Zeit hinterhergezogen werden musste. Verzichten auf den Rucksack konnten wir nicht, denn darin war die Ausrüstung, um eine Nacht zu überbrücken. Obwohl die beiden Orte nur eine halbe Autostunde voneinander entfernt sind, gestaltete sich das Zurücklegen der Strecke sehr beschwerlich und lange.

Aber wie immer war das Wichtigste nicht die Ausrüstung, sondern der Kamerad, mit dem man über eine Leine verbunden war und auf den man sich blind verlassen konnte. Man sprach sich Mut zu, wenn die

See rau war und man konnte auch mal zusammen genießen, wenn der Himmel aufklarte. Und man half sich, wo es nötig war. Kurzum, mit einem Kameraden ließ sich die Tortur ein wenig angenehmer gestalten.

Wir waren körperlich sehr gut vorbereitet worden auf dieses Ereignis, und so war die Anstrengung während der 30 km, bei starkem Wellengang und der einen oder anderen Strömung in die falsche Richtung, erträglich. Die Schürfwunden allerdings, die sich durch das Neopren auf der aufgeweichten Haut ergaben, wurden zur Herausforderung, ebenso wie das erneute Anziehen nach der Übernachtung unter dem Schrägdach des noch nassen und zusätzlich sandigen Neoprenanzugs und natürlich die kalte Ostsee.

Als wir letztendlich am Ziel angekommen waren, hatten wir eine weitere Lektion gelernt: Man kann alles schaffen, wenn man gut vorbereitet ist, der Wille da ist und man im optimalen Fall einen Kameraden hat, mit dem man die nächste Hürde gemeinsam nehmen kann.

### 3.6.4 Langlaufen auf Skiern

Der Winter kommt und Sie haben keine Lust, laufend durch den Schnee zu stapfen? Besorgen Sie sich ein paar Langlaufskier und gehen Sie in die Loipe wie ein Gebirgsjäger. Skilanglauf bietet eine sehr schöne Abwechslung und trainiert den Körper ganzheitlich in seiner Ausdauerfähigkeit. Sie brauchen zusätzlich zu den Beinen auch immer wieder intensiv die Arme, um sich mit den Stöcken abzustoßen.

Dazu kommt gerade im Winter eine unglaublich intensive Stille, denn der Schnee schluckt sehr viel Schall. Sie können in Ruhe den Kopf freibekommen und sich auch psychisch erholen, und nach einer langen Tour schmeckt das Abendessen gleich doppelt so gut.

### 3.6.5 Seilspringen

Das Seilspringen ist natürlich nicht typisch militärisch, dennoch sollte es in Bezug auf die Entwicklung der Ausdauer hier Erwähnung finden. Wer sonst Joggen geht und mal keine Zeit dazu hat, 1 h durch den Wald zu laufen, der sollte mal 15 min intensives Seilspringen probieren. Damit ist nicht das Springen gemeint, dass Sie als Kind auf dem Schulhof gemacht haben, orientieren Sie sich an Boxern, die können Ihnen zeigen, wie es richtig gemacht wird.

Seilspringen trainiert den ganzen Körper und ist erstaunlich flexibel. Es gibt einfache Sprünge, bei denen das Seil bei jedem Sprung genau 1 x unter den Füßen durchgeführt wird, Doppelsprünge mit zwei Umdrehungen pro Absprung, auf der Stelle laufen, Arme überkreuzen, einbeinig und viele mehr. Probieren Sie es aus.

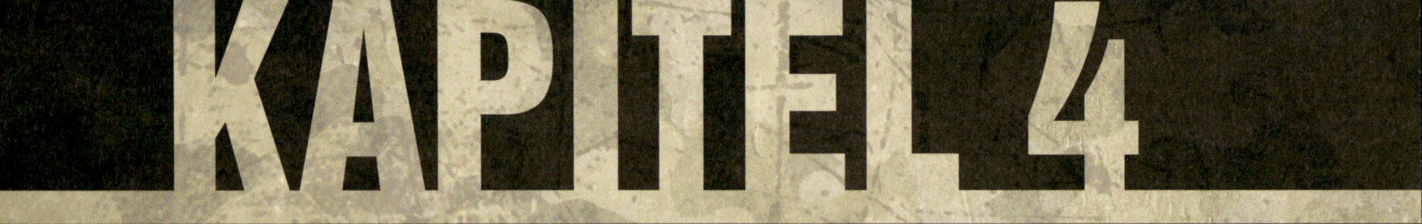
KAPITEL 4

# KRAFTTRAINING

# 4 KRAFTTRAINING

*Kraft* ist die Grundlage für alle Herausforderungen, die in Training und Alltag auf Sie zukommen. Sie hilft Ihnen, die Wasserkisten ins Auto zu hieven – ja, auch die Bierkisten, aber davon sollten es nicht so viele sein – und sie stabilisiert den Körper beim Laufen, vor allem, wenn das Gelände unwägbar ist und nach vielen Ausgleichsbewegungen verlangt. Sie wird benötigt, wenn Sie den Schrank verrücken wollen, beim Halten der Schlagbohrmaschine, um einen Kabelkanal in die Wand zu stemmen, und beim Zwischenspurt mit dem Fahrrad, wenn es steil bergauf geht. Bei den meisten Belastungen ist Kraft der limitierende Faktor für das Gelingen eines Vorhabens.

Die Frage, wer nun eigentlich Krafttraining machen müsste, hat sich also schon erledigt: jeder, wirklich jeder. Und da gibt es keinen Unterschied bei Männern und Frauen, einzig die Motivation ist eine andere. Männer machen oft Krafttraining, weil sie sportlicher aussehen wollen und das funktioniert auch in den allermeisten Fällen sehr gut. Sie wollen dickere Arme, einen größeren Brustkorb und wenn man sich das Training in den Fitnessstudios ansieht, dann wollen manche sogar sportliche Beine. Frauen wollen eine schlanke und grazile Figur, sie wollen auf keinen Fall große Muskeln, zumindest die wenigsten, und gehen deshalb lieber auf Stepper oder Crosstrainer und bewegen sich dort stundenlang in einem extrem lockeren Tempo und wundern sich nach ein paar Monaten oder Jahren, warum sie immer noch keinen schönen Po haben. Wenn man sie fragt, warum sie kein hartes Krafttraining machen, antworten sie, dass sie nicht so dicke Arme möchten und zeigen einen Bizeps, den ein Mann in vielen Fällen nicht erreicht oder simulieren einen V-Rücken, den vielleicht Profibodybuilder hinbekommen. Liebe Frauen, ich möchte hier noch einmal klarstellen, solche extremen Auswüchse von Muskulatur bekommt ihr nicht. Selbst junge Männer, die testosterongeschwängert durch die Welt gehen, müssen hart trainieren, um ein Kilogramm Muskelmasse aufzubauen. Und mit so viel Östrogen ist es unmöglich, da Schritt zu halten. Keine Ausreden mehr, wer einen runden Po will, der muss Kniebeugen machen!

Wie beim Ausdauertraining gibt es beim Krafttraining ganz entscheidende Vorteile, die für das Krafttraining in jeglicher Form sprechen.

## 4.1. Körperformung

Zugegeben, dies ist das unwichtigste Argument und trotzdem ist es der Grund, aus dem die meisten Menschen Krafttraining betreiben. Krafttraining ist der sicherste, schnellste und zuverlässigste Weg, seinen Körper so zu formen, wie man ihn gerne hätte. Natürlich setzt die Natur Grenzen, die man aus gesundheitlichen Gründen (und wenn Sie mich fragen, auch aus ästhetischen) auch nicht durch die Verwendung unerlaubter Substanzen überschreiten sollte.

Bodybuilder haben das Ziel, möglichst große Muskeln aufzubauen, während in der Fitnesswelt vor allem die ästhetische Formung des Körpers im Vordergrund steht, die Proportionen sollen stimmen, der Körper straff sein und der Körperfettanteil reduziert. Auch beim Military Fitness werden Sie Muskeln aufbauen, aber schlanke und starke Muskeln, die bei Weitem nicht so aufgepumpt wirken, wie die eines Bodybuilders.

### 4.1.1 Steigerung der Leistung

Im Leistungssport kann man nie genug Kraft haben, der Schuss beim Fußball wird fester, der Speer kann weiter geworfen werden oder der Gegner härter getroffen. Die Kraft ist dabei eine entscheidende Grundlage, um die sportliche Leistungsfähigkeit zu verbessern. Somit macht wirklich jeder Leistungssportler Krafttraining. Auch im Alltag ist mehr Kraft besser als zu wenig. Die Treppen können leichter gestiegen werden, das Marmeladenglas eleganter geöffnet und der Wasserkasten ist einfacher ins Auto zu wuchten.

### 4.1.2 Rehabilitation

Nach Verletzungen, vor allem, wenn ein Gelenk für eine bestimmte Zeit nur eingeschränkt oder gar nicht bewegt werden kann, ist das Krafttraining eine Möglichkeit, die Regenerationsphase zu verkürzen (Ardali, 2014; Pieber, Herceg, Quittan, Csapo, Muller & Wiesinger, 2014). Es werden Dysbalancen ausgeglichen und auch bei chronischen Beschwerden kann ein Krafttraining verhindern, dass die Schmerzen weiter wachsen.

### 4.1.3 Prävention

In Zeitungen und im Internet werden immer wieder die Statistiken zum Besten gegeben, in denen das große Rückenleiden der modernen westlichen Welt dargestellt wird. Zu Recht, wie ich finde, denn wohl jeder hat in seinem Bekanntenkreis mehrere Leute, die über Rückenschmerzen klagen, oder Sie sind sogar selbst davon betroffen. Durch das viele Sitzen am Schreibtisch, im Auto, beim Essen und vor dem Fernseher, dass wir hauptsächlich mit Liegen auf der Couch und im Bett ausgleichen, ist der Stützapparat in sehr vielen Fällen unterentwickelt und kann nicht mehr die Aufgaben übernehmen, für die er gemacht wurde. Durch Krafttraining lässt sich die Haltung verbessern, sodass vor allem die Rückenschmerzen abklingen. Aber auch Osteoporose lässt sich vorbeugen, genauso wie Arthrose (Bolam, van Uffelen & Taaffe, 2013; Iwamoto, Sato, Takeda & Matsumoto, 2010). Dazu kommt noch die Verbesserung der Balancefähigkeit, was gerade im Alter deutliche Vorteile im Alltag durch vermiedene Stürze mit sich bringt (Kahle & Tevald, 2014).

Sie sehen, es gibt keinen vernünftigen Grund, kein Krafttraining zu machen. Bevor Sie damit anfangen, möchte ich Ihnen noch etwas Grundlagenwissen mit auf den Weg geben. Das ist zu Beginn des Trainings nicht ganz so wichtig, aber wer irgendwann für sich oder andere ein Training strukturiert, der sollte wissen, was er tut und wie er bestimmte Ziele erreichen kann.

Klären wir als Erstes: Was genau ist nun eigentlich *Kraft*? Es ist die Fähigkeit des neuromuskulären Systems, äußere Widerstände zu überwinden, ihnen entgegenzuwirken oder sie abzubremsen. Ganz einfach, oder? Und doch ist so viel harte Arbeit damit verbunden, sie zu entwickeln. Prinzipiell wird das *Krafttraining* in vier große Teile gegliedert, in das *Maximalkrafttraining*, das *Schnellkrafttraining*, das *Hypertrophietraining* und das *Kraftausdauertraining*. Bevor ich darauf weiter eingehe, möchte ich aber noch ein paar Arbeitsweisen der Muskeln vorstellen.

## 4.2 Dimensionen der Kraft

Muskeln können Kraft entwickeln, ohne die Länge zu ändern und mit Längenänderung. Außerdem kann ein Muskel die Länge verkürzen oder sich unter Spannung verlängern. Wie dabei unterschieden werden kann, zeigen die folgenden sechs Punkte.

### 4.2.1 Konzentrisch

*Konzentrisch* bedeutet, dass der Muskel sich bei der Anspannung verkürzt. Bei einem Curl, bei dem die Arme gebeugt werden, während das Gewicht in den Händen gehalten wird, arbeitet der Bizeps konzentrisch beim Anheben des Gewichts. Das ist der Teil der Bewegung, bei dem die Bodybuilder immer von einem „Pump" im Muskel sprechen und an der Stelle fängt der Muskel meist an zu brennen. Unter konzentrischer Muskelarbeit ist der Muskel allerdings nicht am stärksten, sondern am schwächsten im Vergleich zu den anderen Belastungen *exzentrisch* und *isometrisch*.

### 4.2.2 Exzentrisch

Nehmen wir als Beispiel erneut den Curl, dann ist der *exzentrische* Teil der Abschnitt der Bewegung, bei der das Gewicht sacken gelassen wird. Laut aktuellen Studien ist dies auch der Teil der Bewegung, der hauptverantwortlich für das Wachstum der Muskeln ist. Bei der exzentrischen Bewegung lässt sich zusätzlich das größte Gewicht bewegen. Bodybuilder wissen das schon seit Jahrzehnten und nutzen gerade die sogenannten *Negativwiederholungen*, um einen zusätzlichen Wachstumsreiz zu setzen.

Es handelt sich aber auch um eine sehr belastende Bewegung. Die exzentrischen Bewegungen unter Last sorgen für den unangenehmen Muskelkater, den man hat, denn der Muskel muss gegen das Gewicht arbeiten, während er sich verlängert. Dadurch treten im Muskel Mikrorisse auf, die als Ursache für den Muskelkater erkannt wurden. Beispiel gefällig? Laufen Sie einige Spurts einen steilen Berg hinauf und genießen Sie den Muskelkater, den Sie dadurch bekommen werden. Spurten Sie den steilen Berg allerdings hinab, was koordinativ gar nicht so einfach ist, dann werden Sie noch eine klare Steigerung spüren, was den Muskelkater betrifft. Also, immer im Hinterkopf behalten, bei bewusst vielen exzentrischen Wiederholungen im Kraft- oder Ausdauertraining verlängert sich die Erholungszeit des Körpers drastisch.

### 4.2.3 Isometrisch

Von *isometrischer Arbeit* spricht man, wenn der Muskel sich während einer Belastung nicht in der Länge ändert, z. B., wenn man in der Kniebeuge, mit den Oberschenkeln parallel zum Boden, an der Wand „sitzt". Im Muskel passiert dabei aber sehr wohl etwas. Die kontraktilen Elemente des Muskels verkürzen sich, während sich gleichzeitig elastische Elemente des Muskels verlängern. Es gibt also, auch wenn man es von außen nicht erkennen kann, eine Spannungsänderung, wenn auch nur intramuskulär.

### 4.2.4 Isotonisch

*Isotonische Arbeit* bedeutet, dass der Muskel über den gesamten Bewegungsspielraum keine Spannungsänderung erfährt. Bei einem normalen Krafttraining ist das unmöglich, da sich die Gelenkwinkel immer wieder ändern und dadurch auch die Kraft, die auf die Muskeln wirkt. Beim Curl ist die Kraft auf den Muskel am größten, wenn der Unterarm parallel zum Boden ist und nimmt ab, je weiter der Arm gestreckt oder angewinkelt wird. Es kommt also zwangsweise zu einer Veränderung der Muskelspannung.

Im Labor ist das isotonische Krafttraining aber möglich, wenn die Maschinen, mit denen trainiert wird, die Kraft auf den Muskel messen und darauf mit Anpassung reagieren können. Ist es denn nun sinnvoll, so zu trainieren, wo das Ganze sich doch extrem theoretisch anhört? Bedingt! Bei manchen Verletzungen kann es sinnvoll sein, den Muskel isotonisch zu belasten, damit keine Überlastung in der Rehabilitationsphase stattfindet.

### 4.2.5 Auxotonisch

Alles, was nicht statisch ist, ist dynamisch, und wer dynamisches Krafttraining macht, der lässt seine Muskeln *auxotonisch* arbeiten. Durch sich ändernde Gelenkwinkel ändert sich im Muskel die Spannung sowie die Geschwindigkeit während der Belastung. Der Muskel reagiert darauf durch das Zu- und Abschalten von motorischen Einheiten und nicht, indem einzelne Einheiten im Muskel nicht so schnell oder stark kontrahieren. Zusätzlich zu den wechselnden Geschwindigkeiten und Spannungen kommen statische Belastungen hinzu. Nehmen wir an, Sie wollen einen recht schweren Gegenstand vom Boden aufheben. Nachdem Sie den Griff angefasst haben, fangen Sie an zu ziehen, wobei sich der Kasten so lange nicht anheben lässt, bis genügend Spannung im Muskel aufgebaut ist. Dieser Teil der Belastung ist isometrisch. Erst bei Einsetzen der Bewegung geht es in den dynamischen Bereich über.

### 4.2.6 Isokinetisch

Hier handelt es sich wieder um eine sehr theoretische Belastungsart, die in freier Wildbahn so nicht vorkommt. Bei der *isokinetischen Belastung* ist die Kontraktionsgeschwindigkeit des Muskels immer gleich. Das wird dadurch erreicht, dass die Widerstände entsprechend angepasst werden, sodass die intramuskuläre Spannung konstant ist. Um so etwas zu erreichen, müssen computergestützte Systeme eingesetzt werden, die es in Laboren oder zur Physiotherapie tatsächlich gibt.

## 4.3 Kraftfähigkeiten

In der Praxis wird die Kraft in vier verschiedene Formen eingeteilt. Diese unterscheiden sich durch die Zeitdauer der eingesetzten Kraft sowie durch die Höhe. Ein leichter Gegenstand kann z. B. viel schneller und öfter bewegt werden als ein schwerer. Dazu stehen dann verschiedene Kraftfähigkeiten zur Verfügung, die in *Maximalkraft, Schnellkraft, Reaktivkraft* und *Kraftausdauer* unterschieden werden, die alle mit verschiedener Akzentuierung im Military Fitness trainiert werden.

### 4.3.1 Maximalkraft

Unter *Maximalkraft* versteht man die größtmögliche Kraft, die man ganz willkürlich gegen einen Widerstand ausüben kann. Praktisch bedeutet das, dass hier die Kraft gemeint ist, mit der man genau 1 x ein schweres Gewicht bewegen kann. Man spricht hier vom *Einer-Maximum* oder *1 Repetition Maximum (1RM)*. Sie ist die Basis für alle weiteren Kraftarten und sollte nicht vernachlässigt werden, auch wenn man z. B. in Fitnessstudios nur selten ein Maximalkrafttraining beobachten kann.

Die Maximalkraft wird durch zwei Komponenten limitiert. Eine ist die *intramuskuläre Koordination*, mit der die Fähigkeit zur willkürlichen Aktivierung möglichst vieler Muskelfasern gemeint ist. Dies ist der Grund dafür, dass man zu Beginn eines Krafttrainings relativ schnell an Kraft zulegt, ohne dass die Muskeln dicker werden. Der Körper arbeitet immer so ökonomisch wie möglich und versucht erst einmal, mit vorhandenen Mitteln eine Belastung zu bewältigen, was in diesem Fall die Nutzung der schon vorhandenen Muskelfasern ist. Der zweite limitierende Faktor ist das Verhältnis zwischen *langsam zuckenden* (ST für Slow-Twitch) und *schnell zuckenden* (FT für Fast-Twitch) *Muskelfasern*. Je mehr FT-Fasern vorhanden sind, desto höher ist die Maximalkraft, die aufgebracht werden kann. Die Anzahl der jeweiligen Fasertypen ist genetisch festgelegt und lässt sich durch Training nur eingeschränkt beeinflussen.

### 4.3.2 Schnellkraft

Direkt abhängig von der Maximalkraft ist die *Schnellkraft*. Darunter versteht man die Fähigkeit des neuromuskulären Systems, einen möglichst großen Impuls in einer zur Verfügung stehenden Zeit zu erzeugen. Sie entscheidet in den meisten Sportarten über Sieg und Niederlage, denn es muss fast immer etwas in kurzer Zeit extrem beschleunigt werden, sei es ein Gegenstand wie beim Kugelstoßen oder der Körper selbst, wie beim Sprinten.

Man kann bei der Schnellkraft die *Startkraft* und die *Explosivkraft* unterscheiden sowie die *Reaktivkraft*, die aber im nächsten Kapitel behandelt wird. Von der *Startkraft* spricht man in den ersten 50 ms, in denen ein möglichst hoher Kraftwert erreicht werden soll. Dies ist also der Beginn einer Kraftbewegung. Die *Explosivkraft* benötigt man, um den Kraftanstieg maximal weiterzuführen. Vom wissenschaftlichen Standpunkt aus gesehen, gibt es keinen Unterschied zwischen der Explosiv- und der Schnellkraft, sodass man sie im Sprachgebrauch synonym benutzen kann.

### 4.3.3 Reaktivkraft

Von *Reaktivkraft* spricht man dann, wenn der sogenannte *Dehnungs-Verkürzungs-Zyklus* auftritt. Dies geschieht z. B. bei Niedersprüngen, bei denen von einem erhöhten Punkt hinabgesprungen wird. Die Wadenmuskulatur und die dazugehörigen Sehnen werden dabei exzentrisch belastet. Darauf folgt ohne Pause eine sofortige konzentrische Phase. Solche Reaktivkräfte treten bei jedem Joggingschritt auf, je schneller gelaufen wird, desto höher sind auch die Kräfte. Diese Kraft wird vor allem durch die *intermuskuläre Koordination*, also das Zusammenspiel der beteiligten Muskeln und durch die Anspannungsgeschwindigkeit der weißen Muskelfasern, begrenzt. Das Training der Reaktivkraft ist sehr fordernd für den Bewegungsapparat und sollte mit Vorsicht und nur im fortgeschrittenen Stadium durchgeführt werden. Ein adäquates Aufwärmen ist hier noch wichtiger, als es sonst schon ist.

### 4.3.4 Kraftausdauer

Die *Kraftausdauer* ist die Ermüdungswiderstandfähigkeit gegen sich wiederholende und lang andauernde Belastungen. Sie ist sehr stark von der Maximalkraft abhängig, jemand, der 200 kg bei den Kniebeugen schafft, wird viel mehr Wiederholungen mit 50 kg machen können, als jemand, dessen Maximalgewicht bei den Kniebeugen nur 80 kg beträgt. Wie der Name schon suggeriert, ist die Kraftausdauer aus den beiden Komponenten Kraft und Ausdauer zusammengesetzt, wobei je nach Zielsetzung die Anteile variieren können. Aus trainingsmethodischer Sicht wird nach „Größe des Krafteinsatzes" unterteilt:

Die *Maximalkraftausdauer* trainiert man mit Gewichten, die über 75 % des maximal zu bewältigenden Gewichts betragen. Dieses Training lässt sich sowohl dynamisch als auch statisch durchführen.

Bei der *mittelintensiven Kraftausdauer* wird ein Gewicht in Höhe von 75-50 % der Maximalkraft gewählt, wenn man dynamische Arbeit verrichtet und 30 % bei statischer Arbeit.

Zuletzt sei noch die *aerobe Kraftausdauer* oder *Ausdauerkraft* erwähnt, bei der ausschließlich dynamisch trainiert wird und das Gewicht 50-30 % der Maximalkraft beträgt.

Bleibt abschließend noch zu klären, was unter *statischer* und *dynamischer Kraftausdauer* zu verstehen ist. Bei der *statischen* Variante wird die Muskelspannung über einen bestimmten Zeitraum möglichst konstant gehalten. Dabei sollte der Spannungsverlust in den Muskeln möglichst gering sein. Beispiel gefällig? Das Maßkrughalten am nach vorne ausgestreckten Arm ist ein Paradebeispiel für diese Disziplin. Das Gewicht ist die ganze Zeit über konstant und wenn der Muskel an Spannung verliert, sackt der Krug nach unten. Die Fähigkeit, eine bestimmte Wiederholungszahl in einem bestimmten Zeitraum durchzuführen, nennt man *dynamische Kraftausdauer*. Dabei sollte jede Wiederholung mit etwa derselben Kraft ausgeführt werden.

Das sollte nun reichen, was die Theorie des Krafttrainings angeht und jetzt kümmern wir uns darum, wie man denn diese Kraftkomponenten in der Praxis entwickeln kann.

## 4.4 Maximalkrafttraining

Hier werden, verglichen mit den anderen Krafttrainingsarten, die höchsten Lasten bewältigt. Dies resultiert natürlich in sehr geringen Wiederholungszahlen, die noch ausgeführt werden können. Das hohe Gewicht ist aber nötig, um möglichst viele Muskelfasern zu aktivieren und die intramuskuläre Koordination zu verbessern. Durch die hohe Belastung der Muskeln und Nerven werden die Pausen deutlich länger als bei anderen Krafttrainingsarten, außerdem müssen die Kreatinphosphatspeicher wieder aufgefüllt werden.

Die Kontraktionsphase wird dynamisch und schnell ausgeführt, auch wenn es unter den hohen Lasten für den Außenstehenden oft nicht so aussieht, denn wer nahe am 1RM trainiert, der bewegt sich erfahrungsgemäß recht langsam. Während der negativen Phase der Wiederholung, bei der das Gewicht abgelassen wird, muss das Gewicht weiterhin kontrolliert werden, d. h., die Muskeln stehen während des gesamten Übungsablaufs unter Spannung und das Gewicht wird niemals vom passiven Bewegungsapparat, wie Knochen, Bänder und Sehnen, getragen. In der Praxis bedeutet das, dass z. B. bei Kniebeugen und Kreuzheben die Knie nicht „einrasten" und bei Klimmzügen oder Latziehen die Schultern immer nach unten gezogen sind und nicht die Ohren berühren, während die Arme gestreckt sind.

Dieses Training ist nur eingeschränkt für Anfänger geeignet, Sie sollten schon sportlich vorbelastet sein und Ihren Bewegungsapparat auf hohe Belastungen vorbereitet haben. Auch die Techniken der Übungen müssen sehr gut beherrscht werden, denn kleine Fehler können bei großen Lasten zu starken Verletzungen führen, wenn bei der Ausführung geschlampt wird. Außerdem ist das Gefühl für den Körper nicht zu unterschätzen, denn wer durch viel Training ein sehr gutes Körpergefühl entwickelt hat, kann schnell beurteilen, ob das Gewicht zu hoch gewählt wurde, oder ob der Schmerz, den man fühlt, ein „guter" Schmerz ist oder ein schlechter, bei dem die Übung abgebrochen werden sollte. Die Übungen sind über den vollen Bewegungsumfang durchzuführen, auch wenn Teilbewegungen mehr Trainingsgewicht zulassen würden.

Die Parameter zum Training der Maximalkraft sind hier noch einmal tabellarisch aufgeführt:

| | |
|---|---|
| Last des 1RM | 85-100 % |
| Wiederholungen je Satz | 1-3 |
| Sätze je Übung | 3-6 |
| Pausenlänge zwischen den Sätzen | > 6 min |
| Kontraktionsgeschwindigkeit | Dynamisch |
| Trainingshäufigkeit | Alle 96-168 h |

Die Anzahl der Sätze richtet sich nach den Übungen, die für das Maximalkrafttraining gewählt wurden. Kreuzheben und Kniebeugen sind für den ganzen Körper extrem belastend, sodass ich eher eine geringe Satzzahl empfehle. Bei vielen verschiedenen Übungen in einer Trainingseinheit muss die Anzahl der Sätze für jede Übung gering gehalten werden, um den Körper nicht zu überlasten. Auch wenn Maximalkrafttraining prinzipiell bei jeder Übung eingesetzt werden kann, ist es vor allem bei komplexen Bewegungen sinnvoll. Dazu gehören Kniebeugen, Kreuzheben, Bankdrücken, Schulterdrücken und Klimmzüge. Wenn Sie Kniebeugen oder Kreuzheben durchführen, sollte das Training nur 1 x pro Woche stattfinden, denn der Körper und das Nervensystem benötigt diese Zeit, um sich zu erholen. Bei den anderen Übungen ist auch ein zusätzliches zweites Training pro Woche möglich.

Im Military Fitness wird diese Art des Trainings nur sehr selten eingesetzt, denn es ist sehr speziell und zeitintensiv.

## 4.5 Hypertrophietraining

Unter *Hypertrophietraining* versteht man das Training zur Steigerung der Muskelmasse durch die Zunahme der Querschnitte der einzelnen Muskelfasern. Um dies zu erreichen, muss ein Training durchgeführt werden, bei dem möglichst viel Protein abgebaut wird. Der Körper wird nach der Belastung versuchen, diesen Missstand zu beheben und durch Proteine die Muskulatur wieder zu erneuern und darüber hinaus aufzubauen. Die optimale Wiederholungszahl für diesen Zweck scheint zwischen 8 und 12 zu liegen, wobei zu beachten ist, dass ein Gewicht gewählt wird, bei dem die 8.-12. Wiederholung auch die letzte, sauber ausgeführte Wiederholung ist und man nicht noch drei extra machen kann.

Bei den Satzzahlen scheiden sich die Geister. Bisher gibt es keine abschließenden wissenschaftlichen Erkenntnisse, wie hoch die Anzahl der Sätze im optimalen Fall sein soll. In freier Wildbahn zu findende Bodybuilder, die hauptsächlich ein Hypertrophietraining durchführen, empfehlen oft sehr hohe Satzzahlen. Man sollte aber dabei nicht außer Acht lassen, dass mit steigender Satzzahl die Last sinken muss, weil sonst in den letzten Sätzen die Kraft für eine saubere Technik nicht ausreicht. Im Bereich des High-Intensity-Trainings (HIT) wird meist nur ein einziger Trainingssatz ausgeführt. Die Erfolge sprechen dafür, dass auch dieses Training funktioniert. Am besten fährt man mit einer Satzzahl zwischen zwei und acht je Muskelgruppe, kleine Muskelgruppen benötigen eher weniger, große eher mehr Sätze.

Auch wenn es im Military Fitness nicht in erster Linie darum geht, möglichst viel Muskelmasse aufzubauen, so sollte das Hypertrophietraining dennoch regelmäßig Teil des Trainings sein. Durch das Muskelwachstum steigt die Maximalkraft an und, viel wichtiger, einem Abbau von Muskelmasse im Alltag wird wirkungsvoll entgegengewirkt.

Einsteiger können jede Muskelgruppe bis zu 3 x pro Woche trainieren, was an der noch geringen Intensität ihres Trainings liegt. Bei steigender Intensität reduziert sich die Trainingshäufigkeit pro Muskelgruppe auf 2 x, bei weit Fortgeschrittenen auf 1 x pro Woche. Vernachlässigen Sie nie die Erholung! Mit steigender Erfahrung werden Sie aber ein gutes Gefühl für Ihren Körper bekommen und schnell erkennen, ob Ihre Muskeln noch einen Tag mehr Pause brauchen oder nicht.

Hier noch einmal tabellarisch die Parameter für solch ein Training:

| Last des 1RM | 65-85 % |
|---|---|
| Wiederholungen je Satz | 8-12 |
| Sätze je Übung | 2-8 |
| Pausenlänge zwischen den Sätzen | 1-2 min |
| Kontraktionsgeschwindigkeit | Lanqsam bis zügig |
| Trainingshäufigkeit | 48-168 h |

Die Pause zwischen den Sätzen ist ein Thema, zu dem ich noch einmal eindringlich ein paar Sätze verlieren möchte. Sie ist nicht dazu da, mit irgendwelchen Leuten so lange zu quatschen, bis der Muskel total ausgeruht ist und kalt. Wir erinnern uns, dass möglichst viel Protein im Training abgebaut werden soll. Kurze Pausen machen das Training zwar anstrengender, aber effektiver. Und Resultate sind ja das, was Sie wollen, oder?!

Das Hypertrophietraining ist im Military Fitness häufig als Teil des Zirkeltrainings zu finden. Dadurch wird viel Zeit gespart und zusätzlich können weitere Komponenten, wie z. B. die Kraftausdauer, gleichzeitig mitentwickelt werden. Ein spezielles Hypertrophietraining wird allerdings nicht durchgeführt, dennoch möchte ich noch einmal auf Intensitätstechniken eingehen, die ein Training dieser Art noch herausfordernder machen können.

### 4.5.1 Intensitätstechniken

Im Hypertrophietraining gibt es eine Menge Intensitätstechniken, die den Trainingseffekt verstärken sollen. Aber, wie der Name schon andeutet, wird die Belastung dabei höher und die Erholung bis zum nächsten Training des Muskels wird länger dauern. Somit sind solche Intensitätstechniken für Anfänger nicht geeignet, gleichgültig, was Ihre Trainingspartner Ihnen sagen werden. Darüber hinaus ist ihr Sinn bei Anfängern auch fraglich, denn gerade Anfänger machen mit fast jeder Art von Belastung unglaublich schnelle Fortschritte.

» **Negativwiederholungen**
Hier wird nur der Anteil der Bewegung ausgeführt, bei dem die Muskeln exzentrisch, also während der Streckung, belastet werden. Dazu braucht man zuallererst einen sehr zuverlässigen und vertrauenswürdigen Partner, denn er ist es, der Sie im Zweifelsfall von dem Gewicht befreit, wenn Sie drunterliegen und es nicht mehr hochbekommen. Negativwiederholungen können direkt an einen vorhandenen Satz angeschlossen werden, wenn aus eigener Kraft keine ganze Wiederholung mehr möglich ist. Das Gewicht wird dabei nicht erhöht oder reduziert und der Partner unterstützt bei den positiven Wiederholungsabschnitten, hebt also die Hantel beim Bankdrücken nach oben, während Sie sie langsam und selbstständig absenken. Eine andere Möglichkeit ist der Einsatz von Gewichten, die größer als 1 RM sind, die Sie also alleine gar nicht bewältigen können. Die Technik ist aber dieselbe, wie gerade beschrieben.

» **Supersätze**
Supersätze sind sehr gut geeignet, um das Training kürzer und intensiver zu gestalten. Nach dem Training des Agonisten wird sofort ein Satz für den Antagonisten, also des Gegenspielers, durchgeführt. Zwischen den beiden Übungen wird keine Pause gemacht. Wer also Bankdrücken als Training für die Brust macht, die in diesem Fall der Agonist ist, macht im nächsten Satz sofort vorgebeugtes

Langhantelrudern, das die Antagonisten, also die Rückenmuskeln, trainiert. Dies ist eine beliebte Möglichkeit im Military Fitness.

» **Teilbewegungen**
Nach dem Abschließen eines Satzes sollte es nicht mehr möglich sein, den Muskel über den gesamten Bewegungsspielraum zu trainieren. Klappt das dennoch, war das Gewicht nicht hoch genug gewählt. Hier lassen sich ein paar Teilwiederholungen anschließen, die oft noch möglich sind. Der Vorteil dieser Methode ist, dass man sie auch ganz gut alleine durchführen kann. Aber bitte nehmen Sie Abstand davon, dies mit Übungen durchzuführen, bei denen die Hantel über Ihnen ist, wie Kniebeugen, Bankdrücken, Military Presses etc., wenn kein Partner in der Nähe ist. Ich versichere, das kann sehr hässlich werden. Auch beim Military Fitness wird diese Technik oft genutzt, um sich noch einmal abschließend zu fordern. Oftmals ist es einfach nur eine Kopfsache, noch ein paar Teilwiederholungen zu machen, auch wenn der Muskel schon schmerzt.

» **Erzwungene Wiederholungen**
Für diese Intensitätstechnik ist ein Partner nötig, der unterstützend eingreift. Am Ende des Satzes können mit seiner Hilfe noch ein paar Wiederholungen gemacht werden, weil er einen Teil der Last übernimmt, die Hantel also führt und mit anhebt.

» **Mogeln**
Diese Technik lässt sich auch alleine anwenden, dennoch rate ich davon ab. Mogeln bedeutet, dass am Ende des Satzes noch ein paar Wiederholungen gemacht werden, bei denen die Technik bewusst vernachlässigt und/oder mit Schwung gearbeitet wird. Dabei wird der Bewegungsapparat immer ungünstig belastet, was in schlechtesten Fällen zu Bandscheibenvorfällen oder Ähnlichem führen kann. Auch wenn die Versuchung groß ist, lassen Sie es sein!

» **Spitzenkontraktionen**
Diese Technik lässt sich von jedem erfolgreich anwenden, sie ist einfach, aber effektiv. Hier wird bei jeder Wiederholung am Ende der Kontraktion zusätzlich isometrisch angespannt, bevor der Muskel exzentrisch belastet wird.

All diese Techniken sind nur beim Hypertrophietraining sinnvoll. Beim Maximalkrafttraining kann so etwas schnell gefährlich werden, auch wenn man die Negativwiederholungen dabei anwenden kann, und beim Schnellkraft- und Reaktivkrafttraining würde das Ziel deutlich verfehlt, wenn man den Satz bis zum Muskelversagen ausführen würde. Kraftausdauertraining hingegen besteht schon aus sehr vielen Wiederholungen, sodass auch hier diese Intensitätstechniken nicht sinnvoll eingesetzt wären.

## 4.6 Schnellkrafttraining

Das Wichtigste zuerst: *Schnellkrafttraining* sollte immer im ausgeruhten Zustand durchgeführt werden. Wenn Sie müde sind, sollten Sie auf solch ein Training verzichten. Bei diesem Training wird ein relativ leichtes Gewicht in relativ wenigen Wiederholungen möglichst schnell bewegt und es wird auch niemals bis zur Erschöpfung trainiert. Hier wird klar, dass dieses Training nicht dazu geeignet ist, sich total zu verausgaben. Der Körper gewöhnt sich dabei nur an die hohen Beschleunigungen.

Das Schnellkrafttraining kann sehr gut vor dem Maximalkraft- oder Hypertrophietraining durchgeführt werden, denn es ermüdet nicht so stark, als dass ein nachfolgendes Training nicht mehr möglich wäre. Dennoch sollte die Belastung des Nervensystems nicht unterschätzt werden, also bauen Sie das Schnellkrafttraining nicht zu häufig in Ihren Trainingsplan ein.

| Last des 1RM | 30-70 % |
|---|---|
| Wiederholungen je Satz | 3-8 |
| Sätze je Übung | 5-10 |
| Pausenlänge zwischen den Sätzen | 15 s bis 5 min |
| Kontraktionsgeschwindigkeit | Dynamisch |
| Trainingshäufigkeit | 48-168 h |

Die Wiederholungs- und Satzzahl sowie die Pausenlänge hängt stark vom verwendeten Gewicht ab. Wichtig ist, dass die Kontraktionsgeschwindigkeit bei jeder Wiederholung maximal ist und nicht langsamer wird. Schnellkraft ist gerade für weite Sprünge wichtig, sodass auch im Military Fitness ein solches Training ab und zu durchgeführt wird.

## 4.7 Reaktivkrafttraining

Das *Reaktivkrafttraining* ist eine Komponente der Schnellkraft, wird aber hier extra aufgeführt, weil sich das Training deutlich unterscheidet. Hier geht es in erster Linie darum, die exzentrische Phase richtig zu trainieren, indem dort die Energie gesammelt und in der konzentrischen Phase wieder abgegeben wird.

Um so etwas adäquat zu trainieren, werden Bewegungsabläufe durchgeführt, bei denen eine Bewegung schnell abgebremst und dann wieder stark beschleunigt wird. Dies ist z. B. bei den sogenannten *Niedersprüngen* der Fall, bei denen man von einem Hocker oder einer Bank hinunterspringt, die Bodenkontaktzeit so kurz wie möglich hält und sofort wieder auf eine höhere Position springt.

| Last des 1RM | – |
|---|---|
| Wiederholungen je Satz | 6-10 |
| Sätze je Übung | 3-5 |
| Pausenlänge zwischen den Sätzen | 5-10 min |
| Kontraktionsgeschwindigkeit | Dynamisch |
| Trainingshäufigkeit | 48-168 h |

Für dieses Training sollte man zwar ausgeruht, aber auch gut aufgewärmt sein. Die Pausen zwischen den Sätzen werden sehr lang gehalten, ungefähr so lang wie beim Maximalkrafttraining. Hanteln sind hier nicht sinnvoll, allerdings können Fortgeschrittene das Training beispielsweise bei den Niedersprüngen durch das Tragen einer Gewichtsweste deutlich erschweren.

## 4.8 Kraftausdauertraining

Diese Art des Trainings soll dafür sorgen, dass die Toleranz der Muskeln gegen Ermüdung steigt, was durch sehr hohe Wiederholungszahlen und geringe Pausen trainiert wird. Dabei ist darauf zu achten, die Belastung nicht zu lange andauern zu lassen, denn ab 3 min spricht man nicht mehr vom Krafttraining, sondern überschreitet die Grenze zum Ausdauertraining. Die Wiederholungszahl sollte zwischen 30 und 60 liegen und das Gewicht so gewählt werden, dass keine Wiederholungen mehr möglich sind, wenn der Satz abgeschlossen ist, denn das Ziel ist es, die Muskeln bis an ihre Grenzen zu belasten.

| Last des 1RM | 30-65 % |
|---|---|
| Wiederholungen je Satz | 30-60 |
| Sätze je Übung | 1-6 |
| Pausenlänge zwischen den Sätzen | Möglichst kurz |
| Trainingshäufigkeit | 48-72 h |

Sollten mehrere Sätze von einer Übung durchgeführt werden, dann sollte die Pause zwischen den Sätzen so kurz wie möglich gehalten werden. Auch während des Satzes sind keine Pausen erlaubt, der Muskel soll durch den ganzen Satz hindurch arbeiten. Auch wenn diese Art von Krafttraining sehr fordernd ist, erholt sich der Körper erstaunlich schnell davon, sodass man 2-3 x pro Woche solch ein Training durchführen kann.

Die Kraftausdauer ist für den Alltag wohl am wichtigsten, denn oft müssen schwere Gegenstände über eine längere Strecke oder mehrere Etagen transportiert werden, oder die Schlagbohrmaschine so lange gehalten werden, bis das Loch in der Wand ist. Auch beim einfachen Sitzen und Stehen muss die Rückenmuskulatur ausdauernd die Wirbelsäule stützen, ebenso wie beim Laufen der Core den ganzen Körper stabilisiert. Somit ist auch das Kraftausdauertraining die Hauptbelastung im Krafttraining beim Military Fitness, denn es ist die Komponente, die am häufigsten gebraucht wird.

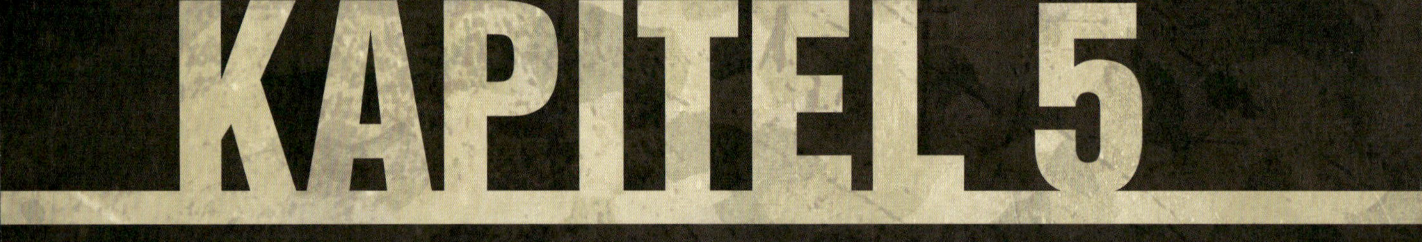
KAPITEL 5

Einleitung

Bevor es losgeht

Terminologie

Kardiotraining

Krafttraining

# MOBILITÄTS- UND FLEXIBILITÄTSTRAINING

Anpassung an das Training

Steigerung des Trainingsreizes

Nicht zu vernachlässigen: Die Erholung

Ausrüstung

Trainingsplanung

Trainingszirkel

Fitnesstests

Ernährung

Das Trainingstagebuch

Anhang

# 5 MOBILITÄTS- UND FLEXIBILITÄTSTRAINING

Wer an *Beweglichkeit* oder *Flexibilität* denkt, sieht oft vor seinem geistigen Auge Menschen, die im Spagat zwischen zwei Stühlen hängen oder sich einen Fuß hinter den Kopf klemmen. Manche sehen aber auch den Jogger, der vor oder nach dem Training am Wegesrand seine steifen Muskeln ein wenig in die Länge zieht, ohne dass es nach Fortschritten aussieht. Die einen machen das, um im Kampfsport hoch treten oder artistische Nummern zeigen zu können. Der Mensch mit dem Fuß hinter dem Kopf ist wahrscheinlich ein Yogi mit viel Erfahrung. Der Jogger am Wegesrand hingegen weiß in vielen Fällen gar nicht, was er dort tut und, viel schlimmer, warum er das tut. Er tut es oft einfach, weil alle das machen, oder weil sein Jugendtrainer in seinem früheren Fußballverein gesagt hat, dass das gut ist. Manche sagen einfach, dass es ihnen guttut, und dann sollten sie das auch gerne weiterhin machen. Wieder andere meinen, durch das Dehnen etwas für die Verletzungsprophylaxe zu tun und stretchen sich um Kopf und Kragen, vielleicht auch, um ihre Erholungszeit verkürzen zu wollen. Trotzdem ist es wichtig, zu wissen, was man da macht, denn das Beweglichkeitstraining ist sehr vielseitig, birgt aber auch große Verletzungsgefahren.

In den letzten Jahren hat sich die Wissenschaft viele Gedanken um das Dehnen in seinen vielen Formen gemacht. Auch wenn ich Studien oft nur mit Vorsicht betrachte, sind doch viele interessante Erkenntnisse dabei, die die Effizienz des Flexibilitätstrainings deutlich erhöhen können. Dennoch ergaben sich bisher teils widersprüchliche Resultate und alles in allem merkt man schnell, dass noch weiterer Bedarf an Untersuchungen besteht (Thacker, Gilchrist, Stroup & Kinsey, 2004; Gremion, 2005; Simic, Sarabon & Marcovic, 2013).

Ich möchte hier trotzdem einen kurzen Überblick über das Thema *Mobilität und Flexibilität* geben und möchte, dass Sie als Leser nach der Lektüre dieses Kapitels in der Lage sind, das richtige Training für sich zu finden und Ihr Kraft- und Konditionstraining eventuell adäquat zu ergänzen.

Zuerst kümmern wir uns mal ein wenig um die Begriffsdefinition, denn wer aufmerksam gelesen hat, hat schon bemerkt, dass ich viele verschiedene Begriffe genutzt habe. Da gibt es die *Beweglichkeit*, die *Gelenkigkeit*, die *Dehnfähigkeit* und die *Flexibilität* sowie die *Mobilität*. Im Alltag wird alles wild durcheinandergeworfen und fast immer synonym verwendet, auch wenn es oft große Unterschiede zwischen ihnen gibt.

Die *Beweglichkeit* besteht aus zwei Hauptkomponenten, der *Gelenkigkeit* und der *Dehnfähigkeit.* Sie ist das, was die meisten meinen, wenn sie die Beweglichkeit eines Turners oder Akrobaten sehen. Es gibt viele Parameter, die direkten Einfluss auf die Beweglichkeit haben, ein paar möchte ich hier einmal aufzählen. Wundern Sie sich also nicht, wenn Sie an einem Tag bei gestreckten Beinen den Boden mit den Fingerspitzen berühren können, an einem anderen Tag aber 5 cm fehlen.

## 5.1 Die Beweglichkeit beeinflussende Faktoren

Davon gibt es einige und die meisten werden Ihnen bekannt vorkommen, andere sind vielleicht neu, aber alle beeinflussen den Grad der Beweglichkeit auf ihre Art, sowohl positiv als auch negativ.

### 5.1.1 Anatomie

Jeder Mensch ist anders gebaut. Das gilt nicht nur für die Äußerlichkeiten, die sofort ins Auge fallen, wie Fettgehalt oder Körpergröße, sondern auch für die Strukturen im Körper. Gerade diese inneren Strukturen haben sehr großen Einfluss auf die Beweglichkeit. Dazu gehört der Zustand des Bindegewebes, wie Kapseln und Bänder, oder die Formelemente der Gelenke. Sogar die Art der Muskeln, also wie sie gefiedert sind und welche Masse sie haben, hat direkten Einfluss auf die Beweglichkeit.

### 5.1.2 Physiologische Einflüsse

Zuerst sei hier das Alter genannt und jeder, der schon die 30 überschritten hat (ja, ich weiß, das ist noch jung, aber machen wir uns nichts vor, der Abbau ist in vollem Gange), weiß, dass es deutlich schwieriger ist, die Beine gestreckt zu lassen, während man die Füße berührt. Die Zehen scheinen viel weiter weg zu sein, als noch 10 Jahre zuvor. Zusätzlich gibt es noch den Ermüdungsgrad und den Gelenkstoffwechsel, die die Beweglichkeit beeinflussen. Nicht zu vergessen ist auch das Geschlecht, denn Frauen sind um einiges beweglicher als Männer, woran das liegt, ist aber nicht Thema in diesem Buch. Zuletzt ist da noch die Körperinnentemperatur, wer also gut aufgewärmt ist, ist auch beweglicher als noch im kalten Zustand.

### 5.1.3 Psychologische Einflüsse

Stress führt zu Verspannungen und Verspannungen sind nicht gerade förderlich für eine gute Beweglichkeit. Auch geistige Ermüdung hemmt die Beweglichkeit sehr. Schütteln Sie beides durch den Sport und Entspannung ab und schon klappt es auch mit dem Spagat – ja, ich weiß, das ist übertrieben, aber ich denke, Sie wissen, was ich meine.

### 5.1.4 Physikalische Einflüsse

Schon mal morgens aufgestanden und versucht, sich zu dehnen? Und? Hat es funktioniert? Bestimmt nicht so gut wie abends. Die Tageszeit hat also deutlichen Einfluss auf die Beweglichkeit, genauso wie die Außentemperatur, denn im Sommer dehnt es sich viel leichter als im Winter.

## 5.2 Mobilität/Gelenkigkeit

*Mobilität* und *Gelenkigkeit* meinen in etwa das Gleiche. Diese beiden Begriffe beziehen sich im Wesentlichen auf die Gelenkstruktur, d. h., auf den durch die Gelenke und Knochen vorgegebenen Bewegungsspielraum. Dieser verändert sich im Laufe des Lebens durch Abnutzungs- und Alterserscheinungen sehr, und es ist erstrebenswert, dagegen zu arbeiten. Das ist gar nicht so schwer, wie es sich anhört. Ich empfehle das Training von Mobilitätsübungen, wie sie immer mehr Verbreitung finden und unter dem Namen *Joint Mobility* bekannt geworden sind. Dieses Training kann ein eigenes Buch füllen, daher verweise ich auf schon bekannte Bücher, DVDs und das Internet, um passende Übungen für jedermann zu finden. Im Prinzip geht es bei diesem Training darum, den natürlichen Bewegungsumfang der Gelenke aufrechtzuerhalten.

## 5.3 Dehnfähigkeit/Flexibilität

Auch diese beiden Begriffe meinen das Gleiche, damit ist die Fähigkeit des aktiven Bewegungsapparats, also der Muskeln, gemeint, sich zu dehnen und eine große Bewegungsamplitude in den Gelenken zuzulassen. Diese kann man hervorragend trainieren, wie intensiv, hängt aber davon ab, was das Ziel des jeweiligen Sportlers ist.

Die Übungen dafür lassen sich in *statische* und *dynamische Dehnformen* unterteilen, wobei jede Form noch weiter unterteilt werden kann. Obwohl in den meisten Fällen eher passiv gedehnt wird, also mithilfe der Schwerkraft oder eines Partners, ist die aktive Dehnfähigkeit, bei der durch eigene Muskelkraft die Dehnung im Gegenspieler hervorgerufen wird, in der Praxis weitaus wichtiger. Schließlich bestimmt man beim Laufen die Schrittlänge dadurch, wie stark der eine Muskel (Gesäß), den anderen (Hüftbeuger) dehnen kann, damit die Bewegungsamplitude groß wird und der Schritt länger.

Die Dehnformen sind:

### 5.3.1 Statisch-passives Stretching

Dies ist die wohl verbreitetste Vorgehensweise beim Dehnen, ein Blick in die Runde einer Läufergruppe oder einiger Kampfsportler, die gerade ihr Dehnprogramm durchziehen, zeigt fast nichts anderes als diese Art des Dehnens. Die Endposition wird dabei durch langsames Herantasten erreicht, bis ein deutliches Ziehen in den gedehnten Muskeln zu spüren ist. Vermeiden Sie den intensiven Schmerz, der Körper hat nämlich die Eigenart, durch Schmerzen zu signalisieren, dass da gleich etwas kaputtgehen kann. Das sollte man nicht unnötig herausfordern. Eine angenehme Dehnung hingegen ist unbedenklich, wenn Sie komplett gesund sind. Halten Sie die Dehnung einige Zeit, etwa 10 s, bis der Reflex, der durch die Muskelspindeln ausgelöst wird und die Muskeln verkürzen will, abgeklungen ist und dehnen Sie dann langsam weiter.

Diese Art der Dehnung ist für viele angenehm und aus meiner Sicht auch weitgehend unbedenklich, was die Verletzungen angeht. Allerdings können Sie sich vorstellen, dass durch die Dehnung der Querschnitt des Muskels abnimmt. Das ist wie bei einem lang gezogenen Gummiband, das wird während der Dehnung auch in der Mitte dünner. Beim Muskel führt das dazu, dass die Blutgefäße zusammengequetscht sind und die Durchblutung behindert wird. Zur Regeneration wird aber gerade das Blut im Muskel benötigt, denn dadurch werden die nötigen Nährstoffe in die Muskeln transportiert. Solch eine Dehnung reduziert also den Grad der Regeneration. Zusätzlich dazu haben Untersuchungen ergeben, dass die Leistungsbereitschaft des Muskels durch diese Art der Dehnung abnimmt, aber zum Ausgleich steigt die Verletzungsanfälligkeit. Es handelt sich also nicht gerade um die beste Dehnmethode, die man zum Aufwärmen nutzen kann.

### 5.3.2 Statisch-aktives Stretching

Im Gegensatz zum passiven Stretching werden bei der aktiven Ausführung die eigenen Antagonisten genutzt, um die Muskulatur zu dehnen. Als gutes Beispiel eignet sich die Dehnung der Brustmuskulatur. Die Arme werden dabei gestreckt und parallel zum Boden nach hinten gezogen, bis die Schulterblätter sich fast berühren, die Handflächen zeigen entweder nach oben oder werden noch weiter nach hinten gedreht. Natürlich ist der Bewegungsumfang bei Weitem nicht so groß wie beim statisch-passiven Stretchen und hängt in erster Linie von der Kraftfähigkeit des Antagonisten ab, allerdings vermeidet man so den Reflex der Muskelspindel, bei der der Muskel sich verkürzen will.

Die aktive Beweglichkeit ist der wichtigere Teil, denn diese ist in der Praxis oft ein leistungsbegrenzender Faktor. Die Schrittweite ist verkürzt, beim Diskuswurf kann der Arm nicht weit genug nach hinten geführt werden etc.  Beispiele dafür finden sich leicht zuhauf.

### 5.3.3 Dynamisch-passives Wippen

Kennt jeder, machen auch viele. Hier handelt es sich um das Nachwippen in der Endposition der Dehnung. Oft wird das als sehr wirkungsvoll empfunden, trotzdem sollte man immer im Hinterkopf behalten, dass durch solche Wippbewegungen der Spindelreflex ausgelöst wird und der gedehnte Muskel den Befehl zur Verkürzung erhält. Die Empfehlung lautet, dass man 3-5 x mit langsamen und kontrollierten Bewegungen wippt. Bei zu schnellen und harten Bewegungen steigt die Verletzungsgefahr deutlich an, denn der Muskel befindet sich schon in der Dehnendposition.

### 5.3.4 Dynamisch-aktives Wippen

Dieses funktioniert ähnlich wie das passive Wippen, aber angetrieben durch die eigene Muskelkraft. Es wird also die aktive Beweglichkeit erhöht.

### 5.3.5 Dynamisch-passive Schwunggymnastik

Wer alte Filme bzw. Berichte über Sport und Gymnastik sieht – Sie wissen schon, die Filme mit dem Flackern und Rauschen und ohne Farbe, dafür aber mit einem unglaublich begeisterten und seriösen Sprecher aus dem Off, der den Anschein macht, als hätte er die Welt neu erfunden –, der sieht vielleicht die dynamisch-aktive Schwunggymnastik, wie sie unter Turnvater Jahn gelehrt wurde. Der Dehnprozess wird wie beim Krafttraining in Sätze und Wiederholungen aufgeteilt. Da die Dehnung niemals sehr lange gehalten wird, ist der Spindelreflex der Muskeln auch niemals ausgeschaltet, sodass diese Art von Dehnen irgendwann einmal aus dem Sport verbannt wurde.

Im Leistungssport wird allerdings wieder auf diese Art und Weise gedehnt, nicht nur, aber dort, wo es angebracht ist, denn die Dehnbelastungsfähigkeit lässt sich durch dieses Training extrem steigern. Einen entscheidenden Vorteil hat diese Schwunggymnastik gegenüber dem statischen Dehnen: Der Blutstau ist faktisch nicht vorhanden.

### 5.3.6 Dynamisch-aktive Schwunggymnastik

Funktioniert prinzipiell wie die passive Methode, nur wiederum angetrieben durch die eigenen Muskeln. Man reduziert also die Verletzungsanfälligkeit und profitiert trotzdem von den Vorteilen der Schwunggymnastik.

### 5.3.7 Statisch-passives AED

Dies ist eine Methode, die eher der Physiotherapie zugeordnet wird, nur dass sie dort die Buchstaben *PIR* für *postisometrische Kontraktion* trägt. *AED*, also *Anspannen-Entspannen-Dehnen*, ist aber hier passender und gleichzeitig die Anleitung für das Vorgehen bei dieser Art, sich mehr Beweglichkeit zu schaffen. Zuerst beginnt man mit einer isometrischen Kontraktion über einen Zeitraum von 5-10 s, gefolgt von einer kurzen Entspannungsphase und einer Dehnung von 20-30 s Dauer. Dieser Vorgang wird abgewechselt, was durch das Anspannen und Entspannen ein wenig den Blutstau reduziert.

## 5.4 Gründe für das Dehnen

Die wichtigsten Fragen in diesem Teil lauten: Wer sollte nun eigentlich dehnen? Muss jeder, der Sport treibt, auch danach sofort seine Muskeln stretchen? Die Antwort ist einfach: Muss man nicht, kann man aber. Wer nicht über einen gesunden Bewegungsumfang verfügen kann, sollte auf jeden Fall stretchen, genauso Sportler, deren Leistung von ihrer Beweglichkeit abhängt. Wer aber normal beweglich ist, hat aus meiner Sicht keinen Grund, sich laufend zu dehnen.

Es gibt aber noch viele weitere Gründe, sich zu dehnen. Fragt man die Sportler am Wegesrand oder im Fitnessstudio, warum sie das tun, gibt es viele verschiedene Antworten. Die Antwort: „Weil es mir guttut", ist nicht zu diskutieren, denn dann sollte man es auch weiterhin tun. Auch die Aussage, dass die Flexibilität verbessert werden soll, haben wir nun schon ausreichend diskutiert. Wer normal beweglich ist, braucht es nicht, kann es aber gerne tun, in den meisten Fällen schadet es nicht. Bleiben aber noch andere Gründe, die ich hier kurz ansprechen will:

### 5.4.1 Aufwärmen

Machen wir uns kurz klar, wozu man sich *aufwärmen* will. Man möchte den Blutfluss anregen, damit die Organe mit ausreichend Nährstoffen und Sauerstoff versorgt werden. Beim statischen Dehnen wird genau das verringert, denn die Muskeln werden lang und dünn und die Adern zusammengedrückt. Durch den verringerten Blutfluss nimmt direkt die Temperatur des Muskels ab. Zumindest statisches Dehnen hat also im Aufwärmprogramm nichts verloren. Bei den anderen Dehnmethoden sollte man schon warm sein, damit sie nicht zu außerordentlichen Verletzungen führen.

### 5.4.2 Verringerung der Verletzungsanfälligkeit

Hier muss ich etwas ausholen und auf den Muskel-Sehnen-Apparat (MSA) eingehen. Dieser ist sehr gut in der Lage, Energie aufzunehmen, zu speichern und wieder abzugeben, was z. B. bei der Reaktivkraft genutzt wird. Je aktiver die Muskeln dabei sind, desto besser funktioniert das Ganze und desto weniger Mikrotraumen entstehen in den Muskeln. Bei der Dehnung des MSA werden die Muskeln lang gezogen und die Fasern können nicht mehr so viel Energie aufnehmen. Das Risiko von Muskelverletzungen ist eine Stunde lang erhöht. Es deutet sogar einiges darauf hin, dass nach starkem Dehnen die Muskeln und Sehnen für einige Stunden nicht mehr in der Lage sind, Stützfunktionen adäquat zu übernehmen. Damit sollte klar sein, dass das Dehnen im Vorfeld des Trainings nicht wirklich etwas verloren hat.

### 5.4.3 Leistungssteigerung

Wer jetzt die beiden vorangegangenen Punkte im Kopf hat, wird sich wundern, warum dieser Punkt überhaupt noch angesprochen wird. Es gibt Sportarten, bei denen die Leistung direkt von der Beweglichkeit abhängt, dazu gehören das Turnen, der Eiskunstlauf oder in vielen Fällen auch die tretenden Kampfsportarten. Wer ansonsten Leistungseinbußen zum Ziel hat, sollte vor dem Training stretchen. In Untersuchungen konnte gezeigt werden, dass durch Dehnen die Sprintstärke ebenso nachließ, wie die Fähigkeit, aus dem Stand hochzuspringen, und das für etwa eine ganze Stunde nach dem Dehnprogramm. Auch die Wiederholungszahlen im Kraftausdauertraining sanken stark.

### 5.4.4 Erholung

Nach all diesen Nachteilen, die vor allem nach dem Stretching auftreten, bleibt noch die Frage, ob nach dem Training der richtige Zeitpunkt ist und ob man durch Stretching die Erholung beschleunigen kann. Nach dem Training sollte der Kreislauf noch etwas angeregt werden, um Abfall- und Giftstoffe abzutransportieren. Wie ich schon geschrieben habe, werden die Kapillaren im Muskel durch das Dehnen zusammengepresst und der Blutfluss wird verringert.

Ist es denn nun möglich, den Muskelkater zu verringern oder gar zu verhindern, wenn man nach dem Training die Muskeln dehnt? *Muskelkater* wird durch sogenannte *Mikrotraumen* ausgelöst. Das sind sehr kleine Risse in der Muskulatur, die wieder verheilen müssen. Wie sinnvoll kann es da sein, diese schon mit vielen Verletzungen ausgestattete Muskulatur lang zu ziehen? Gar nicht sinnvoll, also lassen Sie es, wenn das Ihr persönlicher Grund zum Dehnen ist.

Wann sollte man nun dehnen, wenn nicht vor der Belastung oder nach ihr? Im optimalen Fall in einer separaten Trainingseinheit. Gerade bei Menschen mit eingeschränktem Bewegungsumfang kann das zu deutlichen Leistungssteigerungen auch bei Kraft- und Ausdauertraining führen.

## 5.5 Dehnübungen

Die hier dargestellten Übungen dienen nur als kurzer Einstieg in die Dehnübungen. Es gibt nicht nur viele Variationen der hier aufgeführten Übungen, sondern einen sehr großen Katalog an weiteren, ebenfalls sehr effektiven Dehnübungen. Eine Auflistung dieser würde den Umfang dieses Buches übersteigen.

### 5.5.1 Nacken/M. trapezius

Stellen Sie sich aufrecht hin und schauen Sie dabei geradeaus. Führen Sie nun eine Hand über Ihren Kopf und legen Sie diese auf der gegenüberliegenden Kopfseite über dem Ohr an. Ziehen Sie nun den Kopf langsam zur Seite, bis Sie eine Dehnung in der Hals- und Nackenmuskulatur spüren. Dabei ist darauf zu achten, dass die andere Schulter nach unten gezogen und nicht in Richtung Ohr angehoben wird.

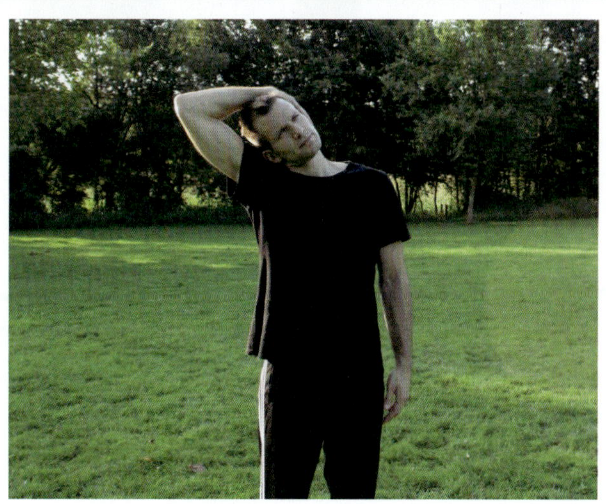

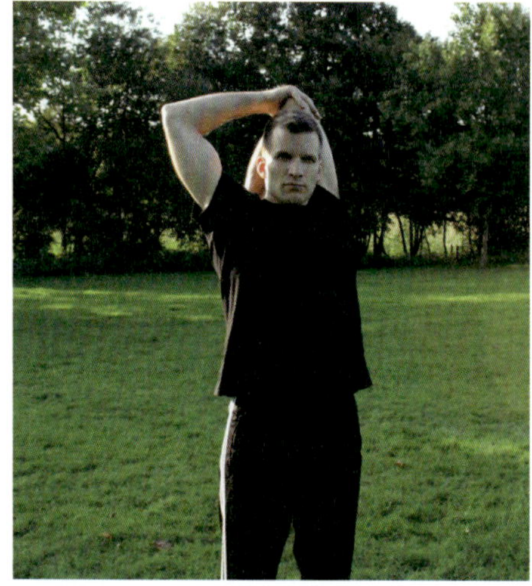

## 5.5.2 Hinterer Oberarm/ M. triceps brachii

Während Sie aufrecht stehen, führen Sie die linke Hand hinter Ihren Kopf zwischen die Schulterblätter. Mit der rechten Hand fassen Sie nun den linken Ellbogen und führen die eingeleitete Bewegung fort, indem Sie am Ellbogen so ziehen, dass die linke Hand weiter an der Wirbelsäule hinabwandert.

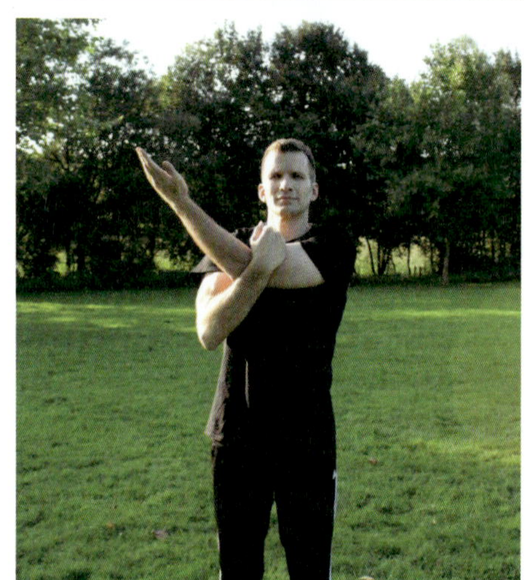

## 5.5.3 Hinterer Deltamuskel/ M. deltoideus

Führen Sie einen Arm vor Ihren Körper und drehen Sie dabei die Handfläche nach oben. Fassen Sie nun mit der anderen Hand in Höhe des Ellbogens den nach vorne geführten Arm und unterstützen Sie die eingeleitete Bewegung, sodass Sie den Ellbogen zur gegenüberliegenden Schulter ziehen.

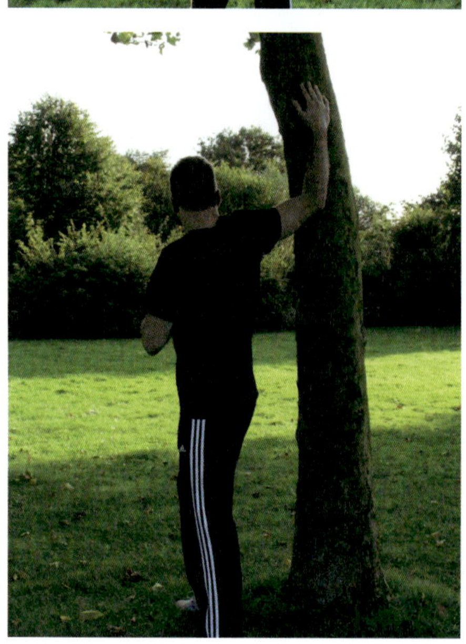

## 5.5.4 Brustmuskel/ M. pectoralis

Suchen Sie sich eine Wand, einen Baum oder eine Stange und legen Sie einen Unterarm dagegen. Dabei sollte der Ellbogen höher als das Schultergelenk sein und der Unterarm senkrecht zum Boden stehen. Nun drehen Sie Ihren Körper langsam so von dem Arm weg, dass Sie eine Dehnung in der Brustmuskulatur spüren.

### 5.5.5 Hinterer Oberschenkel/ Beinbizeps

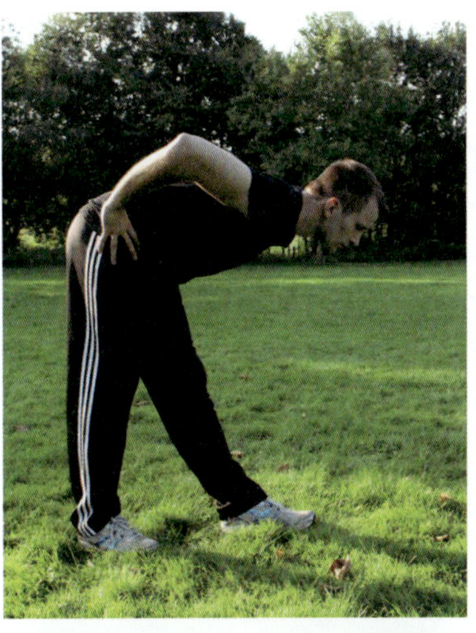

Stellen Sie sich in einen leichten Ausfallschritt aufrecht hin. Die Hände können Sie hängen lassen oder ans Hüftgelenk nehmen. Knicken Sie nun in der Hüfte ab, ohne den Rücken zu krümmen. Dabei sollte das hintere Bein leicht gebeugt werden und eine Dehnung im vorderen Bein zu spüren sein. Wenn Sie einen größeren Dehneffekt in der Wadenmuskulatur anstreben, können Sie die Zehen anziehen.

### 5.5.6 Vorderer Oberschenkel/ M. ,quadriceps

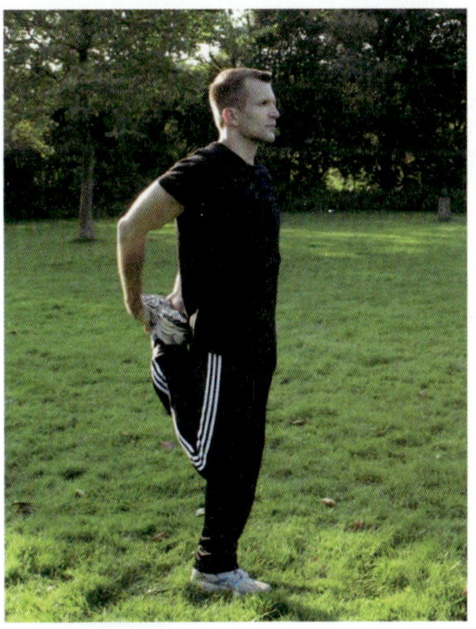

Stellen Sie sich aufrecht hin und heben Sie einen Fuß nach hinten an, sodass Sie ihn mit beiden Händen greifen können. Ziehen Sie nun langsam die Ferse zum Gesäß und achten Sie darauf, dass die Knie dabei zusammenbleiben und die Hüfte nicht zur Seite abkippt.

### 5.5.7 Oberschenkelinnenseite/ Addukatoren

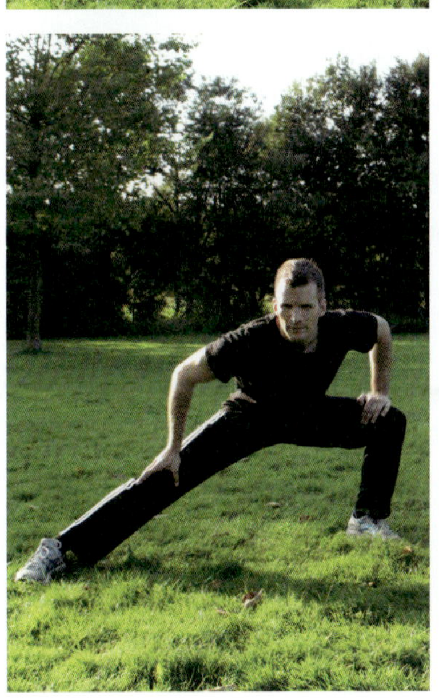

Stellen Sie Sich so hin, dass Ihre Füße etwa schulterbreit auseinanderstehen. Drehen Sie nun die Fußspitzen leicht nach außen, denn sonst wird der Druck bei der Dehnübung auf die Fußgelenke in den meisten Fällen unangenehm. Platzieren Sie beide Hände über den Knien und beugen Sie nun ein Bein, während das andere gestreckt bleibt. Das gebeugte Knie wird dabei nach außen gedrückt und das Gesäß sollte so tief sein, dass an der Innenseite des gestreckten Beins eine Dehnung spürbar ist. Da die Addukatoren sehr empfindlich sind und sich leicht eine Zerrung einstellt, sollten Sie nur vorsichtig, langsam und kontrolliert in die Dehnung hinein- und aus der Dehnung herausgehen.

# KAPITEL 6

Einleitung

Bevor es losgeht

Terminologie

Kardiotraining

Krafttraining

Mobilitäts- und Flexibilitätstraining

# ANPASSUNG AN DAS TRAINING

Steigerung des Trainingsreizes

Nicht zu vernachlässigen: Die Erholung

Ausrüstung

Trainingsplanung

Trainingszirkel

Fitnesstests

Ernährung

Das Trainingstagebuch

Anhang

# 6 ANPASSUNG AN DAS TRAINING

Um von einem Training optimal profitieren zu können, ist ein grundlegendes Wissen über die Anpassung des Körpers an ein Training unabdingbar und wird wichtiger, je weiter fortgeschritten Sie sind. Ein Anfänger – damit meine ich jene, die schon lange nicht mehr trainiert haben oder Sport nur noch aus ihrer Schulzeit kennen oder aus Filmen – wird im Normalfall immer sehr schnell Fortschritte erzielen, sei es im Ausdauer- oder im Kraftbereich. Die intra- und intermuskuläre Koordination wird geradezu Sprünge machen und seine Leistung wird in den ersten paar Wochen explosiv zunehmen, auch wenn er relativ wenig trainiert. Da ein Anfänger zwar oft sehr motiviert ist, aber auch schnell von Muskelkater und Erschöpfung befallen sein wird, ist ein Zuviel an Training nur in seltenen Fällen zu erwarten. Auf das Thema *Übertraining* wird in Kap. 8 genauer eingegangen.

Wer aber die ersten Wochen überstanden hat und auch weiterhin Fortschritte machen will, der muss wissen, wie und in welchem Zeitraum der Körper sich an die Belastung des Trainings anpasst. Jetzt können Sie natürlich argumentieren, dass es sich hier ja um Military-Fitness-Training handelt und beim Militär die Belastung extrem hoch ist, vor allem in den Spezialeinheiten. Da haben Sie natürlich recht und ich werde Ihnen da nicht widersprechen können, aber bedenken Sie, dass die Soldaten in solchen Einheiten sehr ausgesucht sind und darum viel belastbarer, als der Durchschnittsmensch – sonst könnte es ja jeder machen. Außerdem geht es bei denen nicht nur darum, den Körper auf Einsätze vorzubereiten, sondern vor allem den Geist. Sie müssen in der Lage sein, das letzte bisschen Kraft aus sich herauszuholen und ich kann Ihnen versichern, gesund für den Körper ist das auf keinen Fall. Nicht ohne Grund scheiden diese Menschen früher aus den Spezialeinheiten aus und werden später als Ausbilder eingesetzt oder finden Verwendung in Bürojobs. Hier wollen wir aber das Beste aus beiden Welten, aus dem Training bei den Spezialeinheiten und den Erkenntnissen der Sportwissenschaften, einsetzen, um Sie so fit zu machen, wie es möglich ist. Sie wollen schließlich auch in 15 Jahren noch belastbar sein, oder?

Was passiert also, wenn wir trainieren? Schauen wir uns das einmal an der Kurve an, die das Prinzip der *Superkompensation* zeigt.

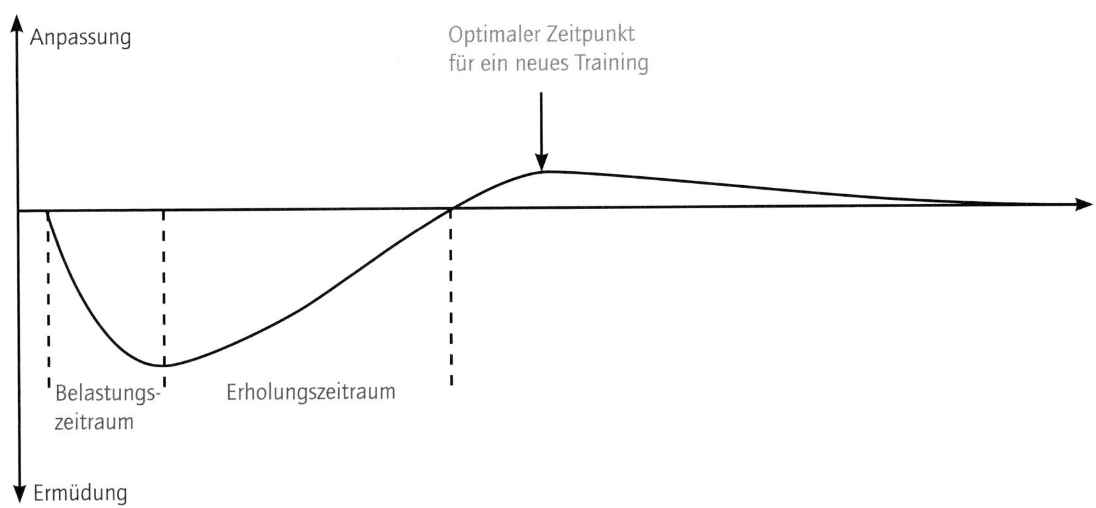


*Abb. 1: Prinzip der Superkompensation*

Die gerade Linie zeigt Ihre Ausgangsleistungsfähigkeit, welche beliebig hoch sein kann. Nun beginnen Sie mit dem Training und der Körper beginnt, abzubauen. Ja, Sie haben richtig gelesen, der Körper beginnt, abzubauen und zwar unabhängig davon, welches Training Sie nun durchführen, Krafttraining oder Ausdauertraining. Je länger das Training dauert, desto müder werden Sie. Die Schritte werden schwerer, die Gewichte, die Sie noch zu Beginn des Trainings bewegen konnten, fühlen sich nun an, als wären Sie am Boden festgeklebt. Je nachdem, wie viel Sie geschwitzt haben, gerät Ihr Wasserhaushalt aus den Fugen. Die Muskeln weisen immer mehr kleine Muskelrisse auf, die Ihre Leistungsfähigkeit weiter absinken lassen. Die Sehnen und Bänder bekommen Haar- und Mikrorisse, wenn Sie beim Krafttraining schwere Gewichte bewegt haben und auch die Knochen werden beim Sport in Mitleidenschaft gezogen. Was soll ich sagen: Sie haben alles richtig gemacht! Sie haben sich gezielt überlastet. Und das Gefühl, wie sich das anfühlt, kennen Sie bestimmt. Ihr Puls ist oben, Ihre Atmung schneller, Sie fühlen sich schlapp, Ihre Koordination ist beeinträchtigt und die Reaktionszeiten sind deutlich verlängert.

Sie merken also, durch Sport allein ist noch keiner besser geworden, nur schlechter. Denn wenn Sie jetzt zu einer Höchstleistung ansetzen, ist Ihre Erfolgsquote gleich null. Außerdem klingt das nicht so sehr motivierend und gar nicht nach Gesundheit. Jetzt kommt aber der Erholungszeitraum, in dem der Körper alle ihm zur Verfügung stehenden Mittel nutzt, um die Schäden zu reparieren. Er möchte gerne den Ausgangszustand wiederherstellen. Dafür müssen Sie erst einmal nicht viel machen, denn der Körper beginnt sofort, nachdem Sie Ihr Training beendet haben, mit diesem Prozess. Allerdings können Sie das Ganze unterstützen, indem Sie Ihre Erholungsphase aktiv gestalten und vor allem zu gesunder Ernährung greifen, dazu aber später mehr. Irgendwann wird der Körper sich wieder erholt haben, was je nach vorangegangener Trainingsbelastung bis zu 48 h dauern kann. Aber Ihr Körper denkt mit! Er fürchtet nämlich, dass Sie erneut auf die Idee kommen könnten, sich solchen Belastungen auszusetzen, womit er ja nicht ganz unrecht hat. Also legt er noch eine Schippe drauf. Er kompensiert also nicht nur die Belastung, sondern superkompensiert: Sie werden daher leistungsfähiger, als Sie es vorher waren. Dies passiert ausschließlich in der Erholungsphase, denn während einer Belastung ist der Körper viel zu sehr damit beschäftigt, die Kräfte, die auf ihn wirken, auszuhalten. Wer also die Erholungsphase schwänzt, wird nicht besser werden.

Der optimale Zeitpunkt für den Beginn eines erneuten Trainings ist in der Zeichnung (Seite 75) gekennzeichnet. Beginnen Sie ein erneutes Training, bevor Sie Ihr Ausgangsniveau erreicht haben, so sinken Ihre Leistungen immer weiter ab und Sie werden immer schlechter. Bei einem Trainingsstart auf Ausgangsniveau werden Sie immer gleich gut oder schlecht bleiben, was Ihre Leistungsfähigkeit angeht. Es ist allerdings schwierig, zu sagen, wann jetzt genau dieser optimale Zeitpunkt erreicht ist, denn verschiedene Gewebetypen benötigen verschieden lange, um sich zu erholen. Gut durchblutete Muskeln sind z. B. viel schneller wieder fit als schlecht durchblutete Gelenke.

*Tab. 1: Darstellung der Anpassung einzelner Organe an eine Trainingsbelastung.*

| Anpassung an das Training | |
|---|---|
| Vegetatives Nervensystem | ++ |
| Herz-Kreislauf-System | + |
| Muskulatur | 0 |
| Sehnen und Bänder | – |
| Gelenke | – |

Hören Sie dabei auf Ihren Körper, den Sie von Training zu Training immer besser kennenlernen werden. Es sei noch angemerkt, dass die Superkompensation nicht nur innerhalb eines Trainings stattfindet, sondern auch über längere Perioden, in denen sich Belastung und Entlastung abwechseln sollten (Fry, Morton & Keast, 1992). Legen Sie also ruhig ein paar Wochen im Jahr ein lockeres Training an den Tag, vielleicht nach möglichen Wettkämpfen oder harten Trainingsphasen, sodass der Körper hier wieder Kraft schöpfen kann.

Die Leistungsfähigkeit lässt sich aber nicht unendlich weit steigern, was auch ein Grund dafür ist, dass viele Sportler zu unerlaubten und vor allem gesundheitsschädlichen Mitteln greifen, um ihre Leistungsfähigkeit zu erhöhen. Wie leistungsfähig Sie werden können, ist in erster Linie genetisch bedingt. Viele Leute würden auch mit noch so viel Training niemals einen Marathon unter 2:30 h laufen können, aber wen interessiert das? So etwas ist gar nicht nötig für einen Durchschnittsmenschen, der seine Brötchen nicht mit dem Marathonlaufen verdient. Seien Sie realistisch und versuchen Sie, das Beste aus Ihren Möglichkeiten zu machen, denn letztendlich ist es das, was wirklich zählt. Aber auch wenn Sie viele Fortschritte machen können, so hat auch Ihr Trainingszustand einen großen Einfluss auf Ihre zukünftigen Leistungssteigerungen. Je besser Sie trainiert sind, desto schwieriger wird es, sich zu verbessern. Denn Sie müssen Ihren Körper immer wieder gezielt überlasten, die Gewichte erhöhen, schneller laufen, länger laufen oder die Pausen verkürzen. Wenn Sie die Belastungen nicht steigern, dann ist das, was heute noch zu einer Superkompensation führt, in Zukunft nur noch unterschwellig und reizt den Körper nicht mehr, um sich zu verbessern. Und wenn Sie an Ihrem persönlichen Maximum angekommen sind, dann ist das alles eine Gratwanderung, denn durch weitere, zu große Steigerungen können Sie wieder abbauen. Aber an diesen Punkt kommen nur Leistungssportler und dieser Punkt ist auch sehr weit entfernt von einem gesunden Lebensstil und darum nur bedingt erstrebenswert. Sie bräuchten Jahre intensivsten Trainings über mehrere Stunden am Tag mit entsprechender Erholung, um auch nur in die Nähe Ihres Maximums zu kommen. Sie wollen es versuchen? Es spricht nichts dagegen, wenn Sie gesundheitlich in Ordnung sind. Aber bitte seien Sie nicht deprimiert, wenn es nicht klappt. Die meisten haben noch Familie und ein soziales Leben, was Sie nicht vernachlässigen sollten.

Jetzt noch ein paar Worte zum Alter. Keiner hört es gerne und jeder fühlt sich jung, aber passen Sie Ihr Training an Ihr Alter an. Wenn Sie das tun, können Sie bis ins hohe Alter fit bleiben und noch Fortschritte erzielen. Verlängern Sie Ihre Regenerationszeiten, denn der Körper eines z. B. 50-Jährigen kann sich nicht mehr so schnell regenerieren wie vielleicht noch vor 20 oder 30 Jahren. Gehen Sie regelmäßig zu einem Check bei einem Arzt, das sollten Sie schon ab dem 35. Lebensjahr machen. Reduzieren Sie die Häufigkeit der hochintensiven Einheiten. Wenn Sie gesund sind, ist es unproblematisch, wenn Sie sich auch mit über 50 noch ab und zu ausbelasten, aber berücksichtigen Sie, dass die sowieso schon lange Erholungszeit nach hochintensivem Training noch weiter verlängert wird, je älter Sie werden.

Krankheiten verlängern die Erholungszeit unabhängig vom Alter sehr stark. Wer krank ist, sollte keinen Sport machen. Das heißt nicht, dass Sie sich nicht bewegen sollten: Ein Spaziergang an der frischen Luft wirkt oft Wunder, was die Heilung von Krankheiten angeht. Bei Verletzungen ist das etwas anderes. Diese heilen durch gezielte Belastung oftmals viel schneller aus. Sprechen Sie mit Ihren Arzt und Physiotherapeuten darüber, denn das Meinungsbild, dass man bei Verletzungen still liegen sollte, ist überholt und wird auch zu Recht nicht mehr pauschal empfohlen.

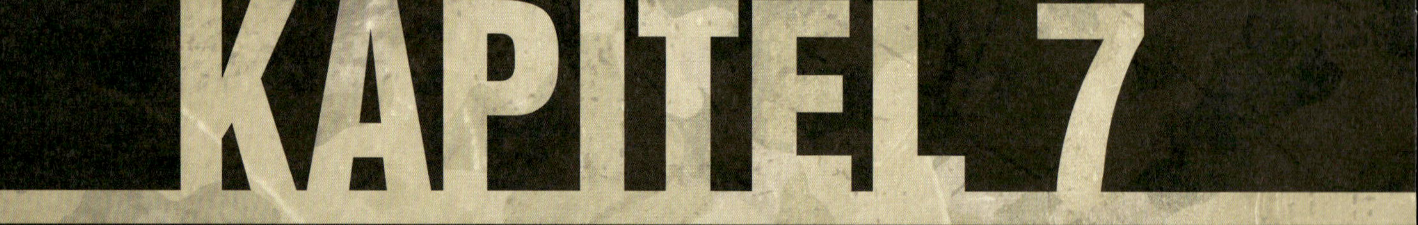
KAPITEL 7

Einleitung

Bevor es losgeht

Terminologie

Kardiotraining

Krafttraining

Mobilitäts- und Flexibilitätstraining

Anpassung an das Training

# STEIGERUNG DES TRAININGSREIZES

Nicht zu vernachlässigen: Die Erholung

Ausrüstung

Trainingsplanung

Trainingszirkel

Fitnesstests

Ernährung

Das Trainingstagebuch

Anhang

# 7 STEIGERUNG DES TRAININGSREIZES

Wie schon erwähnt, muss der Trainingsreiz immer wieder gesteigert werden, damit im Körper Anpassungsmechanismen ausgelöst werden und man in den Bereich der *Superkompensation* kommt. Dazu sollen noch einmal kurz die Definitionen, den Belastungsreiz betreffend, angesprochen werden. Es wird unterteilt in:

» **Unterschwelliger Reiz**
Dieser Reiz reicht nicht aus, um eine Anpassung auszulösen. Er ist also wirkungslos.

» **Überschwelliger, schwacher Reiz**
Bei solch einem Reiz wird das aktuelle Niveau gehalten und man baut nicht ab.

» **Überschwelliger, starker Reiz**
Dies ist der erstrebenswerte Reiz, der die Superkompensation auslöst und uns besser werden lässt.

» **Zu starker Reiz**
Hierdurch wird der Körper zu sehr geschädigt, als dass er einen positiven Effekt haben könnte. Ein harter Marathon oder Ironman kann solch einen Fall darstellen, dann sind bis zu sechs Wochen Erholung keine Seltenheit.

## 7.1 Progressive Belastungssteigerung

Da ein aktuell überschwelliger, starker Reiz in Zukunft nur noch ein überschwellig schwacher Reiz oder gar ein unterschwelliger Reiz ist, muss die Belastung gesteigert werden, um weitere Anpassungsmechanismen auszulösen. Macht man dies nicht, wird man entweder stagnieren oder sogar wieder ein absinkendes Leistungsniveau haben. Bei der Belastungssteigerung sollte eine bestimmte Reihenfolge eingehalten werden, damit es nicht zu Überlastungen des Körpers kommt.

Beim Konditionstraining bedeutet dies:

1. **Die Trainingshäufigkeit erhöhen**
   Wer also vorher 2 x pro Woche Konditionstraining ausgeführt hat, sollte sich überlegen, ob eine dritte Einheit möglich ist. Diese Einheit sollte aber zuerst kürzer sein als die anderen, schon etablierten. Wer also 2 x pro Woche 10 km läuft, könnte eine dritte 3-km-Einheit hinzufügen.

2. **Den Umfang innerhalb einer Trainingseinheit erhöhen**
   Wem es z. B. zeitlich nicht möglich ist, eine weitere Trainingseinheit einzuschieben, der sollte den Umfang innerhalb der Einheiten erhöhen. Bei dem oben gezeigten Beispiel könnte das bedeuten, dass pro Woche die Laufstrecke der kurzen Einheit um 1 km verlängert wird, bis auch dort 10 km gelaufen werden.

3. **Die Reizdichte erhöhen**
   Hier werden die Pausen verkürzt. Dies ist vor allem bei der Intervall- und Wiederholungsmethode der Fall.

4. **Die Reizintensität erhöhen**
   Erst abschließend sollte die Reizintensität erhöht werden, denn erst dann hat sich der Bewegungsapparat an eine höhere Belastung gewöhnt und kann die Intensitätssteigerung verkraften. Dabei kann es sein, dass die Trainingshäufigkeit und der Umfang wieder reduziert werden muss, denn der Körper benötigt bei erhöhter Intensität wieder mehr Zeit, um sich zu erholen.

Lassen Sie sich Zeit bei der Steigerung der Belastung, auch wenn es gerade zu Beginn des Trainings möglich sein sollte, große Sprünge zu machen. Der passive Bewegungsapparat benötigt Zeit dazu, die man ihm auch geben sollte.

## 7.2 Variation der Trainingsbelastung

Gerade im Military Fitness kommt es kaum zu Leistungsstagnationen, weil dieses Prinzip immer wieder zur Anwendung kommt. Es werden die Geräte variiert, die Übungen geändert, auch die Bewegungsgeschwindigkeit und die Pausenlänge und vieles mehr. Dadurch muss sich der Körper immer wieder neu anpassen. Allerdings birgt das auch die Gefahr der Überlastung, wenn keine ausreichenden Pausenzeiten eingehalten werden.

# KAPITEL 8

# NICHT ZU VERNACHLÄSSIGEN: DIE ERHOLUNG

# 8 NICHT ZU VERNACHLÄSSIGEN: DIE ERHOLUNG

Die Erholungsphase ist der Zeitraum, in dem unser Körper besser wird. Das heißt im Klartext, dass man nicht unbedingt besser wird, nur weil man mehr trainiert. Wer bei der Erholung pfuscht, wird nicht nur unter ausbleibenden Verbesserungen leiden, sondern irgendwann auch gesundheitliche Schäden davontragen. Daher mein persönlicher Rat: Obwohl wir beim Militär in den Ausbildungsblöcken keine wirklichen Ruhepausen hatten, weil wir immer bis ans Limit gefordert wurden, kann ich von solch einer Praktik nur abraten. Legen Sie genauso viel Gewicht auf die Regeneration wie auf das Training, vielleicht mehr!

Aber wovon ist die Erholungszeit abhängig und wie steuere ich das in Abhängigkeit von der Belastung? Das ist eine ganz schwer zu beantwortende Frage, die sich nur sehr individuell für jeden beantworten lässt und leider nicht allgemein. An der Trainingszeit kann nicht festgemacht werden, wie viel Regenerationszeit Sie benötigen. Nehmen wir als Beispiel einmal 5 h Training, die Sie in einer Woche absolviert haben. Die können aus 2 h lockerem Laufen, 1 h mittelschwerem Schwimmen und 2 h Kraftausdauertraining mit der Kettlebell und einer Langhantel bestanden haben. Oder aber es bestand aus 1 h hartem Zirkeltraining, einem Leistungstest für die Ausdauer, einem Querfeldeinrennen auf dem Mountainbike und zwei mittelharten Schwimmeinheiten. Im ersten Fall ist der Vorgang der Erholung sicherlich schneller abgeschlossen als im zweiten Fall. Kann ich dann den Reizumfang als Hinweis nutzen? Auch sehr schwer, denn 10 km in einem Tempo von 3:30 min/km bedeuten eine deutlich höhere Belastung als ein Tempo von 5 min/km und damit auch eine längere Erholungszeit. Genauso wie bei den Gewichten. Bankdrücken mit vier Sätzen à fünf Wiederholungen mit 150 kg ergeben ebenso 3.000 kg Reizumfang wie vier Sätze mit 30 Wiederholungen und 25 kg Gewicht. Wahrscheinlich bedeutet Letzteres nicht mal einen überschwelligen Reiz für jemanden, der sonst 150 kg 5 x drücken kann.

Sie sehen, schon beim Training an sich stößt man bei der Ermittlung eines Maßes für die Erholung an Grenzen. Darüber hinaus gibt es aber noch viele weitere Faktoren, die die Regenerationszeit beeinflussen und erst einmal nichts mit dem Sport zu tun haben. Probleme in der Familie oder Partnerschaft, Stress im beruflichen Alltag oder allgemeine Konflikte haben eine entscheidende Bedeutung. Nur wenige Menschen sind in der Lage, während des Trainings so etwas aus dem Kopf zu bekommen, spätestens nach dem Training ist alles wieder da und der Alltag hat einen wieder.

Auch wirtschaftliche Faktoren und finanzielle Probleme stellen eine Herausforderung dar: ein anstehender Jobwechsel, ein Projekt, das mit hohen Verlusten verbunden ist, wenn es nicht pünktlich abgeschlossen wird, all das verlängert die Regeneration. Vielleicht kommt noch eine falsche Trainingsplanung hinzu oder eine gnadenlose Selbstüberschätzung, verbunden mit einer zu schnellen Belastungssteigerung. Krankheiten nehmen ebenfalls Einfluss wie auch hausgemachte Ursachen, wie zu wenig Schlaf oder schlechte Ernährung sowie der „Genuss" von Alkohol und Nikotin.

Ein klares Zeichen von zu wenig Erholung sind die kleinen Schmerzherde, die man ab und zu am Körper hat. Der leicht entzündete Schleimbeutel, die gereizte Achillessehne oder die schmerzende Schienbeinkante. All das sind Anzeichen dafür, dass der Körper nicht genug Ruhe bekommt, also beschafft er sich die Möglichkeit dazu selbst.

Ein paar messbare Anhaltspunkte für die Erholung gibt es natürlich. Folgende Tabelle soll einen kurzen, wenn auch unvollständigen Einblick über die Erholungszeiten geben.

*Tab. 2: Darstellung der Erholungszeiten einzelner Organe*

| | |
|---|---|
| 5 min | Kreatinphosphatspeicher werden wieder aufgefüllt (Kreatinphosphat wird für sehr kurze und intensive Belastungen bis zu einer Dauer von 10 s benötigt). |
| 20 min | Blutdruck und Puls senken sich ab bis zu einem normalen Level. |
| 30 min | Eventuell gebildete Milchsäure wird ausgeglichen, sodass die Muskeln nicht mehr übersäuert sind. |
| 6 h bis ein Tag | Die Körperzellen werden soweit mit Flüssigkeit versorgt, dass ein entstandenes Defizit behoben ist. |
| Ein Tag | Die Kohlenhydratspeicher in der Leber werden wieder gefüllt, wenn sie durch Ausdauertraining entleert waren. |
| 2-7 Tage | Die Kohlenhydratspeicher in der Muskulatur werden wieder aufgefüllt. |
| 3-5 Tage | Die Fettspeicher in der Muskulatur werden wieder gefüllt, wenn sie durch sehr lang andauernde Belastungen geleert wurden. |
| 3-10 Tage | Der Bewegungsapparat und die Muskelfasern werden wieder repariert, die Muskeln dabei wesentlich schneller als Sehnen, Bänder oder gar Knochen. |

Sie sehen also, dass es unter Umständen mehr als eine Woche dauern kann, bis alles soweit wieder in Ordnung und der Körper voll einsatzfähig ist. Aber daraus wird auch ersichtlich, dass durch geschickte Trainingsplanung ein kontinuierliches Training ohne zu lange Pausen möglich ist. Wer also einen intensiven Lauf hinter sich gebracht hat, bei dem der Bewegungsapparat durch die Stöße, die bei jedem Schritt vorhanden sind, beschädigt wurde, kann eine Schwimmeinheit einlegen, sobald sich die Muskeln ausreichend erholt haben, denn dort wird der passive Bewegungsapparat nur sehr gering belastet.

Erholung beginnt in dem Moment, in dem das Training endet. Wer einen guten Start in die Erholung genießen will, sollte also ein Cool-down an sein Training hängen, das dafür sorgt, dass die Muskeln und Organe gut durchblutet und mit Nährstoffen versorgt werden. Dies hat außerdem den Effekt, dass sich die Erholungszeit verkürzt.

Die weitere *Erholung* wird in *passive* und *aktive Maßnahmen* unterteilt, wobei unter passiv das absolute Nichtstun zu verstehen ist. Kann jeder, macht auch fast jeder gerne, aber ist es wirklich das Beste, was man zur Erholung tun kann? Diese Frage ist gar nicht so einfach zu beantworten. Natürlich können sich Muskeln, Sehnen und Bänder am besten reparieren, wenn sie keiner weiteren Belastung ausgesetzt sind. Da gibt es auch aus physiologischer Sicht nichts dran zu rütteln. Kennen Sie aber das Gefühl, dass Sie, wenn Sie an einem Pausentag ein wenig locker trainiert haben, schneller wieder leistungsbereit sind? Das sollte zu denken geben und tut es auch, denn die Wissenschaft ist sich gar nicht so einig darüber, was denn nun eigentlich gemacht werden soll. Mein Rat ist: Gehen Sie nach Ihrem Gefühl und hören Sie auf das, was der Körper zu Ihnen sagt. Aber eines sollten Sie auf keinen Fall tun, gehen Sie nicht joggen, denn sogenannte *Regenerationsläufe* gibt es einfach nicht. Selbst bei langsamer Fortbewegung sind Stöße auf den Bewegungsapparat nicht zu vermeiden und schädigen ihn erneut. Also lieber auf das Fahrrad schwingen oder eine Runde im See schwimmen, da können Sie auch noch die frische Luft genießen und an Ihrer aktiven Erholung arbeiten.

Gerade habe ich vom Nichtstun gesprochen, aber dabei nicht gemeint, nur auf der Couch herumzuliegen. Nichtstun bedeutet nur, dass man keinen Sport macht. Sie können die Erholung durch verschiedene Maßnahmen unterstützen. Sie können z. B. in die Sauna gehen, wenn Sie es mögen. Achten Sie dabei nur darauf, dass Sie immer genügend trinken, denn wenn nicht, verzögert sich die Regeneration durch den Flüssigkeitsverlust. Sie können sich mit den Methoden auseinandersetzen, die Herr Kneipp schon eingesetzt hat. Sie wissen schon, Wechselduschen und Tautreten. Aber bitte machen Sie das nur, wenn Sie gesund sind und keine Erkältung im Anmarsch ist. Die Wechselduschen sind auch im Allgemeinen zu empfehlen, denn sie härten ab, machen aber leider nicht allen Spaß. Massagen sind auch förderlich, wenn die Muskelansätze schmerzen oder einfach die Beine schwer sind. Bei Muskelkater hingegen sind sie nicht zu empfehlen.

Sie sehen, es ist nicht schwer, an der Erholung zu arbeiten. Man kann das auch wunderbar mit einem Ausflug mit der Familie in ein Erlebnisbad verbinden und, während die Kinder im Wasser sind, ein wenig Zeit in der Sauna verbringen. Noch einmal, vernachlässigen Sie auf keinen Fall die Erholung, denn nur währenddessen werden Sie wirklich besser.

## 8.1 Das gilt es, zu verhindern: Übertraining

Obwohl das *Übertraining* hauptsächlich bei Leistungssportlern zu finden ist und Sie im Normalfall ein Leben lang davon verschont bleiben werden, möchte ich ein paar kurze Worte dazu verlieren. Übertraining macht sich auffällig bemerkbar, wenn der Körper übererregt wurde (Kentta & Hassinen, 1998). Das dauert etwa zwei Wochen an und äußert sich in einer erhöhten Verletzungsanfälligkeit oder Einschlafstörungen. Sollte das passieren, machen Sie 1-2 Wochen trainingsfrei und schon ist es ausgestanden.

Schlechter sieht es aus, wenn der Körper durch das Training gehemmt und Sie antriebslos werden. Hier können Sie dann oftmals nicht mehr durchschlafen und leiden unter Überlastungsschäden an Ihrem Bewegungsapparat. Die Trainingspause in diesem Fall beträgt mindestens sechs Wochen und kann bis auf 12 Wochen gesteigert werden (müssen). Also, nutzen Sie die Zeit zur Erholung und schon können Sie im Training bleiben und müssen nicht laufend neu starten.

# KAPITEL 9

# AUSRÜSTUNG

# 9 AUSRÜSTUNG

Was die Military Fitness angeht, so zeichnet sie sich dadurch aus, dass sie mit wenig Aufwand betrieben werden kann. Bei jeder Armee der Welt wird vor allem das eigene Körpergewicht genutzt, um Kraft aufzubauen, für das Konditionstraining hingegen wird immer noch das Laufen favorisiert. Natürlich gibt es immer wieder besondere Einheiten, wie die Kampfschwimmer oder die amerikanischen Navy SEALS, die dem Schwimmen eine höhere Bedeutung zukommen lassen, was vor allem ihren Einsatzbereichen geschuldet ist. Trotzdem ist der Aufwand an spezieller Ausrüstung für den Sport sehr übersichtlich.

Für viele reicht es auch völlig aus, wenn sie ihr Körpergewicht zur Verfügung haben, sie sind damit ausgelastet. Andere lieben die Abwechslung und greifen gerne zu Equipment, um ihr Training ein wenig aufzupeppen. Natürlich wollen Sie in erster Linie fit werden und kein Entertainmentprogramm geboten bekommen, aber ein wenig Abwechslung kann helfen, sich für weitere Trainingseinheiten zu motivieren und am Ball zu bleiben. Und wer den Zugang zu Trainingsequipment hat, sollte dessen Vorteile ruhig nutzen. Das Bankdrücken ist eine extrem gute Übung, wenn es darum geht, Kraft im Oberkörperbereich aufzubauen, dennoch werden bei Weitem nicht so viele Muskeln verwendet, wie bei einem Liegestütz. Ergänzen Sie das Training mit Equipment nach Bedarf und profitieren Sie von den Möglichkeiten, die Gewichte und andere Hilfsmittel Ihnen bieten, aber fallen Sie nicht auf jeden Marketinggag rein, der Ihnen suggeriert, dass Sie dieses oder jenes Trainingsgerät unbedingt brauchen, um Ihre Ziele zu erreichen. Was Sie wirklich brauchen, ist der Wille, den ersten Schritt zu gehen und die Motivation, dann nicht stehen zu bleiben.

Die Trainingsgeräte, die ich hier vorstelle, ergänzen das Körpergewichtstraining perfekt. Sie nehmen nicht viel Platz ein und können darum in der Wohnung gelagert werden, wenn kein Platz in Keller oder Garage da ist: Die Kurzhanteln passen unter das Bett, die Kettlebell in den Couchkasten und die Widerstandsbänder in jede Schublade. Sie lassen sich auch gut transportieren, sodass dem Training in der Natur nichts im Wege steht, denn es gibt schließlich nichts Schöneres, als die Natur zu genießen und gleichzeitig fit zu werden. Es besteht auch kein Zwang, gleich alle Utensilien zu erwerben, sie ergänzen sich nur und viele Übungen können sowohl mit dem einen als auch mit dem anderen Gerät ausgeführt werden.

Hier also ein Überblick über geeignetes Material.

## 9.1 Trainingsequipment

Im Military-Fitness-Bereich ist das Trainingsequipment sehr vielseitig, fast alles, was man so findet, kann man verwenden und davon profitieren. Ein entscheidender Vorteil gegenüber anderen Trainingssystemen ist die Menge an verschiedenen Übungen, die damit möglich sind. So ist ein abwechslungsreiches Training garantiert und der Monotonie ein Riegel vorgeschoben. Ist es darum auch nötig, all diese Ausrüstungsgegenstände haben zu müssen? Auf keinen Fall. Viele der Gegenstände sind in einem gut sortierten Fitnessstudio vorhanden und müssen darum nicht gekauft werden. Andere Dinge findet man bei sich im Keller oder Schuppen und manche Sachen werden einem bei einem Kollegen oder auf Reisen begegnen. Und wer keinen Zugang zu dem Equipment hat, der kann sich auch selbst etwas basteln. Wer keine schweren Hanteln hat, kann sich auch Eimer mit Sand füllen und nutzen. Einen Medizinball kann man sehr gut durch einfache Sandsäcke ersetzen und als Ersatz für Widerstandsbänder funktionieren auch Fahrradschläuche, nur die eigene Fantasie setzt da Grenzen.

Auch wenn der eigene Körper ein hervorragendes Trainingsgerät darstellt und an und für sich schon ausreicht, um Kraft und Muskulatur aufzubauen, ist der Zugang zu Trainingsgeräten jeglicher Art nicht zu verschmähen. Trotzdem sind sie nicht unbedingt nötig, um Fortschritte zu erzielen. Auf Reisen ist der Zugang zu einem gut ausgestatteten Fitnessstudio nur selten gegeben, die Infrastruktur ist im Privaten nicht so gut ausgebaut wie beim Militär, wo körperliche Belastungsfähigkeit einen hohen Stellenwert hat und darum sämtliche, fest installierten Stützpunkte mit Krafträumen ausgestattet sind. Ihr Trainingsequipment können sich Soldaten aber auch selbst zusammenbauen. Alte Starrachsen aus LKWs, bestückt mit Rädern, ergeben schwere Hanteln, Panzerrohre ersetzen die eine oder andere Klimmzugstange und aus Kisten und Paletten werden Boxen zum Springen oder Powerracks gebaut. Kabel können Springseile substituieren und Munitionskisten, gefüllt mit Sand, ergeben hervorragenden Ersatz für Kurzhanteln. Wie schon gesagt, der Fantasie sind keine Grenzen gesetzt. Aber auch wenn nur der eigene Körper vorhanden ist, können erstaunliche Fortschritte gemacht werden. Ich habe noch niemals nach einer mehrwöchigen Reise, bei der ich nur mit dem eigenen Körpergewicht trainieren konnte, Kraft verloren. Im Gegenteil, jedes Mal habe ich einen Schub erhalten, der meine Fitness deutlich erhöhte.

Ist die Chance aber da, Equipment zu nutzen, sollte man sie beim Schopfe ergreifen. Bevor man jetzt aber den Großeinkauf startet, sollte man sich Gedanken darüber machen, was man benötigt. Das hier vorgestellte Equipment sollte ein paar Kriterien erfüllen.

» Es sollte nicht unbedingt nötig sein, einem Fitnessstudio beizutreten. Nicht falsch verstehen, das ist nicht kontraproduktiv, aber es sollte nicht unbedingt nötig sein. Sämtliche Geräte sind platzsparend und können in Ecken oder im Keller gelagert und leicht zum Ort der Verwendung transportiert werden. Maschinen sind also nicht mit aufgeführt.
» Die Geräte sollten nicht zu teuer sein. Natürlich kostet es relativ viel, alles hier Aufgeführte zu kaufen, aber das ist gar nicht nötig. Ein oder zwei Geräte sind völlig ausreichend, um sehr gute Ergebnisse zu erzielen.
» Alle Geräte sollten sehr vielseitig sein und eine große Anzahl von Übungen abdecken. Das macht es im Ganzen billiger, schließlich müssen nicht so viele Geräte angeschafft werden.
» Es muss einfach sein, die Geräte zu kaufen. Es nützt schließlich gar nichts, wenn man erst nach wochenlanger Internetrecherche sein Trainingsgerät findet, um es dann aus Tadschikistan mit einer Lieferzeit von fünf Monaten endlich zu erhalten.
» Die Geräte sollten leicht zu transportieren sein. Natürlich ist „leicht" hier relativ zu sehen, denn 50-kg-Hantelscheiben sind nicht leicht. Gemeint ist aber, dass man nicht einen ganzen Zugturm zerlegen und wieder aufbauen muss, bevor man sein Training an einem anderen Ort beginnen kann. Kettlebell in das Auto, Fahrt zum Wald, Kettlebell raus und trainieren. So sollte Military-Fitness-Equipment funktionieren.

### 9.1.1 Freie Gewichte

*Freie Gewichte* hatte fast jeder einmal oder hat sie noch zu Hause, vor allem die männlichen Sportler. Aber selbst bei Frauen fand die eine oder andere Kurzhantel schon den Weg unters Bett, um ab und zu zum Training hervorgeholt zu werden. Zu Recht, denn freie Gewichte sind hervorragend für jedes Training geeignet, was mit Kraftaufbau zu tun hat. Wer noch nichts hat, sollte mit einer Langhantel beginnen. Stangen gibt es in vielen verschiedenen Typen und Durchmessern. Letzteres ist sehr wichtig beim Kauf der Scheiben. Sind die Lochdurchmesser zu klein, dann passen sie nicht und sind damit nutzlos. Die Stange sollte zumindest 160 kg aushalten, auch wenn man das zu Beginn des Trainings nicht braucht. Es gibt nichts Ärgerlicheres, als eine auf Dauer gebogene Stange, nur weil man am falschen Ende gespart hat. Selbst für Männer sollten 60 kg in Scheiben am Anfang ausreichen, Frauen können mit Scheiben mit einem Gesamtgewicht von 40 kg starten. Bitte jetzt nicht losgehen und zwei 20-kg-Hantelscheiben kaufen, sondern auf Abstufungen achten, sodass kleine Steigerungen im Training möglich sind. Um auch breite Griffvarianten zu ermöglichen, rate ich zu Stangenlängen von 2 m oder mehr.

Wer viel Geld hat, kann zur Olympiahantel greifen. Mit Gewichten landet man da schon mal im vierstelligen Bereich, was den Geldbetrag angeht, aber dafür hat man etwas sehr Hochwertiges. Meistens halten diese Stangen über eine halbe Tonne Gewicht aus, wer weiß schon, was Sie sich zum Ziel gesetzt haben. Diese Hanteln sind in den meisten Fitnessstudios zu finden.

Wer zu Hause mit Kurzhanteln trainieren möchte, sollte sich welche kaufen, die man bestücken kann. Das spart Geld und ist variabel. Im Fitnessstudio gibt es Hanteln mit festem Gewicht, was sicherer ist, weil sie auch bei schnellen Bewegungen nicht auseinanderfallen bzw. die Gewichte von der Stange rutschen.

Eine Flachbank ist eine gute Ergänzung zur Langhantel, ist aber nicht unbedingt nötig, weil es viele weitere effektive Möglichkeiten zum Training des Brustmuskels gibt.

In diesem Buch verzichte ich auf die Verwendung von Kurz- und Langhanteln bei den Übungsbeschreibungen, obwohl ihr Trainingseffekt unumstritten ist. Das liegt an der großen Menge an Literatur, die es im Fachhandel gibt und die jedem einen Eindruck von den Übungen geben können. Allerdings lassen sich z. B. viele Kettlebellübungen ebenso mit Kurzhanteln durchführen, auch wenn die Belastung sich ein wenig verändert.

## 9.1.2 Kettlebell

Eigentlich ist eine *Kettlebell* sehr simpel aufgebaut: es ist eine Eisenkugel mit einem Griff dran. Dieses Design hat sich über mehrere hundert Jahre hervorragend bewährt. Was spricht also dagegen, es einfach so zu lassen? Richtig, das Marketing. Es müssen ja viele neue Märkte erschlossen werden. Da gibt es die Männer, die die Eisenmodelle nehmen, weil es sich als Mann schließlich so gehört. Leider finden viele Frauen diese Eisenmodelle aber nicht passend für sie, weswegen findige Marktanalysten entschieden haben, dass bunte Plastikkettlebells genau das Richtige seien, um trotz Gewichten noch feminin zu wirken.

Wer jemals eine von diesen bunten Kugeln in der Hand hatte und versuchte, damit zu trainieren, weiß, was für ein Unsinn das ist. Diese Kugeln haben einen flachen Boden mit Gumminoppen, damit der gute Fußboden nicht verkratzt. Dafür hinterlassen sie in den meisten Fällen schwarze Streifen. Die Kugeln sind aus zwei Teilen gefertigt und die Naht ist direkt am Griff der Bell, und zwar sowohl oben und als auch unten. Schon bei einfachen Übungen, bei denen der Griff in der Hand gedreht wird, wird die Haut so sehr gereizt, dass einem sofort die Lust an der entsprechenden Übung verloren geht. Die Naht reibt bei hohen Wiederholungszahlen die Hand auf. Des Weiteren fühlt es sich wirklich nicht gut an, kommt man auf die Idee und macht Liegestütze auf den Griffen. Man hat einfach immer das Gefühl, als würden die Griffe nicht halten. Lässt man jetzt die Übungen einfach weg, bei denen der Griff in der Hand gedreht wird, oder man sich auf den Bells abstützt, kann man sofort zur Hantel greifen, denn die Vorteile der Kettlebell hat man weitestgehend eliminiert. Aus meiner Sicht sind diese Plastikmodelle nicht empfehlenswert, auch aus dem Grund, dass man den Dreck nach dem Outdoortraining nur schwer wieder entfernen kann.

Bleiben also die Modelle aus Stahl. Bei denen gibt es aber auch Qualitätsunterschiede. Sie unterscheiden sich in den Abständen vom Griff zur Kugel, was darauf Einfluss hat, ob die Kugel auf dem Ende der Elle, also dem Stück, das als kleines Hügelchen direkt am Handgelenk zu finden ist, aufliegt oder nicht. Da das sehr unangenehm ist, sollte der Abstand groß genug sein, was man durch Ausprobieren erfahren kann. Außerdem unterscheiden sich die Kugeln auch im Durchmesser des Griffs, und je dicker ein Griff ist, desto anstrengender ist es, ihn bei schweren Gewichten oder hohen Wiederholungszahlen festzuhalten. Positiv betrachtet, ist der Trainingseffekt auf die Griffkraft mit wachsendem Griffdurchmesser größer. Manchmal sind die Kugeln nicht sehr gut verarbeitet, sodass am Griff auch Nähte zu finden sind, die Reibung in den Handflächen erzeugen und den direkten Weg zur Blasenbildung ebnen. Den gleichen Effekt hat eine sehr hohe Oberflächenrauigkeit. Achten Sie also beim Kauf darauf, dass die Kugel mit Griff am besten in einem gegossen wurde. Es sollte also nicht am Geld gespart werden, nur um dann eine Kugel minderwertiger Qualität zu erhalten. Es handelt sich hier um eine Anschaffung fürs Leben.

Und weil auch bezüglich der Eisenkugeln die Marketingabteilungen großer Konzerne nicht schlafen (aus meiner Sicht wäre das aber viel effektiver gewesen), und diese Menschen unmöglich davon ausgehen konnten, dass sich die runde Form zu Recht über die letzten Jahrhunderte bewährt hat, erfanden findige Designer die eckigen Exemplare. Das Gefühl, das man hat, wenn man diese Dinger bei einem Snatch nutzt, muss in etwa das Gleiche sein, als wenn jemand versucht, mit einer Eisenstange den Unterarm zu brechen, so hart schlagen die Kanten dieser Sportgeräte auf den Knochen ein. Mein Rat: Finger weg!

Bleibt die Frage, mit welchem Gewicht anzufangen ist. Oft werden bei Kettlebells nicht die Kilogramm angegeben, sondern amerikanische Pfund (1 lb. sind 0,454 kg) oder Pud, Letzteres ist eine russische Einheit und ein Pud entspricht 16 kg. Eine durchschnittliche Frau beginnt am besten mit maximal 8 kg, ein durchschnittlicher Mann mit 16 kg. Eine starke Frau kann gerne zu 12 kg schweren Bells greifen und ein starker Mann zu 20 kg. Erst bei einem sehr starken Mann sind Gewichte ab 24 kg zu empfehlen.

Das klingt jetzt alles erst einmal wenig, aber man wird schnell feststellen, dass sich Kettlebells schwerer anfühlen, als sie in Wirklichkeit sind. Das liegt vor allem an den ballistischen Übungen und an der Tatsache, dass der Schwerpunkt nicht wie bei der Hantel in der Hand, sondern daneben liegt.

Und keine Sorge, wer ein Gewicht gekauft hat, kann recht lange damit trainieren, bevor er die nächstgrößere Kugel benötigt. Abschließend bleibt noch zu sagen, dass die Effektivität der Kugelhanteln mittlerweile unbestritten ist. So sind sie nicht nur seit Jahrzehnten bei den Militäreinheiten im Ostblock unverzichtbar, sondern auch der Westen hat Gefallen daran gefunden und seine Einheiten damit ausgerüstet.

## 9.1.3 Sandsack

In den letzten Jahren ist das Training mit dem *Sandsack* immer populärer geworden, was dazu geführt hat, dass der Markt von verschiedenen Herstellern beliefert wird, die ihre Produkte an den Mann bringen wollen. Preislich unterscheiden sie sich unter Umständen erheblich, darum ist es eine Frage, was man damit machen will.

Die einfachste und günstigste Lösung ist der Jutesack, den es in verschiedenen Größen zu kaufen gibt, und den man selbst füllen kann. Hier werden auch die befriedigt, die zu den Stärkeren zählen, denn schließlich gibt es Exemplare, die mit 50 kg extrem schwer sind, für einen Durchschnittsmenschen allerdings zu schwer, darum rate ich dazu, sich kleine Exemplare zu kaufen oder große nur gering zu füllen. Da der Jutesack keine Griffe aufweist, wird bei jeder Übung, bei der der Sack gegriffen werden muss, ausgiebig die Handkraft trainiert.

Die teurere Lösung ist der Kauf eines extra für den Sport entwickelten Sandsacks. Die Preise starten hier ungefähr bei 50,- € und enden erst deutlich über 300,- €. Kaufen Sie am besten einen Sack, der mit verschiedenen Gewichten bestückt werden kann. So ist es möglich, das Gewicht zu steigern, ohne sofort wieder Geld in die Hand nehmen zu müssen. Außerdem sollten die Gewichte im Sandsack frei beweglich sein, sodass sich während des Trainings der Schwerpunkt immer wieder verschiebt. Dies führt zu einem sehr starken Trainingseffekt auf die Core-Muskulatur, also auf die Stützmuskulatur.

## 9.1.4 Medizinball

Jeder kennt *Medizinbälle* aus dem (Schul-)Sport und weiß, wie lange die Bälle halten. Damit das auch bei den privat gekauften Bällen der Fall ist, sollte man nicht zu sehr am Geld sparen. Eine gute Verarbeitung kostet Zeit und Geld. Achten Sie vor allem auf die Nähte, wenn die schon beim Kauf sehr unter Spannung sind, ist es wahrscheinlich, dass sie an den Stellen aufgehen. Solch ein Fall ist mir bisher aber sehr selten untergekommen und in den meisten Fällen handelt es sich dann um einen Produktionsfehler.

Das Gewicht eines Medizinballs muss nicht sehr hoch sein. Es gibt Exemplare von 1 kg bis weit über 40 kg, für die meisten Übungen ist ein solch hohes Gewicht nicht wünschenswert und als Durchschnittsmann reichen 5 kg mehr als aus. Es hat auch noch einen weiteren Vorteil, die Bälle nicht zu groß zu kaufen, man kann sie bequem in den Rucksack packen und als Zusatzgewicht für Wanderungen und Märsche verwenden. Sie sind weich und drücken dabei nicht unangenehm in den Rücken, wie es bei einer nicht gut eingepackten Kettlebell der Fall sein kann.

Zusätzlich zu den bekannten Lederbällen gibt es noch weitere Exemplare mit besonderen Eigenschaften. Manche Modelle haben Griffe an zwei Seiten, sodass sich der Ball bei vielen Übungen leichter fassen lässt. Allerdings hat alles, was leichter ist, auch einen schlechteren Trainingseffekt auf die Stützmuskulatur, darum würde ich den klassischen Ball immer vorziehen. Außerdem sind sie, durch die Form bedingt, beim Prellen unvorhersehbar, wenn es darum geht, den Ball gegen Wände oder auf den Boden zu werfen und wieder zu fangen.

Gerade für die Wurfübungen gibt es Medizinbälle, die die Energie beim Aufprall vollständig absorbieren und nicht hüpfen, sondern so liegen bleiben, wie sie gelandet sind. Man ist also gezwungen, sich bei jeder Wiederholung vollständig zu bücken. Gerade für Übungen, bei denen der Ball auf den Boden geprellt wird, kann das sinnvoll sein, aus meiner Sicht sind sie aber nicht nötig, denn diese Exemplare sind sehr viel teurer im Vergleich zu den Standardmodellen und auch normale Medizinbälle hüpfen nicht sonderlich hoch, wenn sie geprellt werden.

### 9.1.5 Widerstandsbänder

*Widerstandsbänder* stellen sozusagen ein Fitnessstudio auf kleinstem Raum dar. Mit ihnen können unglaublich viele Übungen ausgeführt werden und darum gelten sie als hervorragende Ergänzung zu den Körpergewichtsübungen. Natürlich können sie die Freihanteln in keiner Weise ersetzen, aber es lohnt sich, das Training durch die Nutzung von Widerstandsbändern zu ergänzen.

Aber einen entscheidenden Vorteil gegenüber allen anderen aufgeführten Geräten haben sie: sie sind einfach zu transportieren. Es ist deutlich angenehmer, ein Widerstandsband mit auf Reisen zu nehmen, als einem Zollbeamten erklären zu müssen, was man mit einer Kettlebell am Strand von Hawaii machen möchte, und es ist kostensparender.

Widerstandsbänder sind sehr kostengünstig zu bekommen, Einsteigermodelle kosten nur wenige Euro und selbst einen Satz von Bändern in drei Stärken bekommt man schon für unter 10,- € im Handel. Auch die beim Discounter angebotenen Modelle halten oft viel länger, als man erwarten würde. Hier werden aber in den meisten Fällen Exemplare ohne Griffe angeboten, was nicht als schlecht gelten muss, aber wer welche mit Griffen haben will, sollte dann doch in den Fachhandel gehen. Womit wir jetzt bei der Vielfalt der angebotenen Bänder sind. Die Standardbänder in verschiedenen Farben sind ein sehr guter Einstieg, kein anderes Band ist platzsparender und leichter, sie passen in jede Hosentasche. Mit Griffen ausgestattete Widerstandsbänder gibt es auch mit anpassungsfähigem Widerstand, wobei dann einfach zusätzliche Gummibänder zwischen die Griffe gespannt werden.

Für die hier gezeigten Übungen ist es nicht wichtig, was für Widerstandsbänder Sie haben, nutzen Sie einfach die, zu denen Sie einfachen Zugang bekommen.

### 9.1.6 Suspension Training Equipment

Im Zuge des Hypes um Functional Fitness haben die *Suspension-Trainingssysteme* eine starke Verbreitung gefunden. Gerade die *TRX-Suspension Trainer* sind sehr verbreitet, was wohl dem klugen Marketing zu verdanken ist, denn es gibt mittlerweile sehr viele Konkurrenzmodelle, die ebenso gut sind, aber nur ein Viertel von einem TRX-System kosten. Auch die Idee ist nicht neu, die Vorteile von sogenannten *Schlingentrainern* sind schon seit Jahren im Bereich der Physiotherapie bekannt. Mittlerweile haben diese Systeme schon den Einzug in Fitnessstudios geschafft, sie sind relativ günstig und decken eine Vielzahl von Übungen ab.

Dennoch, ein solches System ersetzt niemals das Training mit schweren Gewichten, wenn es um die Steigerung von Kraft geht. Als Ergänzung ist es aber sicherlich empfehlenswert. Von TRX gibt es sogar ein Modell für den Militärbereich, mit Tasche und in Oliv – für fast 300,- €. Es lässt sich überall mit hinnehmen, leicht an Ästen befestigen und erweitert das Training im Freien um viele Übungen. Es liegt also an Ihnen, ob Sie die Abwechslung mögen und sich ein TRX oder Konkurrenzmodell zulegen möchten. Sportlich können Sie sicherlich davon profitieren, vor allem, was die Körperspannung betrifft.

### 9.1.7 Gewichtsweste

Ein Blick auf die Soldaten im Einsatz zeigt, dass sie immer mit schwerer Ausrüstung unterwegs sind und zum Selbstschutz eine Splitterschutzweste tragen. Dazu kommen noch Ausrüstungsgegenstände, die direkt am Koppel befestigt sind, was sich zu einem Gesamtgewicht von deutlich über 10 kg summiert, der Rucksack ist da noch nicht mit eingerechnet. So eine Ausrüstung hat noch weitere Effekte, als nur zusätzliches Gewicht: sie verschiebt den Körperschwerpunkt nach oben. Während im Normalzustand der Schwerpunkt etwa in Höhe des Bauchnabels zu finden ist, verlagert er sich mit dem zusätzlichen Gewicht in Richtung Brustkorb. Bei getragenem Rucksack kommt noch eine Verschiebung nach hinten hinzu.

So etwas ändert das komplette Bewegungsmuster eines Menschen. Das Aufstehen aus der Bodenlage wird deutlich erschwert, genauso wie das einfache Ausbalancieren des Körpers im Falle des Stolperns. Aber das muss nicht unbedingt ein Nachteil sein, denn schließlich bringen Herausforderungen neue Reize und diese resultieren wiederum in einem Anpassungsprozess, aus dem der Körper stärker hervorgeht, als er vorher war.

Wer also beginnen möchte, mit Last Übungen zu machen, sollte zunächst zu einer *Gewichtsweste* greifen. Sie ist sehr gut dazu geeignet, Körpergewichtsübungen deutlich zu erschweren. Durch eine schwere Weste können Liegestütze und Klimmzüge in Übungen verwandelt werden, durch die wirklich viel Kraft entwickelt werden kann, aber auch leichte Gewichte machen selbst Kniebeugen anspruchsvoller. Für das Lauftraining hingegen sind Gewichtswesten aus meiner Sicht nicht zu empfehlen, die Belastung auf die Gelenke ist schon unter Normalbedingungen groß genug und sollte aus gesundheitlichen Gründen nicht unnötig gesteigert werden. Es spricht aber nichts gegen ausgedehnte Märsche und Wanderungen mit solch einer Weste. So wird auch aus dem normalen Wandern eine größere Belastung für das Herz-Kreislauf-System und ganz nebenbei werden die Muskeln in Beinen und Hüfte gestärkt.

Ich empfehle eine Weste, die mit verschiedenen Gewichten bestückt werden kann, sodass eine progressive Steigerung im Training möglich ist. Das spart eine Menge Geld, wenn man nicht sofort ein neues Modell kaufen muss, sobald man etwas stärker geworden ist. Eine Steigerung in 2-kg-Schritten von 2 kg bis 20 kg ist für die meisten Trainierenden ausreichend, um ein breites Spektrum an Übungen damit abdecken zu können: von den Kniebeugen bis zur Bergwanderung ist alles möglich.

Wer sich eine Weste kaufen möchte, sollte gerade hier nicht auf Qualität verzichten und lieber etwas mehr Geld ausgeben. Die Belastung des Materials ist recht hoch, gerade die Nähte im Schulterbereich sind während des Tragens immer unter Spannung. Ein weiterer Punkt ist der Verschluss der Weste. Viele sind mit Klettverschlüssen ausgestattet, die aber nach einiger Trainingszeit ihre Arbeit nicht mehr gut verrichten. Wer solch ein Modell hat, kann es ja dann mit einem Gürtel schließen, irgendwo im Kleiderschrank findet sich meistens ein altes Stück.

Prinzipiell gibt es einen Hauptunterschied bei den Westen, sie unterscheiden sich in der Länge. Entweder sie gehen bis zum Gürtel oder sie enden schon am Bauchansatz, beides hat Vor- und Nachteile. Die kurzen Westen ermöglichen sehr gutes freies Atmen, dafür verschieben sie den Körperschwerpunkt deutlich nach oben und haben weniger Platz, um Gewichte unterzubringen. Während die langen Westen das Atmen etwas erschweren, schließlich liegen sie auf dem Bauch auf, ist das Halten des Gleichgewichts damit einfacher, denn der Schwerpunkt ist niedriger. Letztendlich liegt es aber an Ihnen, welche Exemplare Sie bevorzugen.

Das Wichtigste beim Kauf einer Weste ist aber der Tragekomfort. Sie muss bequem sitzen und nirgends auffällig reiben, sonst ist das Training schneller vorbei, als man erwarten würde. Ziehen Sie die Weste an und bewegen Sie sich damit, laufen Sie, hüpfen Sie, machen Sie Liegestütze. Wenn sich das alles sehr gut anfühlt, dann ist es wahrscheinlich die Richtige.

Obwohl in diese Buch nicht gezeigt, lassen sich fast alle Körpergewichtsübungen mit solch einer Weste erschweren, was ihren Einsatzbereich sehr umfassend macht.

### 9.1.8 Vorschlaghammer

Also Soldat kommt man immer wieder in die Situation, dass man zum Werkzeug greifen muss, sei es, um Stützen für Zelte oder Hütten zu bauen oder große Heringe in den Boden zu schlagen. Warum sollte man diese Gegenstände also nicht nutzen, um durch sie fit zu werden? Wer einen *Vorschlaghammer* hat, kann ihn benutzen, gleichgültig, wie schwer er ist. Er wird vor allem eingesetzt, um damit auf große Treckerreifen zu schlagen. Das Abfedern wirkt auf die Zwischenmuskulatur und das andauernde Heben geht richtig auf die großen Muskeln, des Weiteren muss man den Hammer auch noch ausbalancieren. Ansonsten gibt es eine recht große Auswahl in jedem Baumarkt, meistens bis zu 10 kg Gewicht, die auch völlig ausreichend sind. Die Qualität ist durchweg gut, schließlich müssen die Werkzeuge schon bei ihrem ursprünglichen Einsatzzweck eine ganze Menge ertragen. Wählen Sie das Gewicht nicht zu hoch, wenn Sie einen kaufen sollten. 5 kg sind für einen normalstarken Mann völlig ausreichend, denn dieses 5 kg wirken über einen langen Hebelarm und fühlen sich deutlich schwerer an.

### 9.1.9 Steine, Stämme etc.

Manchmal muss man mit den Dingen vorliebnehmen, die man in der Natur findet. Es ist die beste und günstigste Möglichkeit, sich Trainingsgeräte zu beschaffen. Nehmen Sie, was Sie finden. Dicke *Äste* oder *Stämme* eignen sich hervorragend für Drückbewegungen über Kopf, können aber auch beidarmig gestoßen werden. Sind die Stämme groß genug, kann man auch mit Partner Fitnessübungen damit machen. Gerade bei der Ausbildung von Spezialeinheiten kommen solche Trainingsmittel regelmäßig zum Einsatz, denn, obwohl sie einfach aufgebaut sind, erfordert der Umgang mit ihnen viel Geschick und sie stellen eine große Herausforderung für die Willenskraft dar.

Der Umgang mit *Steinen* ist nicht ungefährlich, vor allem, wenn man sie über Kopfhöhe nutzt. Da vor allem große Steine mit deutlich über 5 kg genutzt werden sollten, versuchen Sie niemals, einen Stein daran zu hindern, auf den Boden zu fallen. Letztendlich gewinnt immer der Stein. Stehen Sie nur nicht drunter, wenn er das macht. Es spielt für ein Training keine Rolle, wie der Stein aussieht: Rund, eckig, kantig, jeder Stein hat seine spezifischen Eigenschaften und kann unterschiedlich genutzt werden.

## 9.2 Kleidung und persönliche Ausrüstung

Wer hat es nicht schon einmal erlebt: Man kommt nach Hause, nachdem man eine halbe Ewigkeit in einem Sportladen damit verbracht hat, geschätzte 500 Paar Schuhe an- und auszuziehen, zur Probe zu laufen und wieder zu verwerfen, bis man endlich das richtige Paar gefunden hat, was wie für einen gemacht scheint. Und nicht nur, dass die Schuhe perfekt passen und das leichteste und fortgeschrittenste Paar sind, was man je für deutlich über 100,- € gekauft hat, sie sehen auch noch stylisch aus und passen perfekt in die aktuelle Modewelle für Läufer. Vor dem geistigen Auge malt man sich schon aus, wie man damit durch den Stadtpark oder Wald an anderen Läufern vorbeischwebt und lächelnd einen schönen Tag wünscht.

Und weil Schuhe ja nicht das Einzige sind, was einen guten Läufer ausmacht, fand auch die wunderschöne und mit Hightechfunktionen ausgestattete Pulsuhr – oder besser: Computer – den Weg in die Einkaufstüte. Sie hat mehr Funktionen, als der Bordcomputer des eigenen Autos: Höhenmesser, Geschwindigkeitsmesser, Pulsmesser, Stoppuhr und den Rest gilt es noch herauszufinden, aber das sollte in den nächsten Stunden funktionieren. Es kann ja nicht so viel Arbeit machen, diese telefonbuchdicke Betriebsanweisung zu verinnerlichen, es sind ja schließlich viele Fotos drin.

Man betritt also mit all diesen erlegten Markenprodukten die Wohnung und zufällig ist ein Familienmitglied der vorherigen Generation im Haus, vielleicht auch der Generation davor. Interessiert lässt es sich die Shoppingerträge zeigen, gar vorführen, nur um dann die alles erschlagende Bemerkung zu machen: „Also, früher haben wir so was zum Sport nicht gebraucht. Da haben wir uns einfach angezogen, was da war und sind dann zum Bolzen auf die Straße gegangen!"

Natürlich ist die Stimmung danach ein wenig gedrückt, auch wenn man es sich nicht anmerken lassen will. Völlig unverständlich, wie unser Vorfahr nicht die Vorteile dieser neuesten Generation von Hilfsmitteln sofort begreifen kann. Wie er diese genialen Ergüsse moderner Ingenieursleistungen so mit Verachtung straft. Was uns bleibt, ist ein intensives Kopfschütteln und das Wissen der Überlegenheit den vorherigen Generationen gegenüber.

Aber fragen wir uns nun einmal wirklich, ob es nötig ist, all dieses Hightech zu kaufen. Müssen wir technisch immer auf dem neuesten Stand sein, um adäquat Sport zu treiben? Ist die Funktionsunterwäsche so viel nützlicher als das alte Baumwollshirt, das auch Opa schon hätte tragen können? Natürlich müssen wir das nicht. Gerade im Military Fitness ist minimalistische Ausrüstung völlig ausreichend, um bestehen zu können. Was zählt, ist der Wille, sich zu bewegen, sich zu verbessern, einen großen oder viele kleine Schritte in Richtung Gesundheit zu tun. Dazu braucht es kein Hightech und Opa hatte schon recht, als er das bemerkte.

Wir können auch ohne Smartphone und Computer leben, das hat Opa auch schon getan und ist damit in den meisten Fällen sehr alt geworden. Auch auf Airbag und ABS könnten wir verzichten, wenn wir wollten, schließlich fuhr Oma auch ohne diese Hilfsmittel ihren NSU zur Arbeitsstelle. Aber es ist schnell einzusehen, dass all diese modernen Dinge auch viele Vorteile mit sich bringen. Die Kommunikation ist besser geworden, wir können überall Fotos machen, ohne gleich eine Spiegelreflexkamera mit uns führen zu müssen und der Computer hat neue Möglichkeiten eröffnet, was Arbeit und Forschung betrifft. Airbag und ABS haben das Fahren sicherer gemacht und es gibt keinen vernünftigen Grund, darauf verzichten zu wollen. Warum also in der Freizeit?

Wie schon gesagt, all die modernen Dinge sind nicht unbedingt nötig, aber in vielen Fällen mehr als „nice to have", sie können das Training spannender machen, motivierend sein oder sogar helfen, Verletzungen und Spätschäden zu reduzieren. Unnötig zu erwähnen, dass man jetzt nicht sofort losgehen und sämtliche Ausrüstung kaufen muss, dennoch ist es ratsam, sich nach und nach mit einigen Ausrüstungsteilen und passender Kleidung auszustatten, vor allem, wenn sie helfen, die Motivation zu erhalten und Fortschritte zu erzielen.

In den folgenden Abschnitten wird ein kleiner Wegweiser bereitgestellt, der bei der Auswahl der richtigen Gegenstände behilflich sein soll.

### 9.2.1 Laufschuhe

Dem Thema *Laufschuhe* ließe sich ohne Weiteres ein eigenes Kapitel widmen, was aber den Rahmen dieses Buchs eindeutig sprengen würde. Fangen wir mal ganz von vorne an. Zuerst sollte man sich eine große Rasenfläche suchen, seine Schuhe ausziehen, ebenfalls seine Socken, und locker lostraben. Doch Vorsicht: Auf einem öffentlichen Rasen ist immer mit dem Auftreten von Hundehaufen zu rechnen! Nachdem man sich ein wenig eingelaufen hat, sollte das Tempo variiert werden: mal etwas schneller, dann wieder langsamer und hin und wieder einen Spurt. Wie fühlt sich das an? Sehr gut? Genau das sollte es auch. So und nicht anders fühlt sich natürliches Laufen an. Mit hoher Wahrscheinlichkeit war der Laufstil sehr aktiv. Das Aufsetzen des Mittelfußes wurde dem über die Ferse vorgezogen. Die Muskulatur im Fuß hat aktiv mitgearbeitet.

Werden jetzt die Schuhe angezogen, zeigt sich, wie groß der Unterschied ist und wie viel Einfluss die Schuhe auf die Art des Laufens haben. Alles, was von dem aktiven Laufstil durch die bloße Anwesenheit der Schuhe abweicht, ist zu vermeiden. Also am besten barfuß laufen? Wenn es denn mal so einfach wäre. Wer von seiner Haustür aus losläuft, findet nur in den seltensten Fällen einen Rasen oder Waldweg vor, sondern vielmehr Asphalt. Und darauf lässt sich nun einmal nicht gut barfuß laufen, das kann jeder bestätigen, der mal versucht hat, dies über eine längere Strecke durchzuhalten. Auch auf den Wegen im Wald ist Barfußlaufen nicht so einfach, da oftmals Schotter gestreut wurde. Die Hornhaut unter den Füßen ist zwar stärker und stabiler, als viele annehmen würden, aber sie ist dem harten Straßenbelag nicht gewachsen. Da sind wir auch schon bei dem ersten Punkt, den ein Laufschuh leisten muss: Er muss den Fuß vor der übermäßigen Reibung schützen. Und das kann jeder Laufschuh, wie leicht zu erkennen ist.

Der harte Belag der Straßen gibt bei keinem Laufschritt nach, was zu übermäßigen Belastungen von Knochen und Gelenken führt. Aber wie hoch darf die Belastung auf den menschlichen Körper sein? Hier wird sehr häufig eine Milchmädchenrechnung herangezogen, die verdeutlichen soll, dass ein Schuh gar nicht genug gedämpft sein kann (und das, obwohl die Wissenschaft schon heute das Gegenteil belegen konnte). Bei jedem Schritt muss das 2-3-Fache des Körpergewichts abgefangen werden, was bei einem Mittelwert von 2,5 und einem 80 kg schweren Mann 200 kg sind. Pro Schritt, wohlgemerkt! Bei 10.000 Schritten pro Stunde macht das eine Gesamtbelastung von 2.000.000 kg, also 2.000 Tonnen! Pro Stunde! Unglaublich! Da fragt man sich, wie konnten wir Menschen die letzten zigtausend Jahre ohne Hilfe der Laufschuhindustrie mit ihren vollgedämpften Schuhen überleben? Wir konnten, weil der Mensch für solche Belastungen ausgelegt ist. Dazu benötigen wir aber einen Boden, der etwas nachgibt, was Asphalt leider nicht tut. Was uns jetzt zum Thema Dämpfung bei Laufschuhen führt.

Die Dämpfung in Laufschuhen wird in den meisten Fällen stark übertrieben. Dies führt nicht nur zu weichen Sohlen, die ein schwammiges Gefühl beim Laufen vermitteln, sondern auch zu sehr dicken Sohlen und damit zur totalen Abkopplung des Fußes vom Untergrund. Nun ist es aber so, dass die Rezeptoren in den Fußsohlen dafür sorgen, dass wir angemessen auf den Untergrund reagieren können, was z. B. das Umknicken in sehr vielen Fällen vermeidet. Schon aus diesem Grund sollte man als Aktivläufer auf dünne Sohlen achten, vor allem, wenn es zum Laufen ins Gelände geht. Bei guter Lauftechnik sollte es auch für schwere Läufer über 80 kg kein Problem darstellen, dünne Sohlen zu benutzen.

Und dann ist da noch der Absatz in den Schuhen, den wir eigentlich immer als gegeben hinnehmen. Die Laufschuhhersteller benötigen den sicherlich, um sämtliche Dämpfungen einzubauen. Außerdem ist er in fast jedem anderen Alltagsschuh ebenfalls anzutreffen, meist sichtbar, aber oft auch versteckt. Durch den Absatz wird die Wade vorgespannt, die sich auf Dauer dann verkürzt, das Becken nach vorne gekippt und damit Gesäß und Brust betont, auf Kosten einer physiologisch unsinnig belasteten Wirbelsäule. So etwas braucht man im Sport nicht, und wenn man mich fragt, dann nicht einmal im Alltag. Dieser Absatz führt zu einem schlechten Laufstil und damit zu übermäßigem Gelenkverschleiß, gerade auch in Knien und Hüfte.

Beim Geländelauf ist eine weiche und dünne Sohle mehr als nur nützlich, um sich schnell und sicher fortzubewegen. Viele Hersteller haben dafür sogenannte *Trailschuhe* im Programm, die aber mit Vorsicht zu genießen sind. Sie haben in der Regel sehr steife Sohlen, sodass selbst normales Abrollen schwierig ist. Auch die Torsion dieser Schuhe ist sehr schlecht, was ganz leicht getestet werden kann: Schuh vorne und hinten anfassen und dann ein wenig verwringen. Das kann jeder Fuß, nur die Schuhe leider nicht.

Der optimale Laufschuh für Aktivläufer sollte also flach sein und nicht übermäßig gedämpft. Der *adidas Marathon Trainer* gehört in diese Kategorie und ist sehr empfehlenswert. Des Weiteren gibt es unter den sogenannten *Wettkampfschuhen* sehr viele Exemplare, die genau den oben erklärten Anforderungen entsprechen. Und als Bonus gibt es noch ein reduziertes Gewicht an den Füßen, was den Lauf schneller macht, denn schließlich muss nicht so viel Masse bei jedem Schritt beschleunigt werden.

Aus gesundheitlichen Gründen ist ein zweites Paar Laufschuhe für diejenigen zu empfehlen, die an mehreren Tagen hintereinander ihr Lauftraining absolvieren. Beim Laufen wird selbst eine geringe Dämpfung der Schuhe stark beansprucht und immer wieder zusammengedrückt. Sie benötigt einige Zeit, bis sie sich wieder davon erholt hat und im nächsten Lauf ihre Aufgaben wieder voll erfüllen kann. Machen Sie sich nicht die Füße und Gelenke dadurch kaputt, weil Sie Ihr Material nicht richtig einsetzen. Sie machen den Sport schließlich, um gesund zu bleiben.

### 9.2.2 Indoorschuhe

Bei *Indoorschuhen*, wie sie im Fitnessstudio getragen werden, sind die Anforderungen ganz andere als bei den Laufschuhen. Dort wird viel mit Gewichten hantiert, was eine Dämpfung in den Schuhen nicht nur überflüssig macht, sie kann sogar gefährlich sein. Gerade bei Übungen wie Kniebeugen oder Reißen, bei denen schwere Gewichte bewegt werden, muss der Stand sehr fest sein. Wer schon einmal olympische Gewichtheber beobachtet hat, wird gesehen haben, dass die Sohlen der Schuhe aus Holz bestehen und eine Keilform haben. Das schwammige Gefühl, das die Dämpfung der Laufschuhe vermittelt, führt nämlich zu einem sehr wackeligen Stand, und der ist weder mit 200 kg im Nacken noch bei Kettlebellswings mit hohen ballistischen Kräften wünschenswert. Die Schuhe sollten also recht eng sitzen und das seitliche Verrutschen der Füße in den Schuhen minimieren. Des Weiteren sind dünne Sohlen zu wählen, um optimalen Bodenkontakt zu gewährleisten. Eine sehr gute Wahl sind hier z. B. flache Chucks oder Ringerstiefel.

Außerdem ist ein zweites Paar Trainingsschuhe für das Studio anzuraten, denn schließlich möchte man die nassen und dreckigen Schuhe vom Laufen nicht sofort wieder anziehen. In vielen Fitnessstudios gibt es auch ein Verbot, mit dreckigen Laufschuhen zu trainieren – aus gutem Grund. Wer möchte denn schon auf dem Weg zur Langhantel durch kleine Matschhügel laufen? Sicherlich niemand.

### 9.2.3 Stiefel

Wer lange Märsche oder Tageswanderungen durchführen will, kann dazu gerne seine Laufschuhe benutzen, es gibt nichts, was dagegen spräche. Allerdings werden sie im Vergleich zu festem Schuhwerk wie *Stiefel* immer nur ein Behelf bleiben. Die weichen Sohlen der Laufschuhe sind meistens das Erste, was deutlich leidet, wenn man stundenlang durch die Gegend läuft. Bei langen Touren drückt nämlich nicht nur das eigene Körpergewicht darauf, sondern auch schnell einmal 10 kg oder mehr, die sich als Gepäck am Körper oder im Rucksack befinden. Das Resultat sind Schmerzen im Fußballenbereich. Militärstiefel hingegen haben festere Sohlen, in die man nicht so weit einsinkt. Sie bieten außerdem noch Halt an den Knöcheln und schützen so vor Verletzungen, die durch das Umknicken entstehen, wie Bänderdehnungen, -reizungen und -risse. Außerdem sind sie extrem haltbar und nutzen nur sehr langsam ab, sodass eine Tragedauer von mehreren Jahren keine Seltenheit ist. Gerade für den Bereich Military Fitness bieten sie den entscheidenden Vorteil gegenüber Laufschuhen, dass sie auch bei Kriechübungen nicht zerstört werden, denn schließlich sind sie dafür ausgelegt worden und bestehen aus extrem strapazierfähigem Leder, vorausgesetzt, es sind Originale und keine der vielen Nachbauten, die der Markt hergibt.

Hat man an sehr langen Touren Gefallen gefunden, und gibt dem Drang nach, auch mal eine Hüttenwanderung über mehrere Tage zu machen, dann sind Trekkingstiefel keine schlechte Wahl, aber auch solche Touren können in Militärstiefeln problemlos zurückgelegt werden.

Unabhängig davon, welche Stiefel man kauft, man sollte sie nachmittags kaufen. Wer lange läuft, bekommt irgendwann geschwollene Füße und darum sollten die Füße auch beim Kauf schon angeschwollen sein, damit der Schuh auch passt. Wer sicher sein will, geht vor dem Kauf noch eine Stunde spazieren. Der Schuh sollte gerade im vorderen Bereich wie eine zweite Haut sitzen und keine Druckstellen haben. Beim Gehen darf die Ferse nicht rutschen und nur die Zehen benötigen im Stand Platz nach vorne und oben. Die Schuhe sollten ruhig für eine längere Zeit im Geschäft zur Probe gelaufen werden, gerne auch auf einer schrägen Fläche, die es in gut sortierten Outdoorläden genau dafür gibt. Wenn der Schuh dann passt, kann man ihn kaufen und einlaufen, am besten im Alltag und auf kurzen Wanderungen. Es gibt nichts Schlimmeres, als irgendwo in der Pampa mit Blasen an den Füßen zwangspausieren zu müssen. Das Material ist im Idealfall atmungsaktiv, wobei es viele Möglichkeiten dafür gibt, wie z. B. GoreTex® oder Leder. Wer viel durch feuchtes Gebiet wandert, dem sind als Ergänzung noch ein paar Gamaschen anzuraten.

### 9.2.4 Socken

Beim Kauf von *Socken* sollte man zuerst darauf achten, dass sie keine offensichtlichen Nähte haben, die beim Laufen stören könnten. Es gibt wohl kaum etwas Nervigeres, als eine konstante Druckstelle beim

Laufen, ob jetzt beim Joggen oder Wandern. Gerade bei längeren Strecken wird aus solch einer Druckstelle schnell eine Blase, die sich irgendwann öffnet.

Qualitativ und preislich reicht die Spanne für solche Socken von 3,- € für einfache Militärsocken aus Baumwolle bis zu 30,- € für Hightechlaufsocken. Da muss jeder für sich selbst entscheiden, was benötigt wird und was preislich tragbar ist. Für die normale Joggingrunde sind die Laufsocken eine sehr gute Wahl, für das Wandern, bei dem man für mehrere Stunden in den Socken steckt, wird oft zu Militärsocken aus Baumwolle gegriffen, von denen ich allerdings nur abraten kann. Sie transportieren die Feuchtigkeit nicht nach außen von der Haut weg, wodurch es zu sogenanntem *Nässebrand* kommen kann. Die Nachwirkungen eines solchen *Brands* können über Jahre anhalten, wenn man Pech hat. Aus meiner Sicht sind die 15-30,- € in gute Laufsocken von Falke, Helly Hansen oder anderen nordischen Herstellern die beste Investition, die man für lange Touren tätigen kann. Bei Touren über 3 h sollte immer ein zweites Paar zur Hand sein, um die Socken zu wechseln, auch wenn es schwerfällt. Es lohnt sich!

**Noch ein Tipp:** Die Socken sollten ausgetauscht werden, sobald sie dünne Stellen oder gar Löcher bekommen oder ihre Elastizität verlieren. In diesen Fällen sind bereits erwähnte Druckstellen und daraus hervorgehende Blasen vorprogrammiert.

## 9.2.5 Funktionswäsche

Im Sommer ist sie nicht nötig, normale Baumwollwäsche reicht vollkommen aus, wenn man sich auf Dauer mit dem Geruch anfreunden kann. Die Baumwolle saugt die Bakterien förmlich auf und nach einiger Zeit ist es kaum noch möglich, den Geruch durch Waschen zu entfernen. *Funktionswäsche* hat noch ein paar Vorteile, über die es sich nachzudenken lohnt. Sie hilft, den kalten Schweiß von der Haut weg nach außen zu transportieren und verhindert damit, dass man beim Sport schnell auskühlt, was vor allem im Winter unverzichtbar ist und hilft, Erkältungen zu reduzieren. Des Weiteren sitzt sie gerade an den Beinen eng am Körper, und wer sich schon mal einen Wolf gelaufen hat, sich also die Oberschenkelinnenseiten durch ständiges Reiben aneinander wund gelaufen hat, der kann nachvollziehen, wie viel das wert ist. Das Gleiche gilt für die Achselhöhlen, nicht zu vergessen die Brustwarzen, die sich bei langen Läufen gerne der Welt öffnen und ihre gute Durchblutung demonstrieren. Natürlich können blutige Brustwarzen auch mit Funktionswäsche auftreten, meine Erfahrung zeigt aber, dass das erst viel später der Fall ist als bei Baumwollwäsche. Bevor man also die Funktionswäsche als überflüssig abtut, sollte man sich überlegen, ob diese Eigenschaften nicht nützlich für einen selbst sein können.

### 9.2.6 Ripstophose

*Ripstophosen* oder *Militärhosen* haben den großen Vorteil, dass sie dem Träger viel Bewegungsfreiheit zugestehen, und die wird auch benötigt, wenn man sich über einen Hindernisparcours quält. Außerdem bestehen sie aus vielen kleinen Vierecken, sodass im Falle eines entstandenen Lochs der Stoff nur bis zum nächsten Viereck aufreißt und nicht weiter. Perfekt für jede außergewöhnliche Belastung. Des Weiteren sind sie an den extrem belasteten Stellen, wie Knie und Gesäß, verstärkt, was zusätzlich zum sowieso schon stabilen Material die Lebensdauer erhöht. Gerade für lange Touren, seien es Wanderungen oder Märsche, sind die vielen Taschen in den Hosen unschlagbar für Telefon, Portemonnaie oder sogar Kompass und Karte und eine Kleinigkeit zum Essen. Für den normalen Laufsport hingegen sind sie weniger geeignet, da sie dafür zu schwer und schlabbrig sind.

### 9.2.7 Sonnenbrille

Training unter freiem Himmel ist ein entscheidendes Merkmal im Military Fitness, und das bei jedem Wetter. Bei intensiver Sonnenbestrahlung im Sommer oder bei Schnee, der sehr stark reflektiert, wird man schnell geblendet. Der Sportler kneift die Augen zusammen und blinzelt sich durch sein Training, bis die Gesichtsmuskeln verkrampfen. Leider ist dort nicht Schluss, was die verkrampften Muskeln angeht, denn durch eine steife Kopfhaltung verhärtet nachfolgend auch der Nacken. Spätestens dann ist das Kind in den Brunnen gefallen, denn eine verkrampfte Gesichtsmuskulatur und Kopfhaltung wirkt sich auf den gesamten Körper aus. Abgesehen von einem steten und unangenehmen Kopfschmerz, der häufig entsteht, beeinflusst das auch den Laufstil oder die Technik beim Skilanglauf. Als Bonus gibt es dann zur unökonomischen Fortbewegung einen Trend zu Überlastungsschäden oder Verletzungen, denn wer bei einem Querfeldeinlauf nicht voll bei der Sache ist, reagiert nicht mehr schnell genug auf die wechselnden Bodenbeschaffenheiten und kann ein Stolpern nur schwer ausbalancieren.

*Sonnenbrillen* für den Sportbereich sind schon für wenig Geld zu bekommen, wobei nach oben hin die Preisspanne sehr ausgedehnt ist. Selbst günstige Modelle sind aber oftmals nicht sehr schwer auf der Nase und bieten sehr guten UV-Schutz. Trotzdem sollte man die Gläser nicht zu dunkel wählen, vor allem, wenn man gerne im Wald läuft. Die Konturen sind dann viel besser zu erkennen und das nervige Auf- und Absetzen durch die Licht- und Schattenspiele im Wald entfällt dann. Als Outdoorsportler gibt es also keinen Grund, auf eine Sportsonnenbrille zu verzichten und ihre Vorteile zu genießen, sei es nun der entspannte Gesichtsausdruck oder das Abschirmen des Auges vor den tief fliegenden Angreifern aus dem Insektenreich beim Radfahren.

### 9.2.8 Mütze(n)

*Mützen* sind unerlässlich bei fast jedem Wetter, wenn man sich als Sportler unter Belastung outdoor bewegt. Im Sommer sind *Schildmützen* anzuraten, die den Kopf vor allem bei lang andauernden Belastungen vor direkter Sonneneinstrahlung schützen sollen. Ich kann glaubhaft versichern, dass ein Sonnenstich das Letzte ist, was man vom Training mit nach Hause bringen will. Er äußert sich durch Schwindelgefühl oder Kopfschmerzen, Abgeschlagenheit oder Übelkeit, in starken Fällen bis zum Erbrechen. Hört sich nicht gut an? Ist es nicht! Da er durch andauernde Sonneneinstrahlung auf Kopf und Nacken entsteht, ist eine Mütze die einfachste Gelegenheit, diesem vorzubeugen. Sie sollte möglichst hell sein, um das Licht und die Wärme zu reflektieren und bei hohen Temperaturen und überdurchschnittlicher Sonneneinstrahlung durch einen Schutz für den Nackenbereich ergänzt werden, wenn man überhaupt auf die Idee kommt, in dieser Hitze Sport treiben zu wollen. Sie sollte pflegeleicht sein und auch nach häufigem Waschen nicht Form und Funktion verlieren. Und das Wichtigste ist, man muss sie auch tragen! Es wäre doch schade, wenn man durch das Verweigern einer Mütze krank würde und auf Trainingseinheiten verzichten müsste.

Im Winter sieht die Welt etwas anders aus. Die Sonne ist bei Weitem nicht so stark, aber eine Mütze ist dennoch anzuraten. In den 1970er-Jahren gab es mal eine Studie an Soldaten, bei der Survivalanzüge ohne Kopfbedeckung für die Arktis getestet wurden. Dabei konnte festgestellt werden, dass die Soldaten 40-45 % der Wärme über den Kopf abgaben. Das ist wirklich viel und sollte alarmierend sein. Und jetzt denken wir kurz über diese Studie nach und finden den Fehler. Wenn ein Mensch so vollisoliert ist und nur der Kopf frei ist, dann bleibt kaum ein anderer Weg für die Wärme, als über den Kopf zu entweichen. Ohne diese Anzüge und mit weniger Kleidung wäre es wahrscheinlich nur um die 10 % Wärme, die über den Kopf entweicht. Ich laufe seit Jahren im Winter nur mit Wollmütze. Der Vorteil ist, dass ich sie einfach in die Tasche stecken kann, wenn es zu warm ist. Wenn es nur etwas wärmer wird, kühlt der Schweiß den Kopf. Die Mütze hält den Wind, trotz ihrer Schweißnässe, ab. Ich kann nicht ohne und den meisten meiner Kameraden geht es ähnlich!

### 9.2.9 Radhelm

Wer sich entschlossen hat, das Radfahren in seinen Trainingsplan mit aufzunehmen, sollte auf keinen Fall auf einen *Helm* verzichten. Er schützt den Kopf nicht nur bei Stürzen, sondern auch vor Zweigen und Ästen in Kopfhöhe, die bei schnellen Abfahrten schwere Verletzungen hervorrufen können – und wer will das schon? Moderne Helme sind sehr gut belüftet, sodass das Gefühl des Hitzestaus am Kopf ausbleibt. Beim Kauf ist darauf zu achten, dass der Helm eine optimale Passform hat, denn bei einem Sturz verrutscht ein schlecht sitzender Helm oftmals beim ersten Aufschlag auf den Boden, der zweite, direkt darauf folgende Bodenkontakt führt dann mit reduziertem Schutz zur ungewünschten Verletzung.

Der qualifizierte Radhändler ist genau der richtige Ansprechpartner bei der Helmauswahl und wird verschiedene Marken und Modelle zur Auswahl anbieten, aus denen es den richtigen Helm zu finden gilt. Eine pauschale Aussage, was jetzt gut und was schlecht ist, kann nicht getroffen werden. Qualitativ gibt es markenübergreifend kaum Unterschiede, wenn man sich in derselben Preisklasse bewegt.

Die Lagerung des Helms sollte nicht in der Sonne stattfinden, denn die UV-Strahlung schädigt auf Dauer die Substanz des Helms. Aus diesem Grund sollte nach ein paar Jahren ein neuer angeschafft werden, auch wenn er auf den ersten Blick noch ohne Makel erscheint.

### 9.2.10 Rucksack

Ein *Rucksack* hat im Military Fitness einen großen Nutzen. In ihm lassen sich die meisten der Trainingsgeräte, wie Kettlebell und TRX, verstauen, wenn sie nicht zu schwer sind, sodass sich auch im Wald mit ihnen trainieren lässt. Er kann für kurze Wanderungen auf Zeit mit Gewichten gefüllt werden, um die Trainingsintensität zu erhöhen. Am wichtigsten ist ein Rucksack aber auf langen Wanderungen, dann wird er mit Flaschen, Nahrung, Erste-Hilfe-Set oder z. B. bei Hüttenwanderungen mit weiterer Kleidung und einem Schlafsack gefüllt.

Rucksäcke gibt es in vielen verschiedenen Größen. Kleine Rucksäcke bis etwa 35 l sind für Tageswanderungen in den meisten Fällen ausreichend. Wer länger unterwegs ist, sollte zu größeren Exemplaren greifen, die im Bereich von 35-60 l angesiedelt sind. Wer sich nicht sicher ist, ob ein kleines oder sehr großes Exemplar von über 100 l besser ist, sollte zum größeren greifen. Es ist halt viel einfacher, einen größeren Rucksack nur halb zu beladen, als die Kapazitäten eines kleinen zu erweitern. Für sehr lange Touren gibt es am Markt weitaus größere Rucksäcke, wobei zu bedenken ist, dass ein vollgepackter, großer Rucksack sehr schwer ist.

Aber nicht nur in der Größe, auch in der Anzahl der Taschen unterscheiden sich die Rucksäcke. Manche haben nur einen großen Stauraum, andere einen großen und viele weitere kleine. Als Empfehlung gilt, dass viele Staufächer eine bessere Lösung darstellen. Man kann seine Ausrüstung verteilen und kommt leichter wieder an sie heran, wenn man sie benötigt, weil nicht gleich der ganze Rucksack ausgeräumt werden muss.

Des Weiteren sollte der Rucksack sehr bequem sein. Ein schlecht sitzender Rucksack führt zu Druckstellen im Rücken- und Schulterbereich und scheuert oft im Bereich des unteren Rückens. Manche Soldaten bei der Bundeswehr haben sich den unteren Rücken mit Panzertape abgeklebt, weil die Rucksäcke bei den langen und schnellen Märschen immer wieder für einen aufgescheuerten Rücken gesorgt haben. Dafür gab es dann eine sehr unangenehme Hitzeentwicklung unter dem Panzerband und gereizte Haut durch den Klebstoff. Und eine Gratisenthaarung beim Abziehen des Klebebands. Besser ist es, Kleidung zu tragen, die nicht hochrutscht und wenn es doch passiert, einfach den Rucksack abnehmen und die Kleidung richten, auch wenn es im ersten Moment nervig erscheint. Obwohl es Rucksäcke zuhauf im Internet zu kaufen gibt, sollten sie aus diesem Grund besser im Fachhandel erworben werden, da man sie dort anprobieren kann. Außerdem lässt sich dort die Qualität des Rucksacks besser überprüfen. Ein guter Rucksack ist eine Investition für eine sehr lange Zeit.

### 9.2.11 Laufcomputer

Hier stellt sich generell die Frage, ob solch ein *Gerät* überhaupt sinnvoll für ein Training ist. Wer schon lange Sport macht, braucht ihn definitiv nicht. Fortgeschrittene haben ein unglaublich gutes Körpergefühl und wissen genau, in welchem Belastungsbereich sie sich gerade befinden. Und die, die gerade mit dem Training beginnen, verwenden ihn in den meisten Fällen falsch, da sich zur Erfassung des Maximalpulses meistens nach Formeln gerichtet wird, die in der Realität leider nur eingeschränkt gut sind. Wer ihn aber zur Protokollierung seines Trainings verwenden möchte, der hat die Qual der Wahl. Es gibt einfache Modelle, die nur die Zeit stoppen und den Puls anzeigen, bis hin zu teuren Modellen, die sogar Höhenmeter und Laufstrecke erfassen. Ich empfinde die Uhren hingegen als sehr störend und lasse sie darum eher weg.

### 9.2.12 MP3-Player

*Musik* kann sehr großen Einfluss auf das Training nehmen. Sie kann motivieren, aber genauso das Gegenteil erreichen. Sie kann den Lauf schneller machen oder das Tempo verlangsamen. Experimentieren Sie herum, was am besten funktioniert. Old School Rock, Hip-Hop oder Metal, vielleicht auch Klassik, alles ist möglich. Und mit Kopfhörern kann man sich bewusst von der Umwelt abschotten, um sich ganz auf sein Training zu konzentrieren, die nötige Aggressivität für eine neue Bestleistung im nächsten Satz aufzubauen oder auch die nötige Ruhe zu finden für das Stretching. Aber bitte nie die Kopfhörer beim Laufen oder Radfahren tragen. Mit der Musik im Ohr ist es nicht möglich, herannahende Gefahren rechtzeitig zu erkennen und angemessen zu reagieren. Genießen Sie doch einfach mal die Natur und ihre Klangfarben.

### 9.2.13 Sonstiges

Es gibt noch viele weitere Kleinigkeiten, die für Sportler ganz nützlich sein können. Ein paar möchte ich hier erwähnt haben. *Reflektoren* sind sehr nützlich für Sportler, die sich im Dunkeln bewegen müssen, sei es, weil sie es mögen oder auch weil sie es aus beruflichen Gründen in den Wintermonaten nicht anders organisieren können. Moderne Sportjacken und -hosen haben in den meisten Fällen eingearbeitete Reflektoren, für die anderen Fälle oder als Ergänzung lassen sich *Reflektorbänder* oder *Westen* kaufen, die den Sicherheitsstandard deutlich erhöhen. Das Wichtigste ist, dass man gesehen wird, vor allem von stärkeren Verkehrsteilnehmern, wie Autos oder Motorrädern. Auch *Blinkleuchten*, die sich per Gummiband am Arm oder durch Halterungen am Fahrrad befestigen lassen, sind eine sehr gute Investition in die Sicherheit.

Wer selbst sehen will, ohne dauernd etwas in der Hand halten zu müssen, greift zur *Stirnlampe*. Neue Modelle funktionieren mit LEDs und erzeugen sehr helle Lichtkegel, die auch nächtliche Waldläufe ohne spektakuläre Stürze über Wurzeln zulassen. Hier muss jeder für sich selbst entscheiden, was bequemer ist, aber ich finde, dass man in Anbetracht des geringen Gewichts nach kurzer Gewöhnungszeit nichts mehr davon merkt.

Für Schlüssel gibt es kleine *Säckchen*, die sich mit einem Reißverschluss sicher verschließen lassen und die mittels Klettverschluss an Fuß- oder Handgelenk befestigt werden können. Wer beim Geländelauf während des Stolperns im Dickicht schon einmal einen Schlüssel verloren hat und für eine geschlagene Stunde im Zwielicht suchen durfte, wird solch einen Ausrüstungsgegenstand zu schätzen wissen.

*Pflaster* sind unersetzbar, wenn es zu langen Läufen kommt. Einfach ein paar über die Brustwarzen geklebt und man spart sich sämtliches Blutaufkommen in dieser Gegend.

Alles beisammen, was benötigt wird? Dann mal los ins eigentliche Training.

# KAPITEL 10

# TRAININGSPLANUNG

# 10 TRAININGSPLANUNG

Ein Training besteht nicht nur aus der einfachen Aneinanderreihung von Übungen, sondern sollte klug geplant werden, um das Bestmögliche aus der jeweiligen Einheit herauszuholen. Dadurch lässt sich oftmals viel Zeit einsparen und auch die Verletzungsanfälligkeit verringern sowie die Erholung und Anpassung an das Training verbessern. Jedes Training sollte mit einem ausreichenden Aufwärmen (Warm-up) starten, bevor es an die eigentliche Trainingseinheit geht. Enden sollte das Training mit einem Cool-down, um die Erholungsphase einzuleiten.

## 10.1 Das Warm-up

Dass das *Warm-up* vor einem Training gut ist, hat sich bis ins kleinste Dorf dieser Welt herumgesprochen. Auch die Wissenschaft hat dessen Effekte ausgiebig untersucht (Herman, Barton, Malliaras & Morrissey, 2012). Und je älter Sie werden, desto wichtiger ist es, sich gut aufzuwärmen und nicht einfach mit Vollgas ins Training zu starten. Der Körper eines 18-Jährigen verzeiht so etwas noch manchmal, aber schon mit 30 oder 35 sieht das ganz anders aus: Die Verletzungsrate steigt. Dies hat viele Gründe, nicht nur, dass die Muskeln, Sehnen und Bänder nicht warm sind und damit noch zu wenig Elastizität haben. Oft ist die Psyche daran schuld, dass man sich Verletzungen einhandelt. Man ist unkonzentriert und damit nicht bei der Sache, macht Fehler in der Bewegungsausführung, stolpert direkt am Beginn der Joggingrunde über eine Baumwurzel oder lässt sich ganz subtil einfach mal eine Hantelscheibe auf den Fuß fallen. Man hat dann einfach den Alltag noch nicht abgeschüttelt und ist nicht bei der Sache. Ein Aufwärmprogramm bereitet Sie also nicht nur körperlich auf das bevorstehende Training vor, sondern auch psychisch und hilft beim Abschütteln der Alltagsprobleme und dem Verlassen des Alltagstrotts. Es schärft die Sinne für das, was kommt und hilft so bei der Vermeidung von Verletzungen.

Das Warm-up lässt sich grob in zwei Teile unterteilen: das *allgemeine Warm-up* und das *spezifische Warm-up*. Das *allgemeine Warm-up* sollte eine Dauer von mindestens 10 min haben und hauptsächlich aus aerober Belastung wie Laufen – auch mit Variationen wie Rückwärtslaufen oder Seitwärtslaufen – oder Jumping Jacks bestehen. Alternativ geht natürlich auch jede andere aerobe Belastung, wie Radfahren etc. Starten Sie langsam und steigern Sie sich ebenfalls langsam. Je höher die Zielbelastung ist, desto höher sollten auch die Belastungen am Ende der Aufwärmroutine sein. Während des Aufwärmens steigert sich die Pulsrate sowie der Blutfluss, um die Nährstoffversorgung der Organe sicherzustellen. Die Körpertemperatur steigt an und die Muskeln, Sehnen und Bänder werden elastischer. Am Ende des Aufwärmens sollte die Atemfrequenz höher sein, was nicht heißt, dass Sie keuchen sollen, und Sie sollten deutlich schwitzen.

Durch das *spezifische Aufwärmen* bereiten Sie sich auf die nachfolgende Belastung vor. Wer also seine persönliche 5-km-Bestzeit laufen möchte, sollte einige längere Sprints machen, wer gleich Bankdrücken machen wird, dem sind einige Aufwärmsätze Bankdrücken anzuraten. Der Körper wird also genau auf die Belastung vorbereitet, auf die er gleich trifft. Dadurch ist der Körper nicht mehr überrascht und kennt die Bewegungen schon, die er machen wird. Die Leistung in der eigentlichen Trainingseinheit wird dadurch gesteigert. Dieser Trainingsabschnitt muss nicht ganz so lang sein wie das allgemeine Aufwärmen, 5-10 min sollten dabei ausreichen.

Beispielhaft können folgende vier Übungen für das spezielle Aufwärmen genutzt werden. Jede Übung wird 10 x durchgeführt und dann ohne Pause zur nächsten Übung gewechselt. Machen Sie diese Übungsreihenfolge so oft, bis Sie sich ausreichend aufgewärmt fühlen, aber mindestens 5 x.

## 1 Jumping Jack

Beim *Jumping Jack* oder *Hampelmann* handelt es sich um eine im Militär sehr verbreitete Übung. Sie belastet den gesamten Körper und lässt sich gut bezüglich der Belastung dosieren.

Startposition ist der aufrechte Stand, die Füße sind geschlossen und die Arme sind lang nach unten am Körper anliegend (Bild links).

Von hier aus wird hochgesprungen und die Beine werden dabei gespreizt, bis die Füße weiter als Schulterbreite auseinander sind. Bei der Landung sind die Füße auseinander und die Hände berühren sich dabei über dem Kopf (Bild rechts). Beim nächsten Absprung geht es zurück in die Ausgangsstellung.

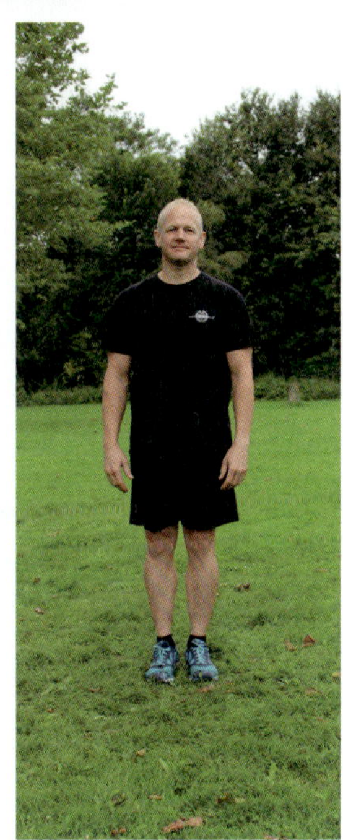

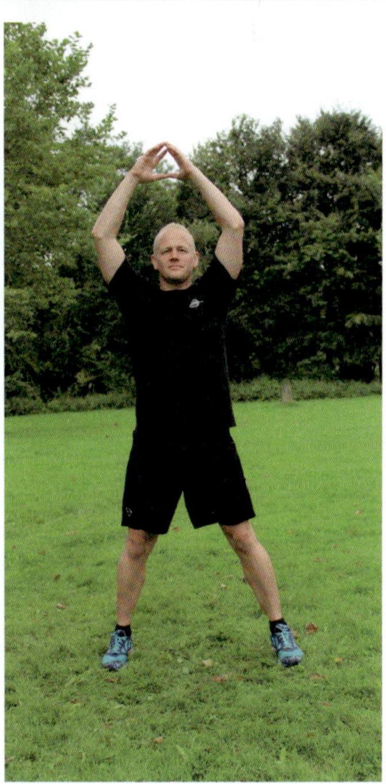

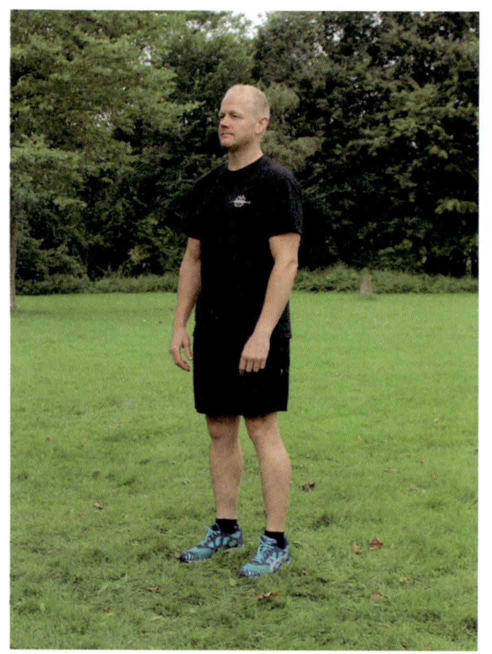

## 2 Burpees

Auch die *Burpees* sind eine typische Übung, wie sie in aller Herren Länder im Militär durchgeführt werden. Sie belastet den Körper im Ganzen sehr ausgewogen und lässt sich in ihrer Schwierigkeit variieren. Im Aufwärmprogramm wird die einfachste Ausführung gewählt, denn der Körper soll nur gut durchblutet werden und nicht schon ausbelastet.

Gestartet wird im aufrechten Stand, die Füße sind nicht weiter als eine Handbreit auseinander, die Arme hängen locker am Körper herunter (Bild oben).

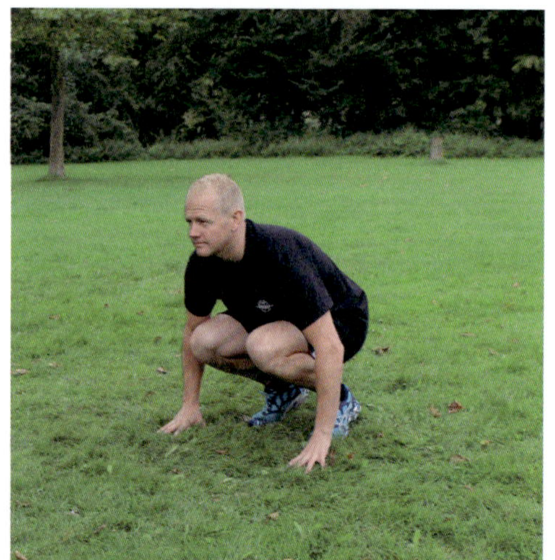

Nun wird in die Hocke gegangen, wobei das Gewicht auf den Fußballen ruht und die Fersen vom Boden abheben. Die Knie bleiben dabei eng zusammen. Die Hände werden in Schulterbreite etwas vor den Füßen aufgesetzt (Bild Mitte). Das Gewicht verlagert sich nun auf die Hände, sodass mit beiden Füßen gleichzeitig abgesprungen werden kann.

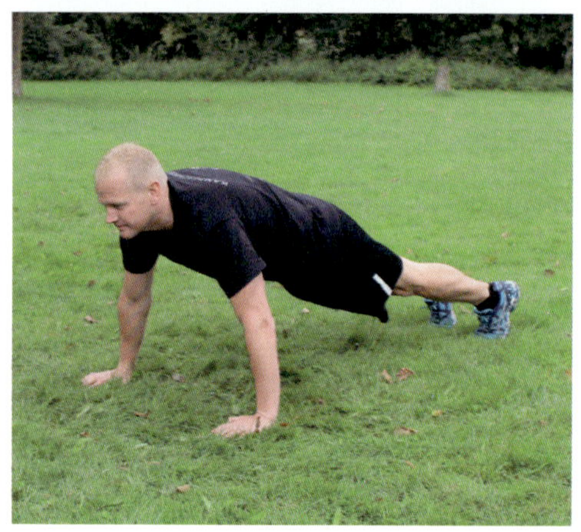

Im Sprung werden die Beine nach hinten ausgestreckt und bei der Landung hat der Ausführende die Startposition der Liegestütze eingenommen (Bild unten). Ohne einen Liegestütz zu machen, springt er nun wieder beidbeinig nach vorne, das Gewicht ist erneut ausschließlich auf den Händen, und landet wieder in der Hockposition, aus der er sich aufrichtet, um die Ausgangsposition wieder einzunehmen. Damit ist eine Wiederholung beendet.

## 3 Laufen mit Knieheben

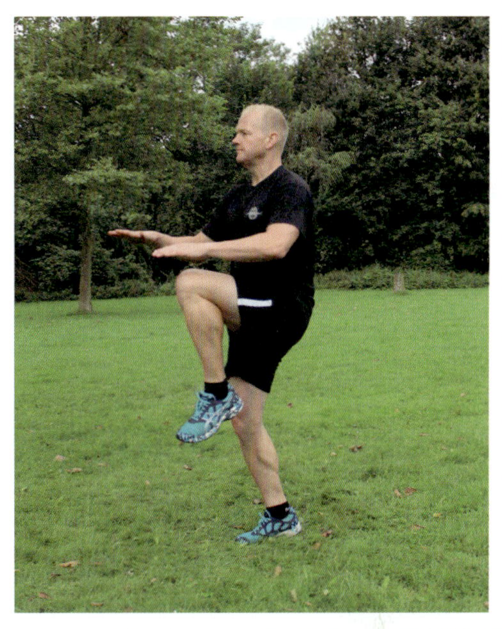

*Laufen* ist ebenfalls eine sehr gute Übung, um warm zu werden. Allerdings reicht leichtes Traben auf der Stelle für ein Aufwärmen nicht aus, sodass hier die Knie bis auf Hüfthöhe angehoben werden.

Beim Laufen auf der Stelle werden die Arme so gehalten, dass sich die Hände etwa in Hüfthöhe vor dem Körper befinden. Die Handflächen zeigen dabei nach unten. Nun werden die Knie so weit angehoben, dass sie in der obersten Position gegen die Handflächen schlagen. Eine Wiederholung ist beendet, wenn beide Knie 1 x die Handfläche berührt haben.

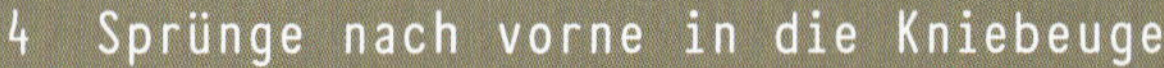

## 4 Sprünge nach vorne in die Kniebeuge

Die letzte Übung in diesem Beispielprogramm fürs Aufwärmen besteht aus einer Kombination aus *auf der Stelle springen* und *Kniebeugen*. Diese sorgt dafür, dass der Körper nicht so belastet wird wie bei Hochstrecksprüngen oder Kniebeugen, sondern immer wieder etwas Pause hat, um sich auszuruhen.

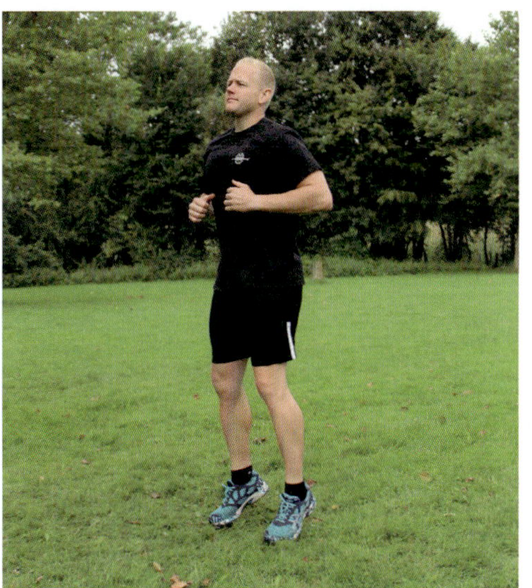

Im aufrechten Stand wird 2 x locker auf der Stelle gehüpft, ohne dass eine hohe Sprunghöhe gewünscht ist (Bild oben).

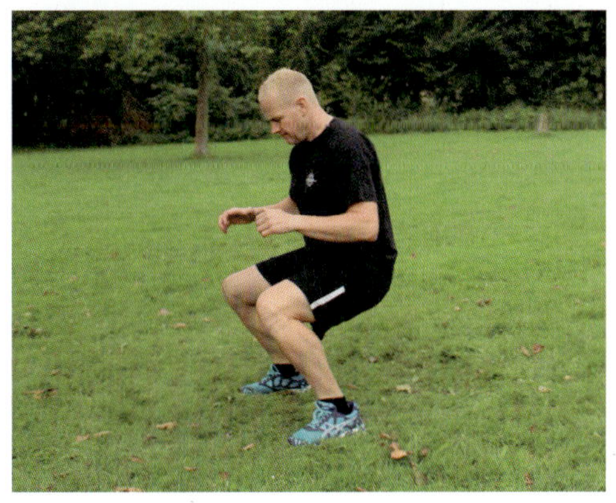

Beim dritten Sprung springt man nun etwa 1 m nach vorne und landet auf beiden Fußsohlen gleichzeitig, wobei sofort eine Kniebeuge ausgeführt wird, bis die Oberschenkel etwa waagerecht zum Boden sind (Bild unten). Aus der Kniebeuge wird sich so schnell aufgerichtet, dass sofort wieder 1 m nach hinten gesprungen werden kann, um mit dem nächsten Durchgang zu beginnen.

## 10.2 Das Cool-down

Das Cool-down ist nicht einfach nur so am Ende des Trainings, weil man noch die restlichen Meter nach Hause traben muss oder man sonst nach dem Duschen zu sehr nachschwitzt, es hat tatsächlich einen Sinn. Es ist nicht nur das Ende des regulären Trainings, sondern auch der Anfang der Erholungszeit. Hier soll noch einmal der Kreislauf angeregt werden, damit noch einmal ordentlich Blut durch alle Organe gepumpt wird. Dieses Blut hat im besten Falle Nährstoffe in sich, die benötigt werden, um die Mikroverletzungen zu reparieren. Gerade nach harten Krafttrainingseinheiten, bei denen sich durch die Belastung die Muskeln „aufpumpen" und damit den Blutfluss unterbrechen, ist das sehr wichtig. Hier entstehen viele Abfallstoffe, denn es handelt sich um anaerobes Training, die abtransportiert werden müssen. Je eher, desto besser. Wichtig ist, dass das Cool-down im aeroben Bereich abläuft und nicht noch neues Laktat aufgebaut wird. Es muss aber nicht unbedingt ein Auslaufen stattfinden, obwohl es sich nach dem Joggen anbietet, auch Übungen aus dem Joint-Mobility-Bereich können sinnvoll eingesetzt werden.

**Mein Tipp:** Auch wenn man nach dem Training keine Lust mehr hat, noch ein Cool-down durchzuführen und nichts leichter ist, als viele Ausreden dagegen zu finden, machen Sie es. Nutzen Sie diese Chance, um die Erholung einzuleiten und Ihren Körper auf die anstehenden Reparaturmaßnahmen vorzubereiten, sie sogar einzuleiten! Nehmen Sie sich 5-10 min dafür Zeit und fahren Sie Ihren Körper wieder runter.

# KAPITEL 11

Einleitung

Bevor es losgeht

Terminologie

Kardiotraining

Krafttraining

Mobilitäts- und Flexibilitätstraining

Anpassung an das Training

Steigerung des Trainingsreizes

Nicht zu vernachlässigen: Die Erholung

Ausrüstung

Trainingsplanung

# TRAININGSZIRKEL

Fitnesstests

Ernährung

Das Trainingstagebuch

Anhang

# 11 TRAININGSZIRKEL

Beim Militär, ob im normalen oder in Spezialeinheiten, wird in erster Linie der Körper als Trainingsgerät gebraucht. Sie haben ihn immer dabei und er lässt sich vorzüglich einsetzen, um sämtliche Eigenschaften der Muskeln zu verbessern: Schnellkraft, Kraftausdauer, Volumen etc. Sie können Körpergewichtsübungen oder *Bodyweight Excercises (BWE)* in eigenen Einheiten ausführen, kurz nach dem Aufstehen, in der Mittagspause, als Zirkeltraining, beim Joggen und vieles mehr, Ihrer Fantasie sind da kaum Grenzen gesetzt.

Darüber hinaus werden auch Trainingsgeräte verwendet, die gerade zur Verfügung stehen, seien es Hanteln oder Kettlebells oder aber ein Medizinball. Wer solch Gerät nicht bei der Hand hat, kann auch gerne zu Sandsäcken oder dicken Steinen greifen oder auch mal einen Vorschlaghammer schwingen. Alles ist möglich, lassen Sie sich nicht einschränken.

Die Übungen werden im Folgenden innerhalb von Trainingszirkeln vorgestellt, sodass immer auch eine direkte Anwendung zu erkennen ist. Bei einigen Übungen, die mit Gewichten ausgeführt werden, stehen alternative Trainingsgeräte zur Verfügung, die man nutzen kann, falls das vorgestellte Gerät nicht zur Hand ist.

## 11.1 Körpergewichtsübungen

### 11.1.1 Bank Challenge

Die Übungen in diesem Zirkel können ohne viele Hilfsmittel ausgeführt werden, einzig eine *Parkbank* wäre vorteilhaft. Dies sollte allerdings kein Problem darstellen, denn solche Bänke sind fast überall zu finden: in Parks, im Wald oder bei einigen auch im Garten. Wer keine Bank findet, kann auch einfach einen dicken Stein, eine niedrige Mauer oder Ähnliches nutzen. Die Oberfläche sollte nicht zu klein sein, sodass beim Springen auf das Objekt genügend Platz für die Füße ist. Bitte passen Sie bei Nässe auf, dass die Oberfläche nicht zu rutschig ist, denn gerade das Holz der Bänke bildet bei Nässe oftmals einen sehr schmierigen Film. Wer lieber ins Fitnessstudio geht, kann dort auch die angebotenen Bänke nehmen, allerdings sind in manchen Studios sehr wackelige Bänke zu finden, also passen Sie auf, dass genügend Stabilität vorhanden ist.

Mit diesem Zirkel wird der gesamte Körper trainiert, wie man schnell sehen kann. Die Übungen wechseln sich in ihrer Art ab, es wird abwechselnd eine Übung für den Oberkörper und dann eine für den Unterkörper ausgeführt. Dadurch besteht für den jeweils anderen Körperteil die Möglichkeit, sich kurzzeitig zu erholen. Sie können mit diesem Prinzip das Tempo recht hochhalten und haben damit zusätzlich zur Kraftkomponente eine ausgeprägte Kardiokomponente im Training.

Jede der hier aufgeführten Übungen wird 10 x ausgeführt, möglichst ohne eine Pause zu machen. Wenn Ihnen die Wiederholungszahl zu Beginn zu hoch ist, können Sie sie herunterskalieren und z. B. jede Übung nur 5 x ausführen. Fortgeschrittene hingegen können auch auf 20 x erhöhen. Bei einseitigen Übungen wird die genannte Wiederholungszahl pro Seite ausgeführt. Die Übungen in dem Zirkel werden hintereinander und ohne Pause zwischen den Übungen durchgeführt.

## 1 Liegestütz mit den Füßen auf der Bank

Nehmen Sie die Liegestützposition so ein, dass Ihre Zehenspitzen auf der Bank abgelegt sind. Der Rücken ist gerade und bildet eine Linie mit den Beinen (Bild oben).

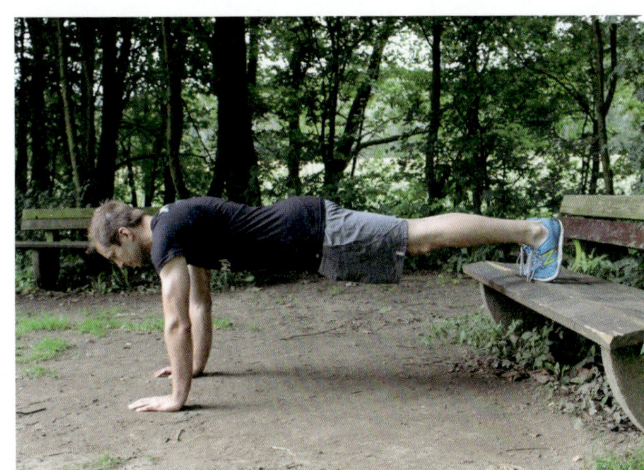

Die Hände sind etwa schulterbreit auseinander und die Ellbogen werden eng am Körper geführt, während die Arme sich beugen und strecken. Nutzen Sie den kompletten Bewegungsradius aus, vom gestreckten Arm bis die Nasenspitze auf dem Boden ist (Bild unten).

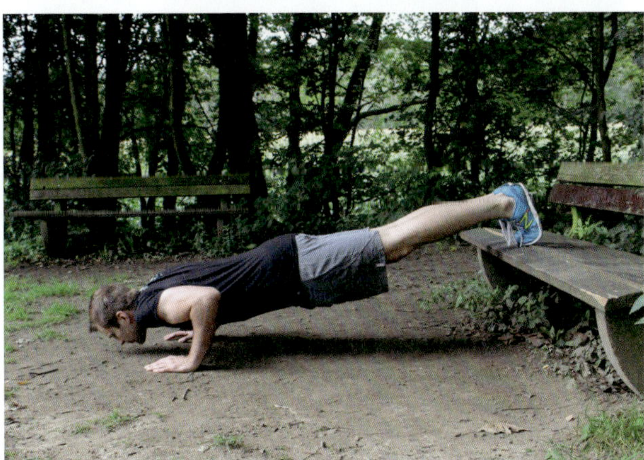

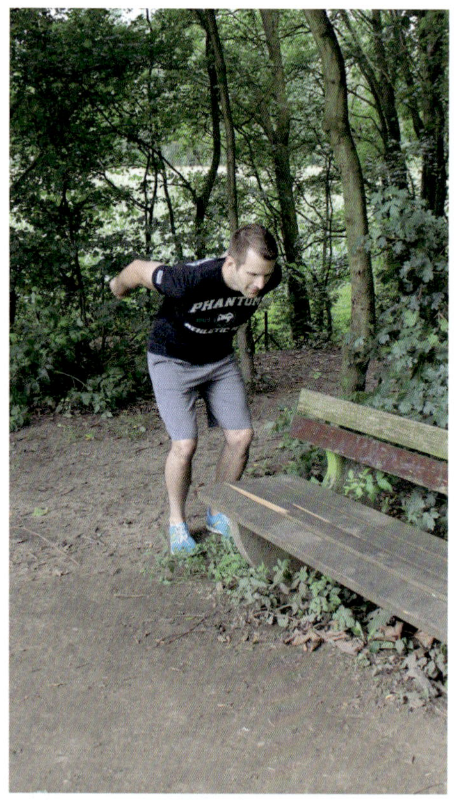

### 2 Beidbeiniges Springen auf die Bank

Aus dem Stand, mit den Füßen nicht weiter als schulterbreit auseinander, wird beidbeinig abgesprungen. Dazu werden die Knie gebeugt und die Arme zum Schwungholen nach hinten geführt (Bild oben).

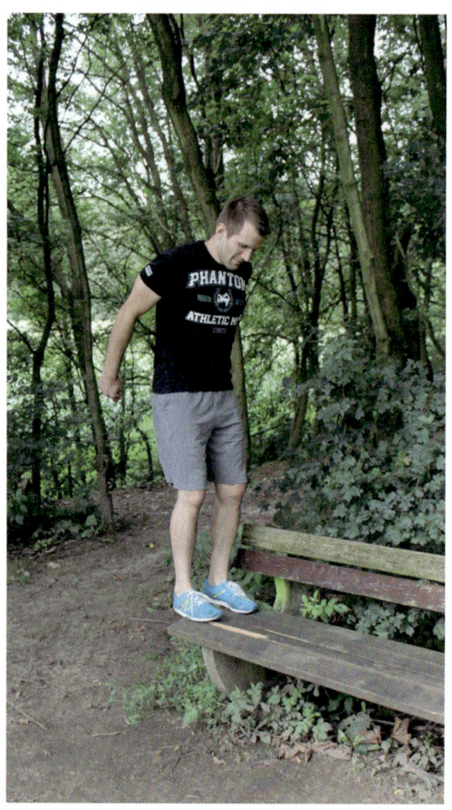

Auch das Aufkommen auf der Bank findet mit beiden Füßen gleichzeitig statt. Oben wird ein stabiler Stand eingenommen (Bild unten), ein kurzes Berühren mit den Zehenspitzen ist nicht ausreichend.

### 3 Step-ups mit den Händen

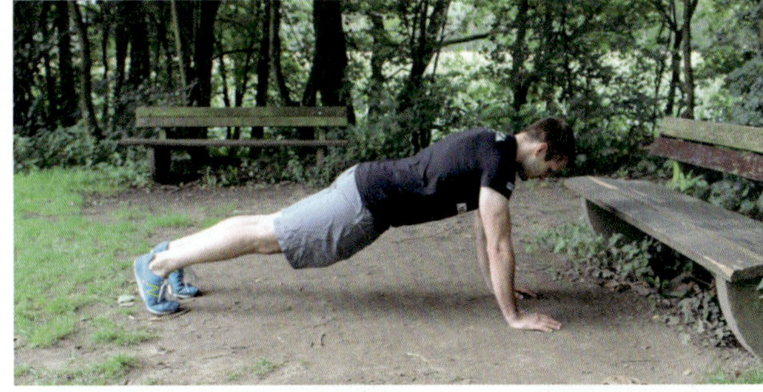

Für diese Übung nehmen Sie bitte die Liegestützposition vor der Bank ein, sodass Ihr Kopf in Richtung Bank zeigt. Der Rücken ist gerade und bildet eine Linie mit den Beinen (Bild oben).

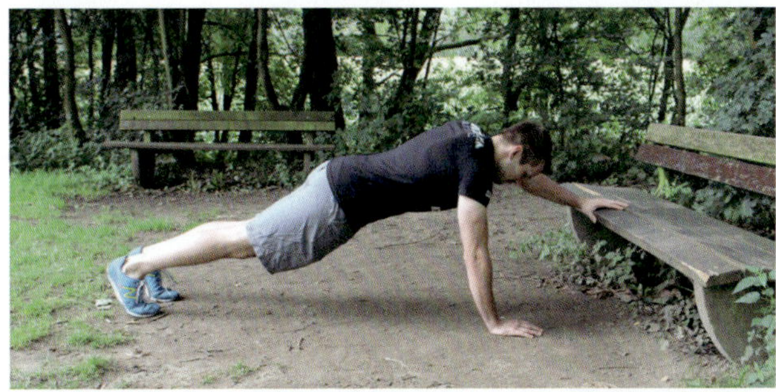

Die linke Hand wird nun nach oben geführt und auf der Bank abgelegt (zweites Bild).

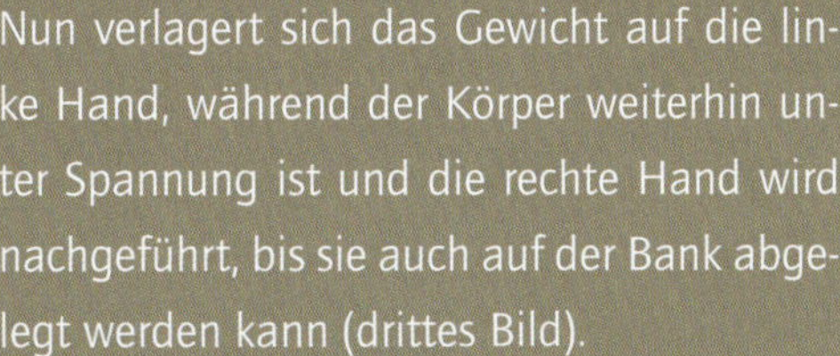

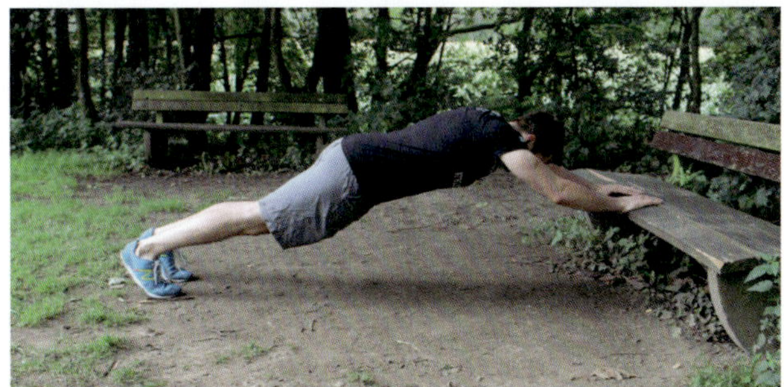

Nun verlagert sich das Gewicht auf die linke Hand, während der Körper weiterhin unter Spannung ist und die rechte Hand wird nachgeführt, bis sie auch auf der Bank abgelegt werden kann (drittes Bild).

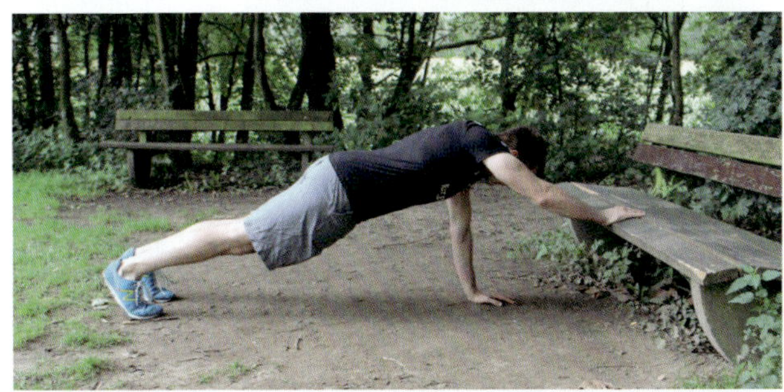

Von hier aus löst sich die linke Hand, sodass das Gewicht nun auf der rechten ruht, und wird wieder nach unten geführt zur Ausgangsposition (viertes Bild).

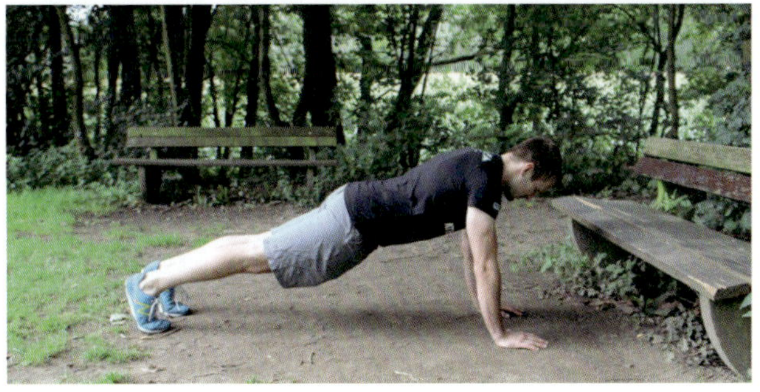

Eine Wiederholung ist beendet, wenn beide Hände wieder den Boden berühren (Bild unten). Nach jeder Wiederholung wird die Reihenfolge gewechselt, also abwechselnd zuerst die linke und dann die rechte Hand auf die Bank heben.

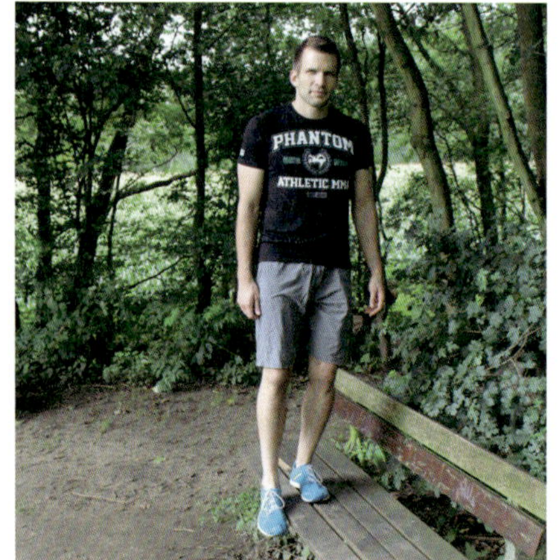


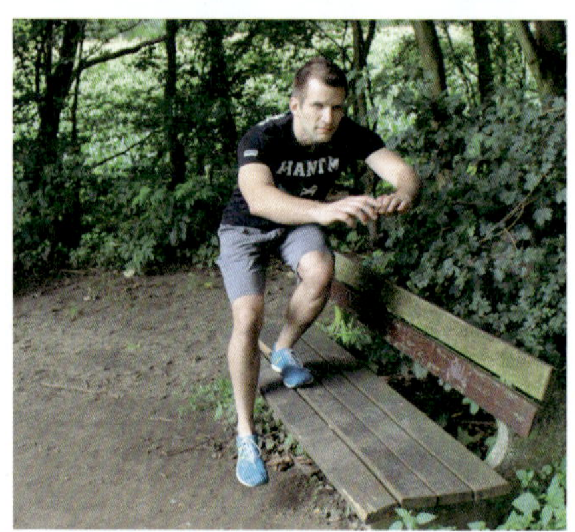

### 4 Einbeinige Kniebeugen

Zur Durchführung der einbeinigen Kniebeuge stellen Sie sich so auf die Bank, dass ein Fuß direkt am Rand steht und das andere Bein komplett in der Luft hängt (Bild oben). Der Vorteil dieser Ausführung ist der, dass das Gleichgewicht recht einfach gehalten werden kann, im Gegensatz zu den Pistols.

Nun gehen Sie in die Kniebeuge, bis der Oberschenkel waagerecht ist oder tiefer (Bild unten). Drücken Sie sich aus der Position wieder nach oben.

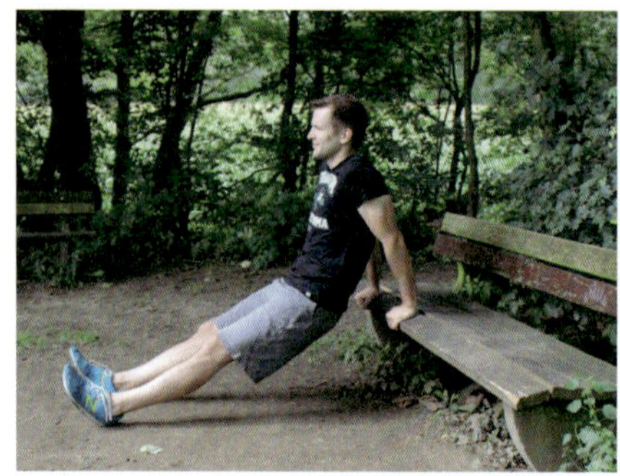

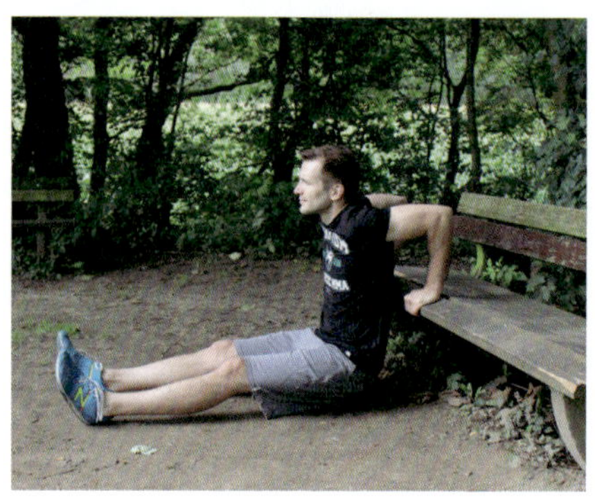

### 5 Dips

Setzen Sie sich an den Rand der Bank und stützen Sie Ihre Hände neben sich auf der Bank ab. Nun schieben Sie die Hüfte so weit nach vorne, dass sie in der Luft hängt. Durch die Fußposition und damit dem Streckungsgrad der Beine können Sie die Schwierigkeit verändern: Beine gestreckt, bedeutet höchstmöglicher Schwierigkeitsgrad. Je weiter die Beine angewinkelt werden, desto leichter wird die Übung (Bild oben).

Nun wird der Oberkörper abgesenkt und die Arme werden gebeugt, bis höchstens ein rechter Winkel im Ellbogengelenk auftritt (Bild unten). Ein weiteres Absenken zeigt keinen verbesserten Trainingseffekt, erhöht aber deutlich die Verletzungsanfälligkeit der Schultern. Aus der unteren Position drücken Sie sich einfach wieder nach oben, bis die Arme fast gestreckt sind.

## 6 Step-ups

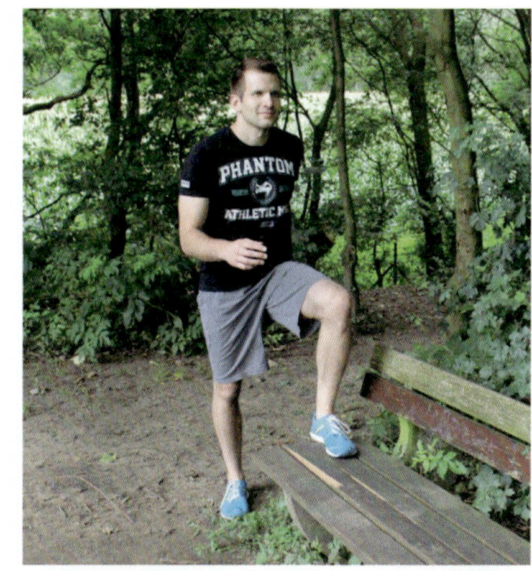


Stellen Sie sich vor die Bank und schauen Sie dabei in die Richtung der Bank. Nun wird der linke Fuß angehoben und auf der Bank abgesetzt (Bild oben).

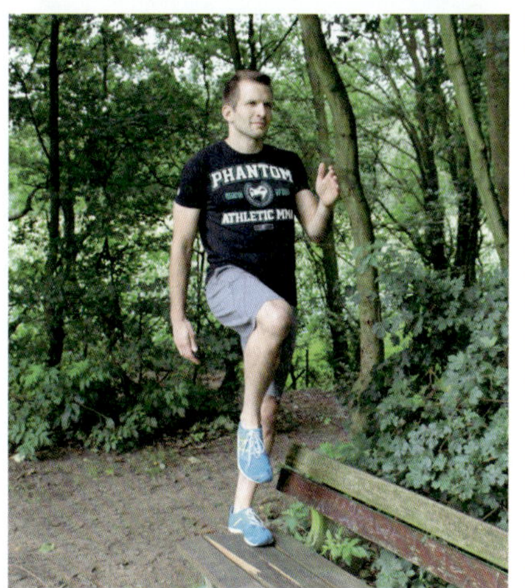


Ohne den rechten Fuß als Unterstützung zu nehmen, strecken Sie das linke Bein nun durch und heben das rechte Knie bis auf Hüfthöhe an. (Bild unten) Setzen Sie nun den rechten Fuß wieder auf dem Boden ab und verlagern Sie Ihr Gewicht dorthin. Nun nehmen Sie den linken Fuß wieder von der Bank und platzieren ihn neben dem rechten auf dem Boden. Bei der nächsten Wiederholung beginnen Sie mit dem rechten Fuß.

## 7 Liegestütz mit den Händen auf der Bank

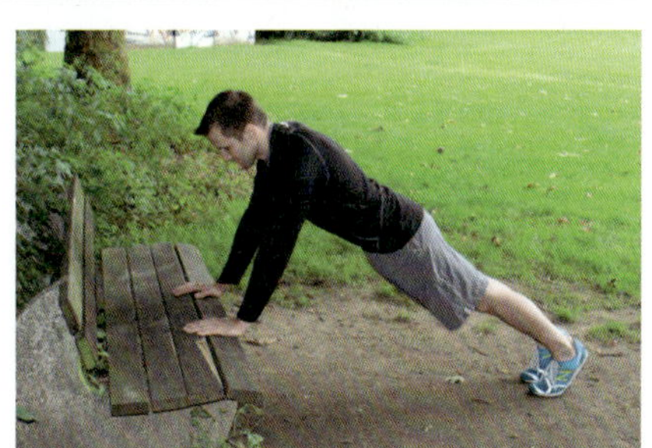

Nehmen Sie die Liegestützposition so ein, dass Ihre Hände auf der Bank abgestützt sind. Der Rücken ist gerade und bildet eine Linie mit den Beinen (Bild oben).

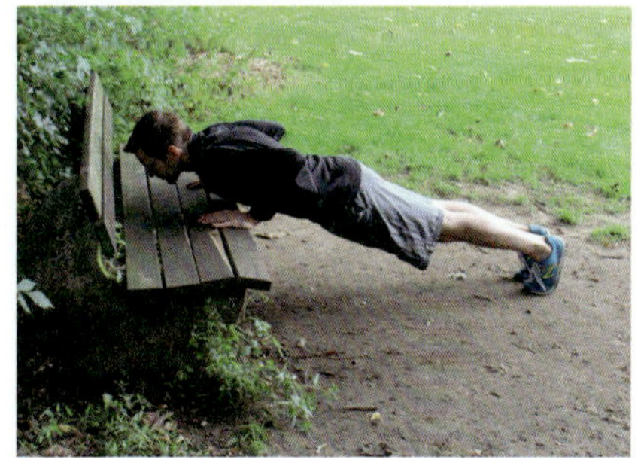

Der Abstand der Hände zueinander ist schulterbreit und die Ellbogen werden eng am Körper geführt, während sich die Arme beugen und strecken. Am unteren Wendepunkt sollte die Brust kurz die Bank berühren oder knapp über der Bank sein (Bild unten). Drücken Sie sich nun wieder nach oben und beginnen Sie mit der nächsten Ausführung.

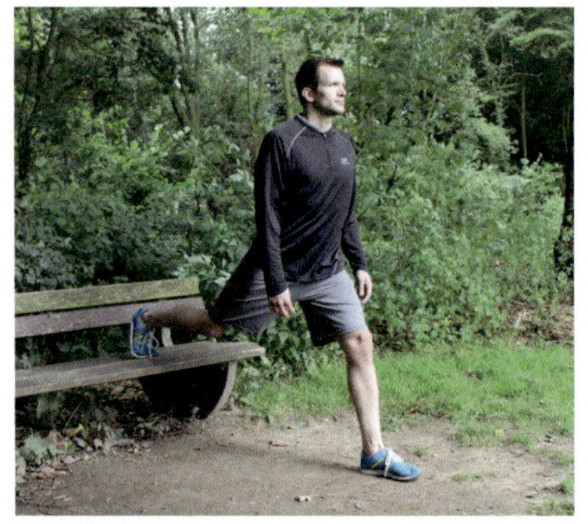

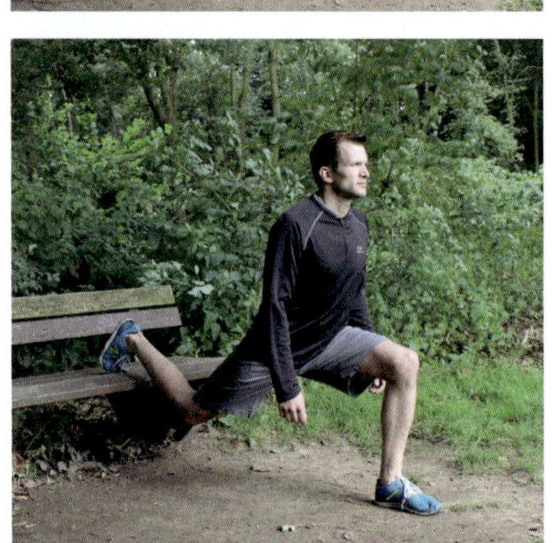

## 8 Ausfallschritte mit aufgestütztem hinteren Bein

Stellen Sie sich in den Ausfallschritt und stellen dabei Ihr hinteres Bein auf die Bank (Bild oben).

Nun beugen Sie das vordere Knie, bis der Oberschenkel in etwa waagerecht zum Boden ist. Ihr vorderes Knie darf sich dabei nicht über die Zehenspitzen hinausschieben (Bild unten). Von hier aus strecken Sie das Bein wieder fast durch und beginnen die nächste Wiederholung.

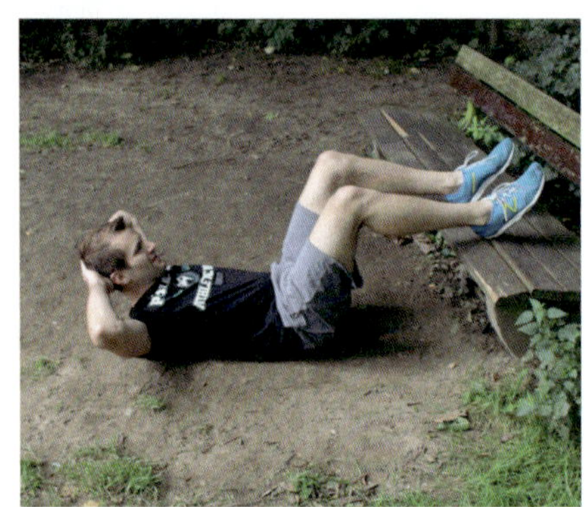

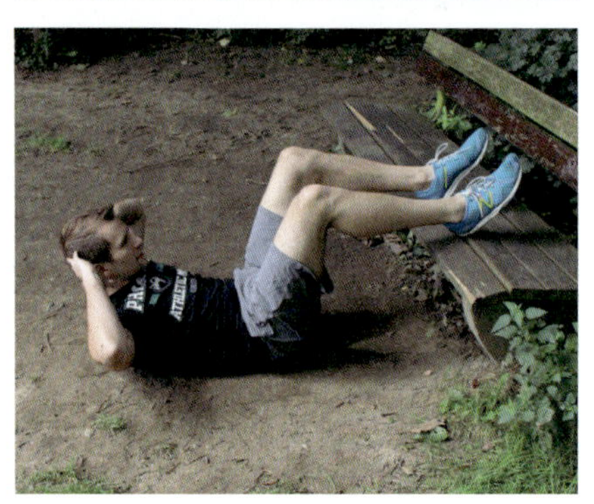

## 9 Crunches mit den Füßen auf der Bank

Legen Sie sich vor die Bank auf den Rücken und positionieren Sie die Unterschenkel auf der Bank. Der Kniewinkel beträgt dabei etwa 90° und der untere Rücken bleibt während der gesamten Bewegung auf dem Boden (Bild oben).

Rollen Sie nun den Oberkörper auf und heben Sie dabei die Schulterblätter vom Boden ab. In der oberen Position sollten Sie vollständig ausgeatmet haben und, wenn möglich, kurz halten (Bild unten). Senken Sie dann den Oberkörper langsam ab.

### 10 Toe-Tip

Stellen Sie sich vor die Bank und heben den rechten Fuß so an, dass die Zehenspitzen auf der Bank sind. Das Gewicht ruht weiterhin auf dem linken Fuß. Nun springen Sie so ab, dass Sie im Sprung einen Beinwechsel vollziehen können und bei der Landung die Zehen des linken Fußes auf der Bank aufsetzen (Bild). Eine Wiederholung ist vollendet, wenn sowohl der linke als auch der rechte Fuß auf der Bank war.

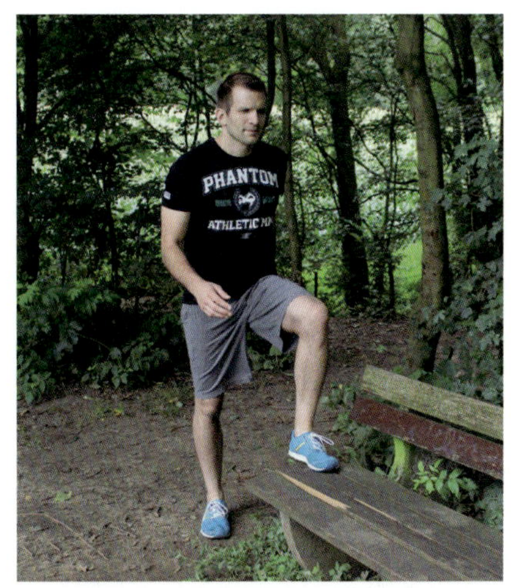

## 11.1.2 Push-up Challenge

Der *Liegestütz* ist der Klassiker unter den Übungen, die nur mit dem Körpergewicht ausgeführt werden. Er ist technisch nur mäßig anspruchsvoll, sodass er schnell zu lernen ist. Trotzdem trainiert er den Körper im Ganzen und kaum ein Muskel wird ausgelassen. Die Körpermitte muss extrem angespannt werden, um stabilisierend zu wirken und um ein Durchhängen zu vermeiden. Die Beine und das Gesäß werden ebenfalls angespannt und bilden eine Linie mit dem Oberkörper. Die dynamische Hauptarbeit verrichten aber die Arme und die Brust bzw. Schultern. Selbst der Rücken ist mit eingebunden in die Bewegung und wird gestärkt.

Der absolute Vorteil des Liegestützes ist, dass er immer und überall ausgeführt werden kann, gleichgültig, wo Sie gerade sind – jetzt bitte keine Diskussionen über Dixiklos, ich denke, Sie wissen, was ich meine. Ob Sie auf Geschäftsreise sind, im Urlaub oder einfach mal zu knapp bei Zeit, dass Sie den Weg ins Fitnessstudio nicht schaffen, der Liegestütz gewährleistet ein forderndes Ganzkörpertraining. Und genau das sind auch die Gründe, warum er überall ausgeführt wird: beim Militär, in Spezialeinheiten, beim Vereinstraining, aber auch im Schulsport (zumindest sollte es so sein).

Es gibt eine Vielzahl an Variationen des Liegestützes, die alle ihre besonderen Anforderungen haben. Einige betonen die Schulterpartie mehr, andere fordern den Core-Bereich intensiver, als es der Standardliegestütz macht. Wirklich herausfordernd wird es, wenn man mehrere Variationen direkt hintereinander macht, wie es bei diesem Zirkel der Fall ist. Alle Übungen werden 10 x ausgeführt, bevor zur nächsten gewechselt wird. Nehmen Sie die Zeit für den gesamten Zirkel und versuchen Sie, sich zu verbessern. Achten Sie auf die Technik und vernachlässigen Sie sie nicht zugunsten einer guten Zeit.

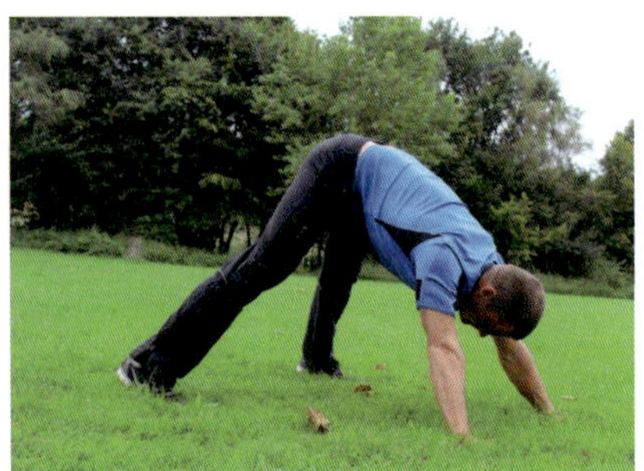

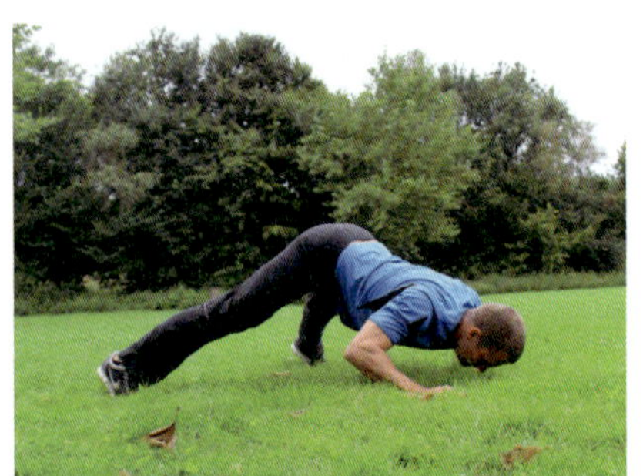

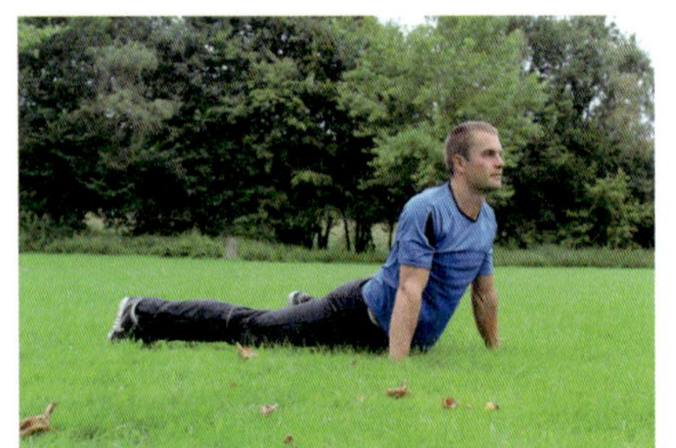

## 1 Dive-Bomber

Die Beine sind weiter als schulterbreit auseinander und gestreckt, sodass man in einer leichten Grätsche steht. Der Hüftwinkel beträgt etwa 90° und die Arme sind, wenn möglich, in einer Linie mit dem Oberkörper. Die Hände setzen flach auf dem Boden auf (Bild oben).

Von hier aus werden die Arme gebeugt und der Kopf zielt auf den Boden genau zwischen den Händen. Wenn die Stirn fast den Boden berührt, wird sie knapp über dem Boden nach vorne geschoben (Bild Mitte) und der Oberkörper folgt der Bewegung, sodass auch die Brust knapp über dem Boden ist.

Von hier aus werden die Arme durchgestreckt und die Hüfte ist dabei tief, sodass der Sportler im Hohlkreuz ist (Bild unten). Der Rückweg ist derselbe wie der Hinweg und eine Wiederholung ist beendet, wenn die Ausgangsposition wieder erreicht ist.

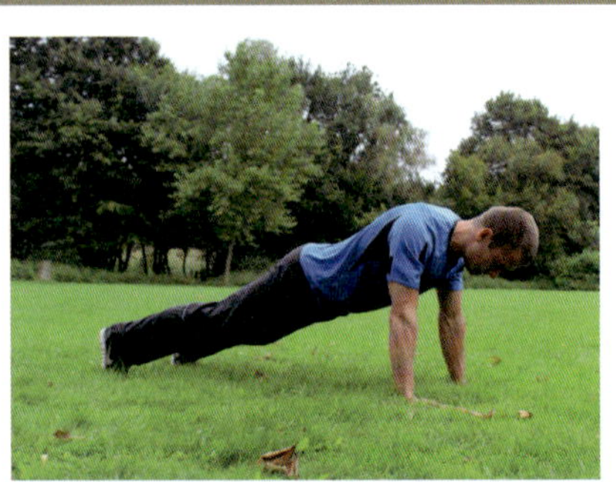

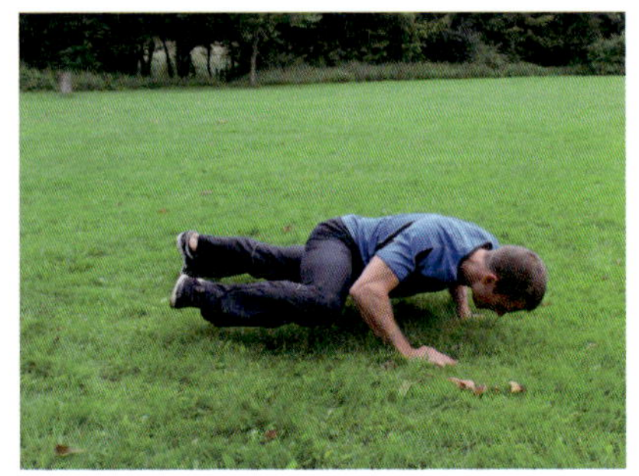

## 2 Knee-Check-Push-up

Startposition ist die Standardliegestützposition, in der Oberkörper und Beine eine Linie bilden. Die Arme sind schulterbreit auseinander und durchgestreckt (Bild oben).

Beim Absenken bleiben die Ellbogen nahe am Körper und ein Knie wird seitlich nach vorne geführt. In der unteren Position sollte der Oberschenkel mindestens im 90°-Winkel vom Körper abstehen, das Bein ist stark angewinkelt (Bild unten). Der Sportler steht jetzt nur noch auf drei Stützen: den Händen und einem Fuß. Beim Hochdrücken wird das angewinkelte Bein wieder zurückgeführt und neben dem noch stehenden Bein abgestellt. Bei jeder Wiederholung wird gewechselt. Diese Übung erfordert ein hohes Maß an Stabilität im Bereich der Körpermitte.

### 3 Knee-to-Opposite-Elbow-Push-up

Ausgangsstellung ist wiederum die Liegestützposition mit den Händen schulterbreit auseinander. Nun wird ein normaler Liegestütz mit eng am Oberkörper geführten Ellbogen ausgeführt (Bild oben).

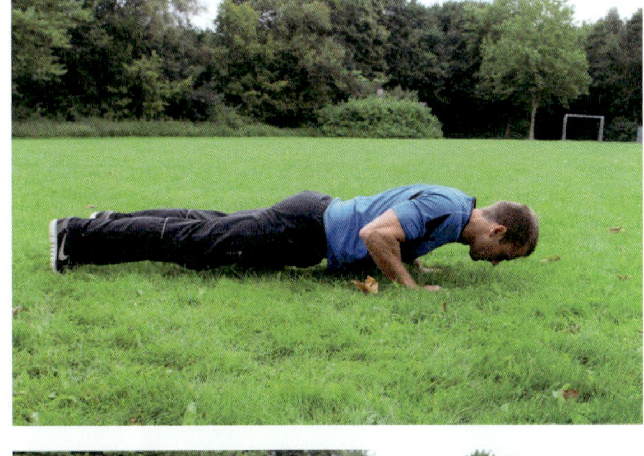

Beim Strecken der Arme wird nun ein Fuß vom Boden gehoben und das Knie zum gegenüberliegenden Ellbogen geführt. Sobald die Arme durchgestreckt sind, sollte das Knie fast den Ellbogen berühren, wobei der Oberkörper etwas eingerollt und der Bauch gepresst wird (Bild unten). Bei der nächsten Wiederholung wird entsprechend das andere Knie zum Ellbogen geführt.

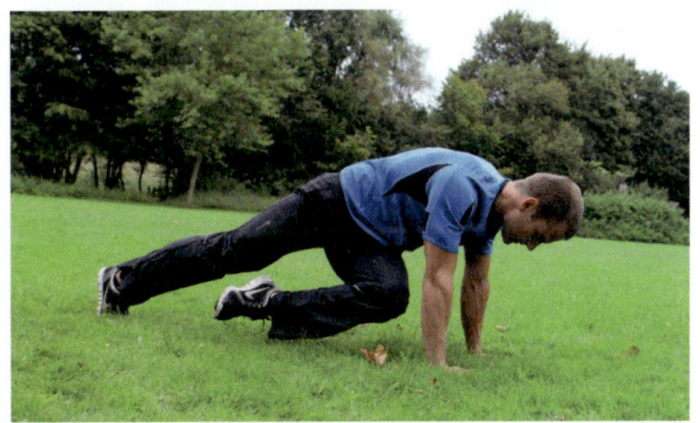

### 4 Pike-Push-up

Die Ausgangsposition ist wie beim Dive-Bomber, die Beine sind leicht gespreizt und der Hüftwinkel beträgt 90° (Bild oben).

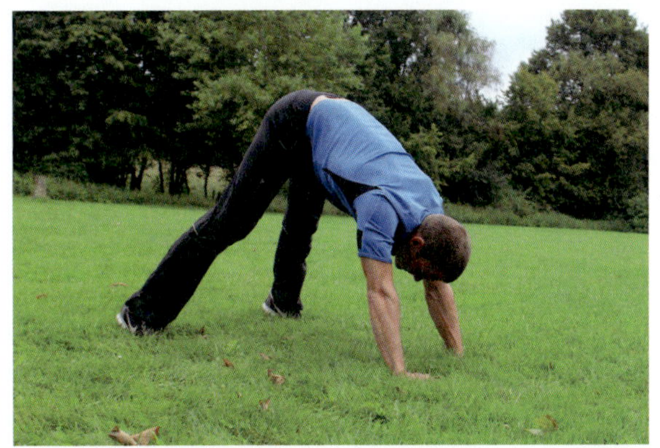

Die Arme sind auf der gleichen Linie wie der Oberkörper und werden so gebeugt, dass der Kopf in Richtung Boden zwischen den Händen geht (Bild unten). Kurz vor dem Aufsetzen wird sich zurück in die Ausgangsposition gedrückt. Diese Übung beansprucht die Schulter deutlich mehr als ein normaler Liegestütz.

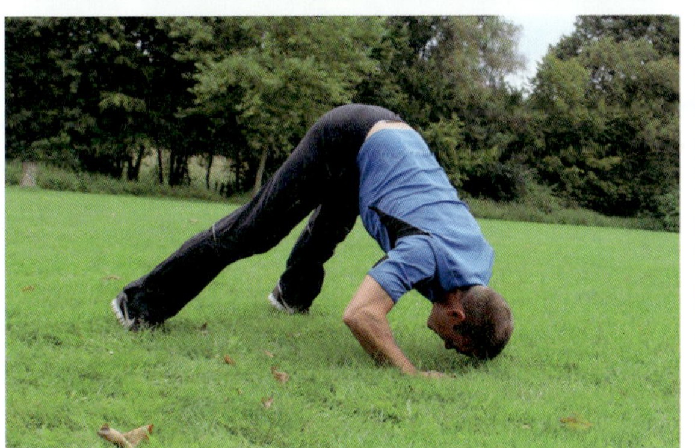

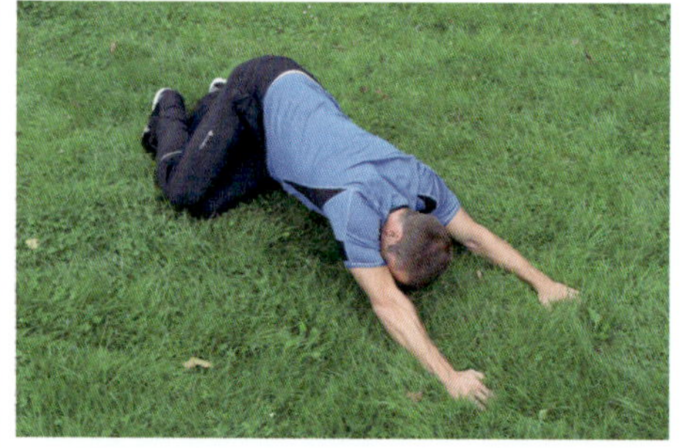

### 5 Corkscrew-Push-up

In der Ausgangsposition sind die Beine stark angewinkelt und die Arme gestreckt nach vorne abgestützt (Bild oben). Der Oberkörper ist parallel zum Boden. Die Knie sind eng zusammen und zeigen zur rechten Seite.

Nun wird die Brust knapp über dem Boden nach vorne geschoben, bis die Beine gestreckt sind. In dieser Position ist die Hüfte nicht mehr zur Seite gedreht und es wird die untere Liegestützposition eingenommen (Bild Mitte).

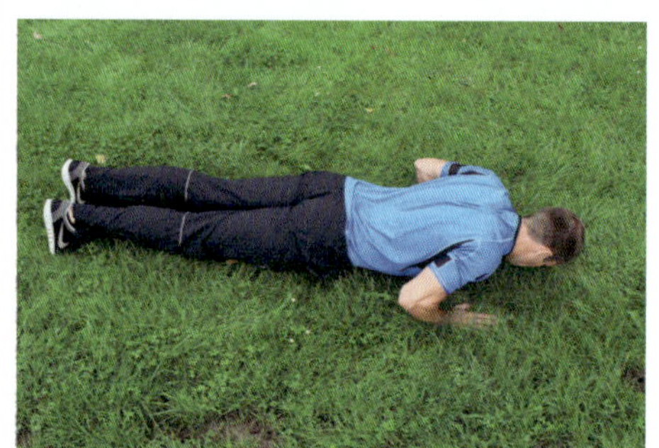

Der Sportler drückt sich nun zurück zur Ausgangsposition, während er nun die Beine zur anderen Seite anwinkelt.

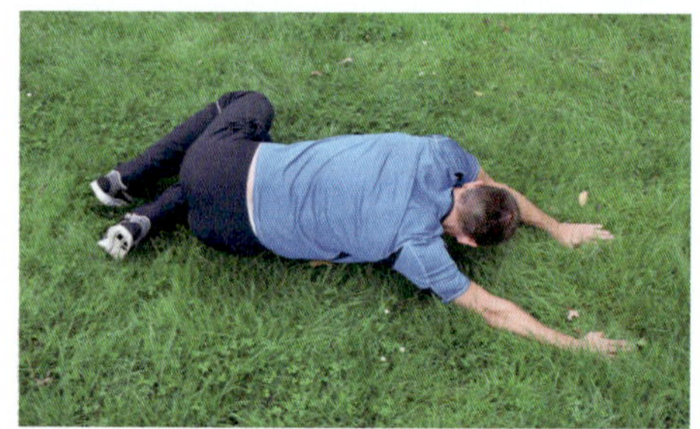

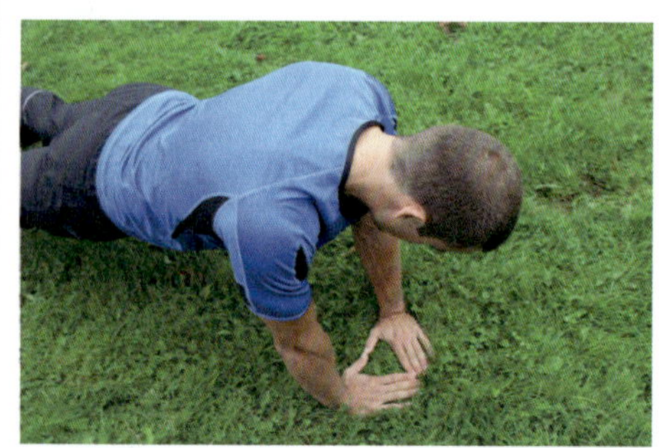

### 6 Diamond-Push-up

Diese Variation heißt so, weil die Hände direkt unter der Brust abgesetzt werden und Daumen und Zeigefinger sich jeweils berühren (Bild oben). Der Bereich dazwischen hat nun eine Diamantform.

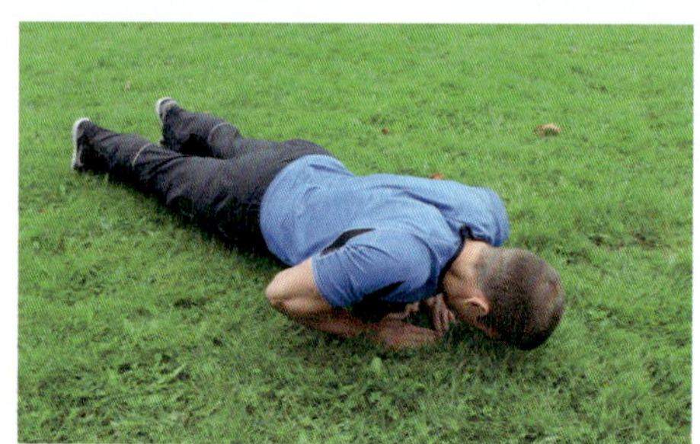

Mit eng anliegenden Ellbogen werden nun die Liegestütze ausgeführt (Bild unten).

### 7 Scorpion-Push-up

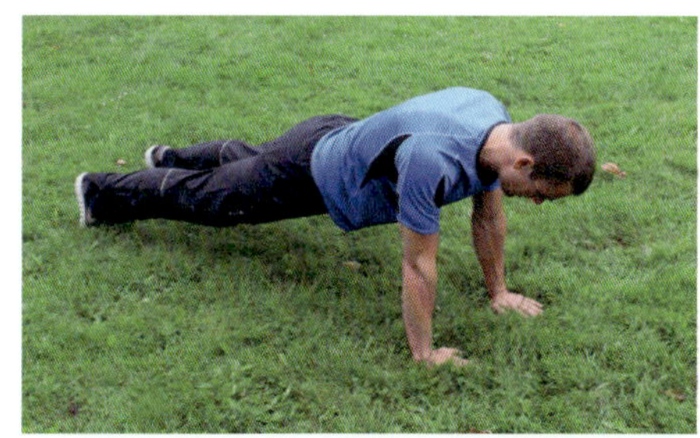

Der Sportler startet in der Liegestützposition mit angespannter Körpermitte und geradem Körper. Die Hände sind etwa schulterbreit auseinander (Bild oben).

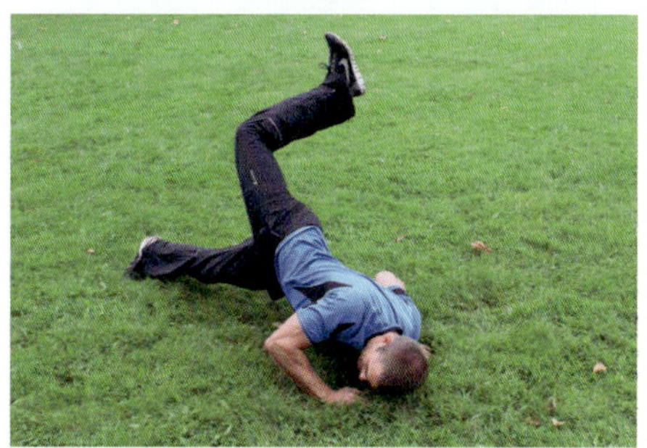

Beim Absenken des Körpers wird nun ein Bein angehoben und nach oben geführt. Der Fuß bewegt sich dabei in Richtung gegenüberliegender Schulter (Bilder Mitte und unten). In der unteren Liegestützposition hat der Sportler ein leichtes Hohlkreuz und durch das Anheben des Beins eine deutliche Gewichtsverlagerung in Richtung der Hände.

Der Rückweg ist entsprechend und der Fuß ist in der obersten Position wieder abgestellt. Bei jeder Wiederholung wird gewechselt.

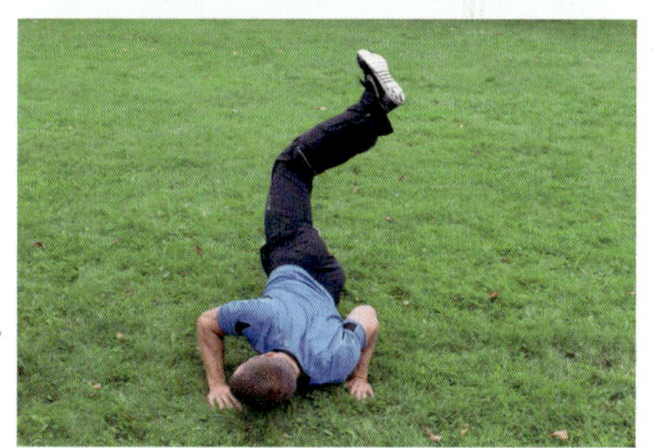

### 8 Push-up-to-Side-Plank

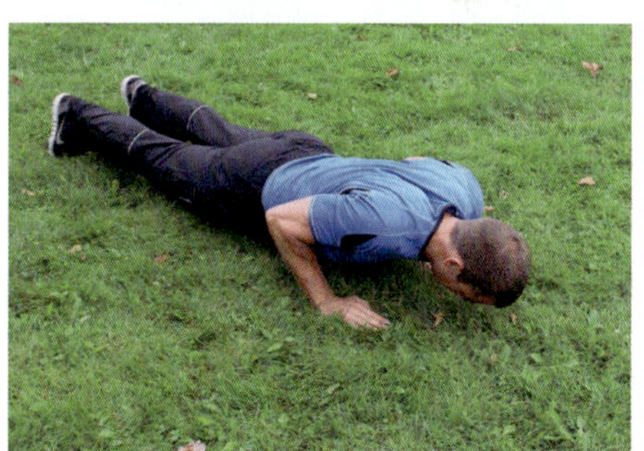

Diese Übung entwickelt die Körpermitte intensiver, also den Core. Gestartet wird in der normalen Liegestützposition mit den Händen schulterbreit auseinander und Oberkörper und Beine bilden eine Linie. Nun wird der Oberkörper normal abgesenkt, wobei die Ellbogen eng am Körper geführt werden (Bild oben).

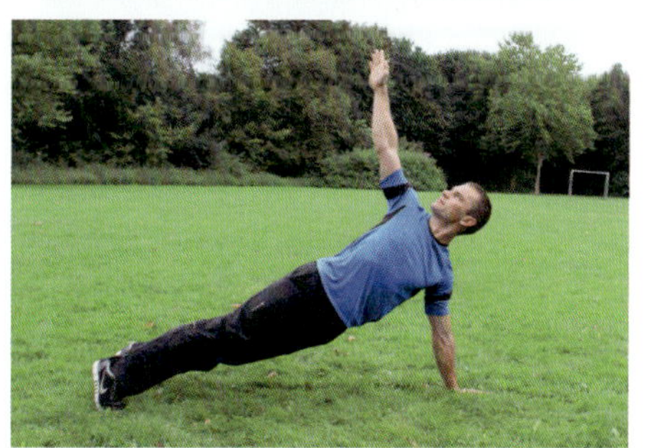

Von hier aus drückt sich der Sportler erneut nach oben und hebt in der obersten Position eine Hand vom Boden ab, dreht den Körper um seine Mittelachse und streckt den Arm senkrecht nach oben. Der Blick folgt dabei der oberen Hand (Bild unten). Danach wird sich zurückgedreht, die Hand wieder aufgesetzt und die nächste Wiederholung zur anderen Seite ausgeführt.

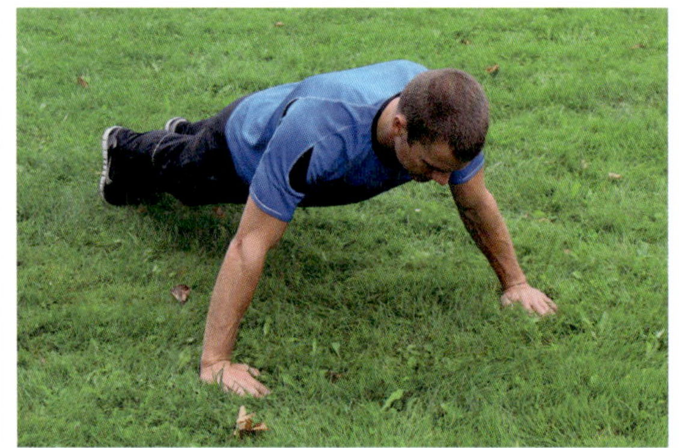

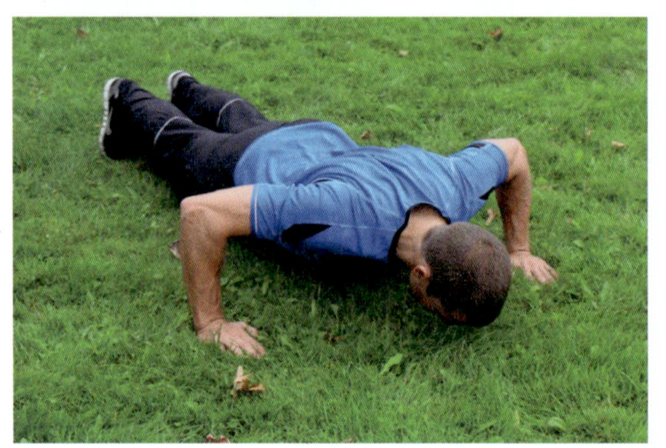

## 9 Wide Push-up

Die Hände sind dieses Mal nicht schulterbreit auseinander, sondern deutlich breiter. Oberkörper und Beine bilden eine Linie (Bild oben).

Beim Absenken zeigen die Oberarme im rechten Winkel nach außen und der Handabstand wurde passend gewählt, wenn in der untersten Position, wenn die Brust fast den Boden berührt, die Unterarme etwa senkrecht zum Boden stehen (Bild unten). Von hier aus wird sich wieder nach oben gedrückt. Diese Übung betont die Brustmuskeln deutlich mehr als die Liegestützvariationen mit eng angelegten Ellbogen.

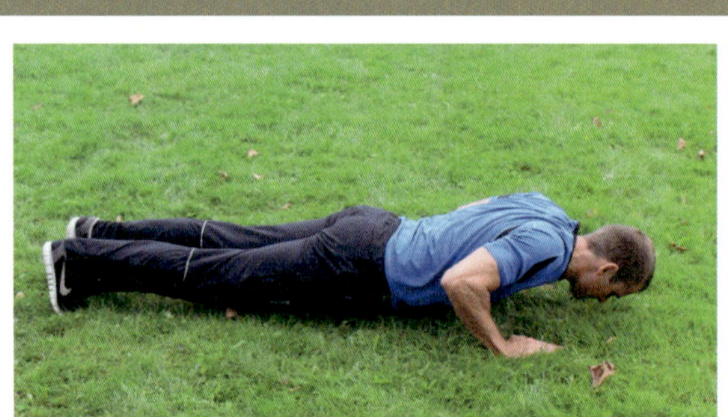

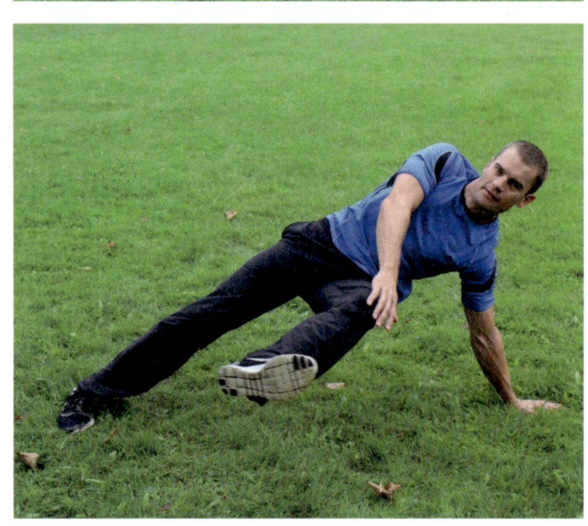

## 10 Opposite-Leg-Kick-Push-up

Aus der Liegestützposition, mit den Händen schulterbreit auseinander und dem Körper in einer geraden Linie, senkt der Sportler sich ab, bis die Brust kurz vor dem Boden ist (Bild oben).

Von hier aus drückt sich der Sportler wieder nach oben. In der oberen Position hebt das linke Bein und der rechte Arm vom Boden ab und der Körper dreht um seine Längsachse nach rechts. Das linke Bein wird also unter dem Körper hindurch auf die rechte Seite geführt und dort gestreckt (Bild unten). Die rechte Hand wird in Richtung des linken Fußes geführt, bevor sich der Sportler wieder zurückdreht und in die Liegestützposition geht. Bei der nächsten Wiederholung wird die andere Seite ausgeführt.

## 11.1.3 Leg Challenge

Die Wichtigkeit eines guten Beintrainings wird oft verkannt. Natürlich sehen starke und muskulöse Arme oft beeindruckend aus, aber im Alltag und bei sportlichen Belastungen sind es vor allem der Core und die Beine, die zählen. Um die Kraftausdauer der Beine zu trainieren, werden die aufgeführten Übungen je 20 x ausgeführt, bevor mit der nächsten Übung begonnen wird. Obwohl eine Bestzeit für diesen Zirkel angestrebt wird, dürfen auch hier nicht die jeweiligen Techniken darunter leiden.

### 1 Kniebeugen

Gestartet wird im Stand, die Füße etwa schulterbreit auseinander. Die Zehen zeigen dabei nicht gerade nach vorne, sondern zeigen leicht nach außen. Der Rücken ist gerade und die Arme können an den Körper genommen (Bild oben) oder nach vorne gerichtet werden.

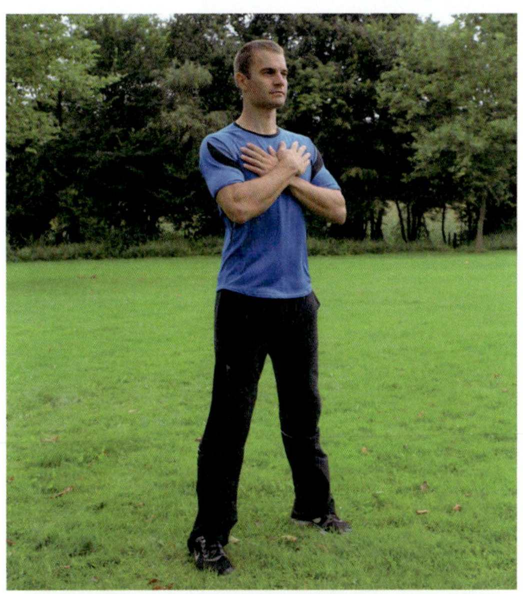

Nun werden die Knie gebeugt, sodass diese sich in die Richtung bewegen, in die auch die Zehen zeigen. Der Rücken geht dabei in ein leichtes Hohlkreuz und der Oberkörper ist aufgerichtet. Die untere Position ist erreicht, wenn das Gesäß auf Kniehöhe oder tiefer ist (Bild unten). Aus gesundheitlicher Sicht ist es besser, tiefer als Kniehöhe zu gehen, denn bei waagerechten Oberschenkeln ist der Druck auf die Kniescheibe am größten. Der Sportler drückt sich nun so weit hoch, bis die Knie fast durchgestreckt sind. Bei kompletter Streckung des Kniegelenks verlagert sich die Last von den Muskeln auf die Knochen und Gelenke, was den Trainingseffekt mindert. Während der gesamten Bewegung verlassen die Fersen nicht den Boden. Dann wird mit der nächsten Wiederholung begonnen.

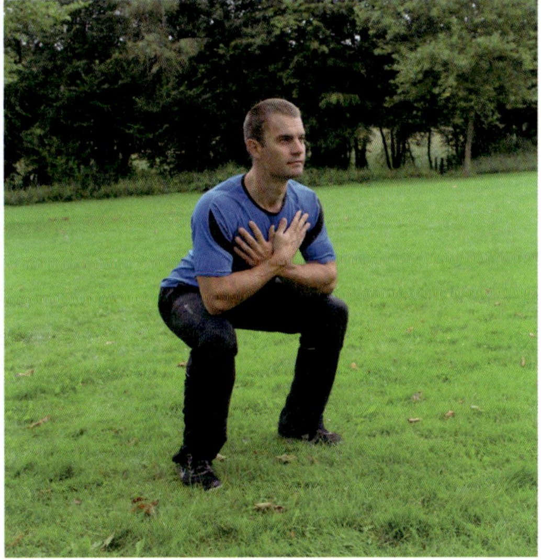

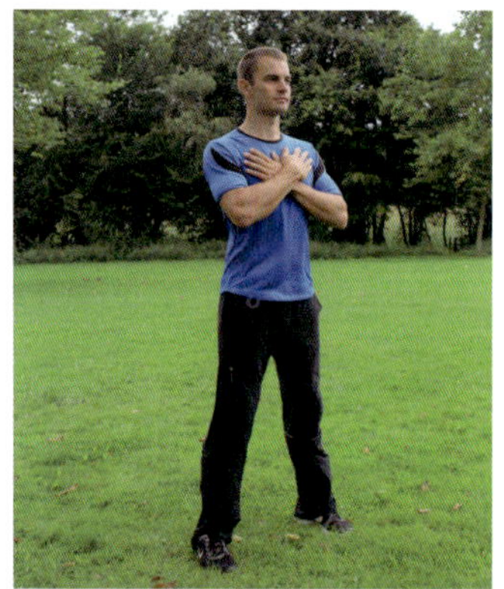

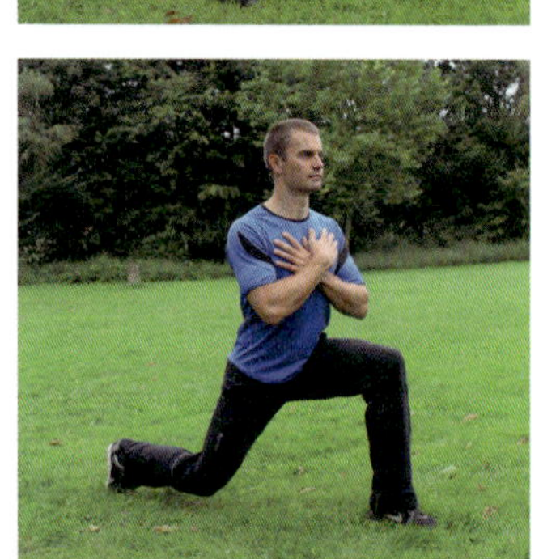

## 2 Ausfallschritte nach vorne

Aus dem Stand mit den Füßen schulterbreit auseinander und mit aufgerichtetem Oberkörper (Bild oben) macht der Sportler einen großen Ausfallschritt nach vorne.

Dabei ist keines der Knie gestreckt, sodass die Muskeln des vorderen Beins den Schwung abfangen müssen. Nun wird das vordere Knie so weit gebeugt, ohne dass das Knie über die Zehen hinauszeigt, bis das hintere Knie fast den Boden berührt (Bild unten). Der Sportler stößt sich nun ab und kehrt zurück in die Ausgangsstellung. In der nächsten Wiederholung wird die andere Seite ausgeführt.

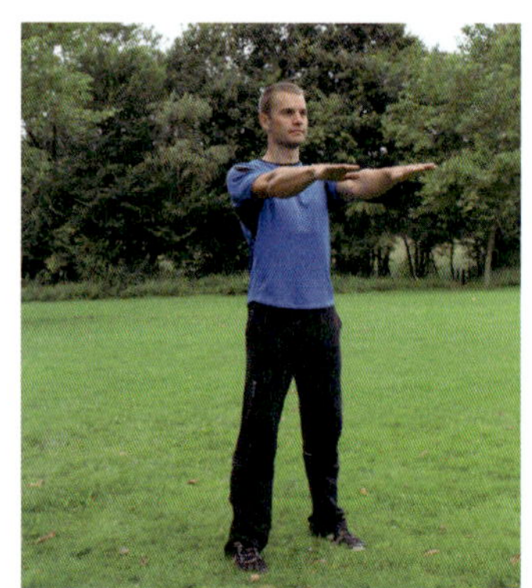

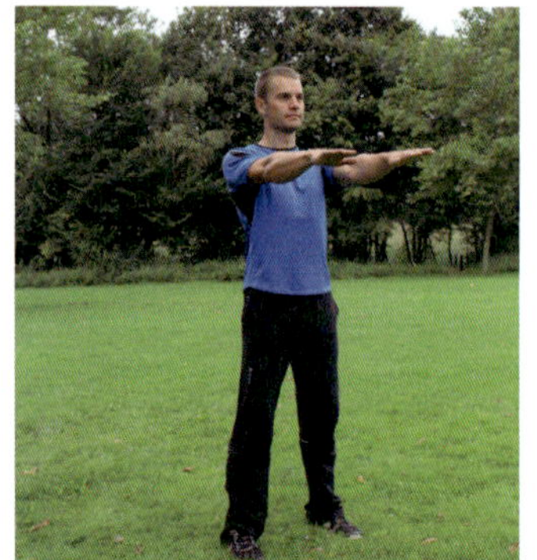

## 3 Hindu Kniebeugen

Ausgangsposition ist wie bei den Kniebeugen ein aufrechter Stand, die Füße sind schulterbreit auseinander und die Arme gestreckt nach vorne gerichtet (Bild oben).

Nun werden die Arme gebeugt und die Hände zu den Schultern geführt, die Handflächen zeigen dabei nach vorne. Während nun die Arme in Richtung unten gestreckt werden, beugt der Sportler die Knie und senkt seinen Körper mit aufrechtem Oberkörper ab. Im Gegensatz zu den Standardkniebeugen wird das Gewicht auf die Ballen verlagert und die Fersen verlassen den Boden, sodass der Sportler in der untersten Position fast auf den Fersen sitzt (Bild unten). Von hier aus werden die Arme gestreckt nach vorne geführt und die Beine wieder gestreckt, bis sie fast durchgestreckt sind. In der obersten Position sollten die Arme wieder nach vorne zeigen.

## 4 Ausfallschritte nach hinten

Der Sportler stellt sich aufrecht hin mit den Füßen schulterbreit auseinander und den Armen eng am Körper (Bild oben) oder sie locker vor dem Körper haltend.

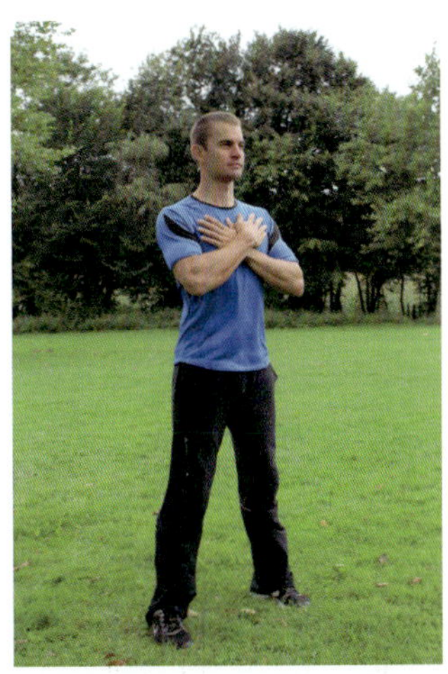

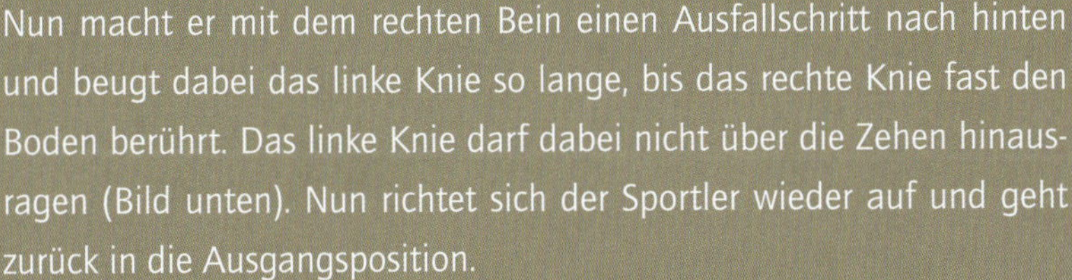

Nun macht er mit dem rechten Bein einen Ausfallschritt nach hinten und beugt dabei das linke Knie so lange, bis das rechte Knie fast den Boden berührt. Das linke Knie darf dabei nicht über die Zehen hinausragen (Bild unten). Nun richtet sich der Sportler wieder auf und geht zurück in die Ausgangsposition.

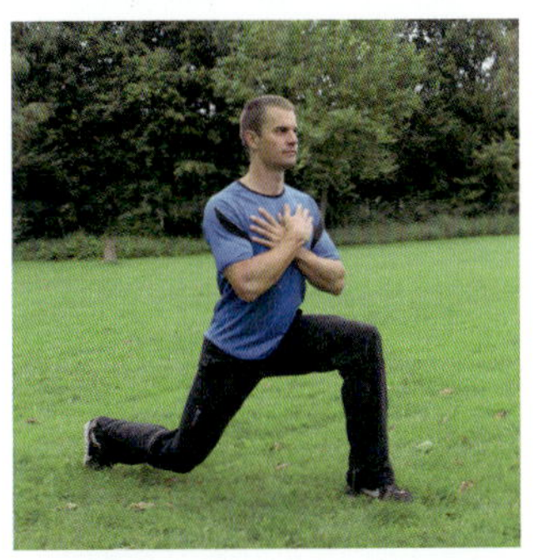

## 5 Prisoner Squat

In einer leichten Grätsche stehend, mit den Zehen deutlich nach außen gedreht, werden die Hände hinter dem Kopf verschränkt (Bild oben).

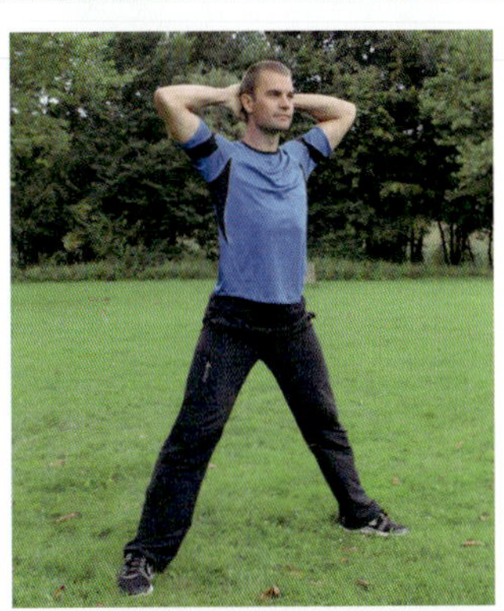

Nun werden die Beine so weit gebeugt, bis die Oberschenkel etwa waagerecht sind (Bild unten). Der Oberkörper ist dabei aufrecht und nicht nach vorne gebeugt. Aus dieser Position geht der Sportler zurück in die Ausgangsstellung, ohne die Knie ganz durchzudrücken und damit die Belastung von den Muskeln zu nehmen.

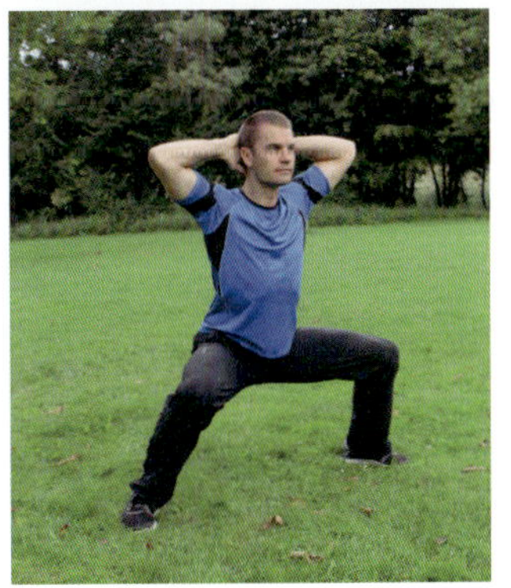

## 11.1.4 Burpee Challenge

Eigentlich wird hier kein normaler *Burpee* gemacht, sondern eine Variation, die das Ganze ein wenig, sagen wir mal, herausfordernder macht. Macht man diese Übung 100 x, so ist das nicht nur eine sehr große Herausforderung an die Kraftausdauer, sondern ebenfalls an die Leistungsfähigkeit des Herz-Kreislauf-Systems. Starten Sie die Stoppuhr und beginnen Sie mit der Übung. Machen Sie so viele Pausen wie nötig und wenn Sie merken, es geht gar nicht mehr, dann hören Sie auf! Bei Anfängern reichen oftmals schon 30 Burpees, um die persönlichen Grenzen kennenzulernen. Also, es geht los: 100 Burpees auf Zeit. Aber bitte mit korrekter Technik!

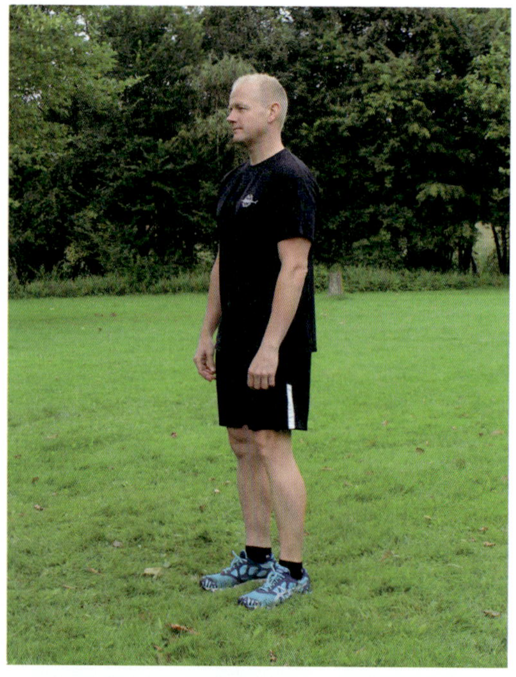

Die Ausgangsposition ist der aufrechte Stand, die Füße sind nicht zu weit auseinander (Bild oben). Die Arme hängen locker am Körper herab.

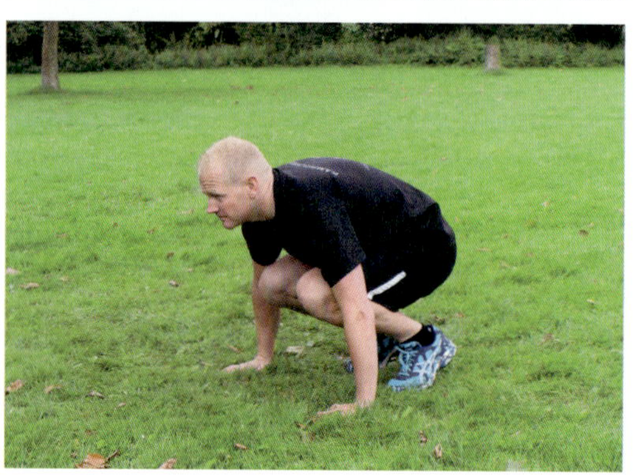

Nun wird eine Kniebeuge ausgeführt, wobei das Gewicht auf die Fußballen verlagert wird und die Hände sind schulterbreit vor den Füßen aufgesetzt. Der Sportler befindet sich nun in der Hocke (zweites Bild).

Das Gewicht verlagert sich nun auf die Hände und der Sportler springt mit beiden Füßen gleichzeitig ab und streckt die Beine so nach hinten aus, dass er in der Liegestützposition landet und Oberkörper und Beine eine Linie bilden (drittes Bild).

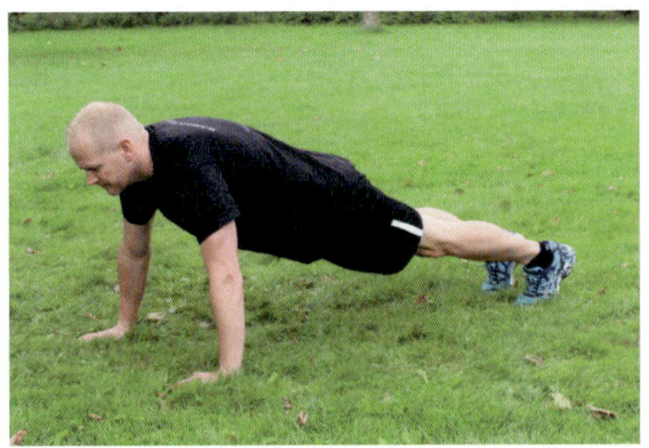

Nun wird ein Liegestütz ausgeführt, wobei die Ellbogen eng am Körper bleiben und in der unteren Position die Brust fast den Boden berührt (viertes Bild).

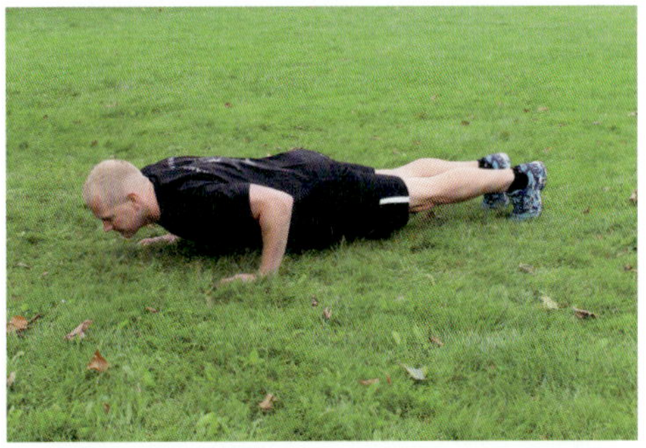

Nachdem die Arme wieder durchgestreckt sind, springt der Sportler in die Hockposition zurück (fünftes Bild).

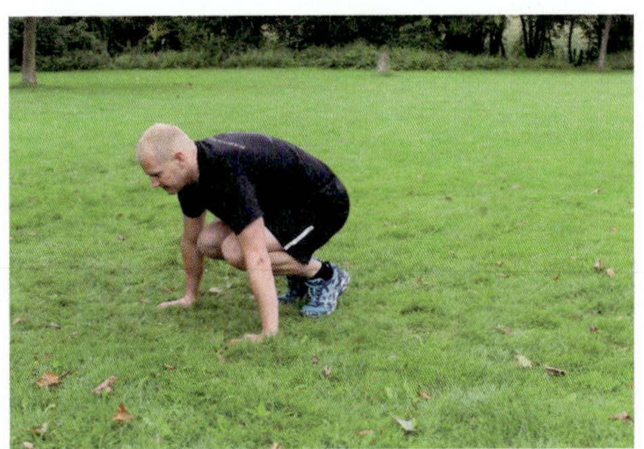

Er verlagert das Gewicht auf die Fußballen und führt einen Strecksprung aus (Bild unten). Nach der Landung kann mit der nächsten Wiederholung begonnen werden.

Als erstes Ziel sollten Sie die 10-min-Marke anpeilen, später dann auf 5 min reduzieren. Viel Erfolg!

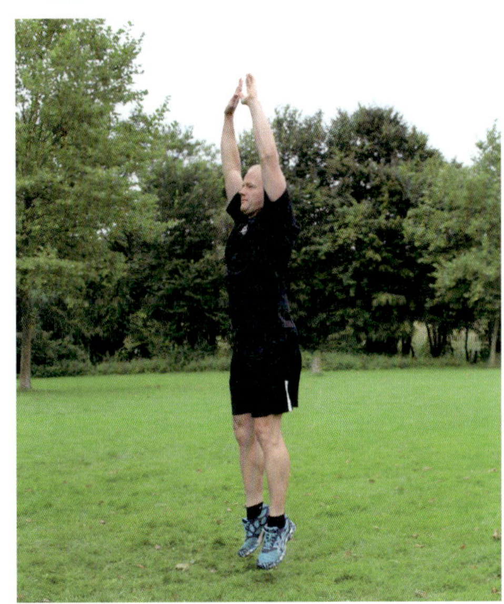

### 11.1.5 The Classics

Diese Übungsfolge findet man in vielen Fitnesskonzepten, und -systemen und zwar mit Recht. Durch diese drei Übungen lässt sich der gesamte Körper mit relativ wenig Aufwand trainieren und jeder Muskel wird dabei belastet. Es handelt sich dabei um Klimmzüge, Liegestütze und Kniebeugen.

Es gibt verschiedene Möglichkeiten, diese Übungen aneinanderzureihen.

#### Wiederholungsmethode

Dazu nimmt man sich eine Wiederholungszahl für die Klimmzüge, die man gut schaffen kann. Bei einer maximalen Leistung von sieben Klimmzügen kann das die Anzahl fünf sein. Für die Liegestütze wird die Anzahl verdoppelt, also auf 10 erhöht. Dasselbe gilt für die Kniebeugen, die dann 20 x ausgeführt werden. Beispiel könnten also sein:

1-2-4
2-4-8
3-6-12
usw.

Ein Satz besteht aus der Durchführung aller drei Übungen in der gewählten Wiederholungszahl. Nun werden 10 Sätze auf Zeit ausgeführt, wobei zwischen den Übungen keine Pause gelassen wird, aber nach jedem Satz 60 s. Wenn alle Übungen entsprechend oft ausgeführt wurden, wird die Anzahl der Klimmzüge beim nächsten Mal um eins erhöht, wobei sich die anderen Übungswiederholungen auch entsprechend steigern.

#### Zeitmethode

Hier wird eine Zeit ausgewählt, z. B. 10 min, und die drei Übungen werden nach obigem Prinzip ausgeführt. Also immer wieder z. B. ein Klimmzug, zwei Liegestütze und vier Kniebeugen. Es sollte keine Pause gemacht werden, bis die Zeit vorbei ist. Wer die Anzahl der Klimmzüge z. B. mit sieben gewählt hat, aber nach 5 min immer schon nach dem dritten eine Pause machen muss, der sollte beim nächsten Mal die Anzahl reduzieren. Diese Methode steigert vor allem die Kraftausdauer und die Leistungsfähigkeit des Herz-Kreislauf-Systems.

## 1 Pull-up (Klimmzug)

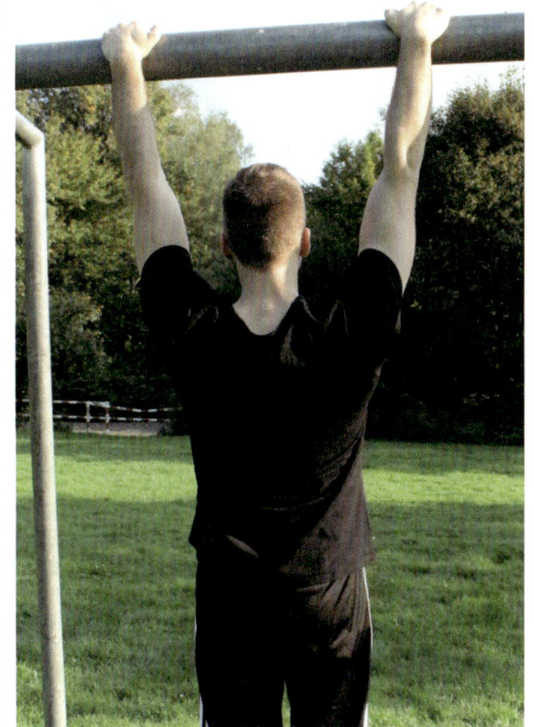

Die Stange oder der Ast werden im Ristgriff, also mit Blick auf den Handrücken, etwas weiter als Schulterbreite, gefasst. Die Arme sind gestreckt und die Schultern werden nach unten gezogen, sodass ein möglichst großer Abstand zwischen Schultern und Ohren entsteht (Bild oben).

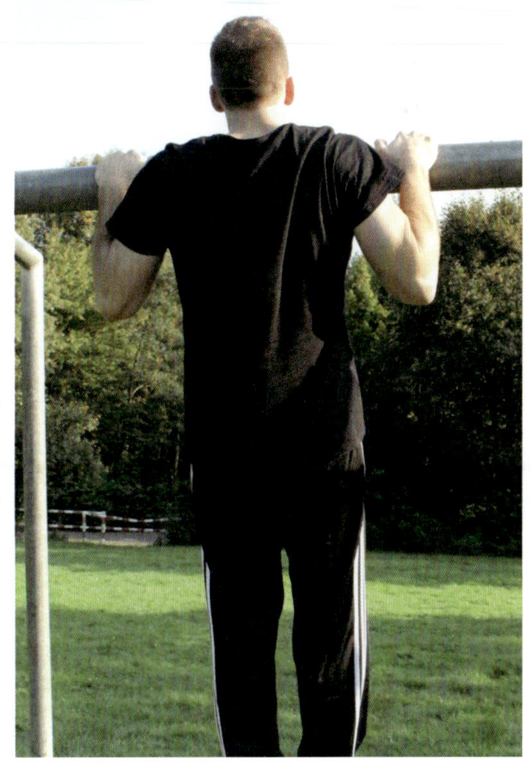

Nun wird, ohne Schwung zu holen, der Oberkörper nach oben gezogen, bis das Kinn über der Stange ist (Bild unten). Danach werden die Arme wieder kontrolliert gestreckt, bis die Ausgangsposition erreicht ist. Auch auf Zeit ist die Technik entscheidend, das Schwungholen kann die Schultern so sehr belasten, dass sie Schaden nehmen.

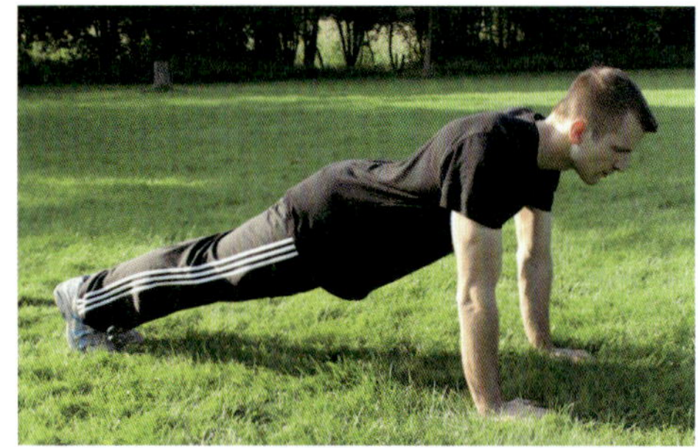

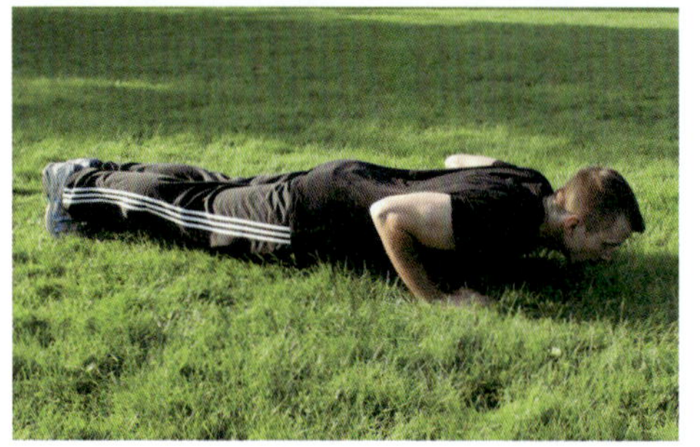

## 2 Push-up (Liegestütz)

Die Hände sind schulterbreit auseinander und die Beine gestreckt auf einer Linie mit dem Oberkörper, nun wird der Liegestütz gestartet (Bild oben).

Die Ellbogen werden beim Absenken nahe am Oberkörper geführt und die unterste Position ist erreicht, wenn die Brust knapp über dem Boden ist (Bild unten). Aus dieser Position drückt sich der Sportler so weit hoch, bis die Arme fast gestreckt sind. Gerade bei eintretender Müdigkeit ist darauf zu achten, dass der Rücken gerade bleibt und der Bauch die Körpermitte ausreichend stabilisiert. Vermeiden Sie das Hohlkreuz ebenso wie das erhöhte Gesäß!

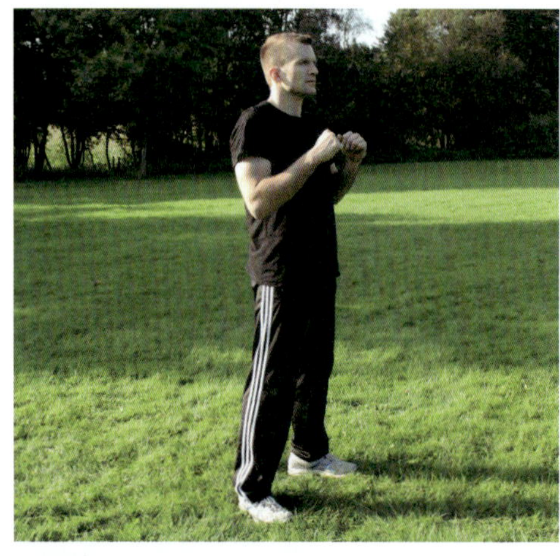

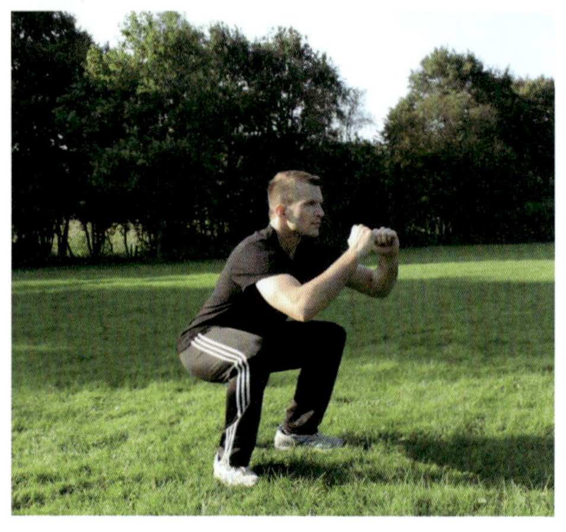

## 3 Squat (Kniebeuge)

Gestartet wird im Stand, die Füße sind etwa schulterbreit auseinander. Die Zehen zeigen dabei nicht gerade nach vorne, sondern zeigen leicht nach außen. Der Rücken ist gerade und die Arme sind vor dem Körper (Bild oben).

Nun werden die Knie gebeugt, sodass diese sich in die Richtung bewegen, in die auch die Zehen zeigen. Der Rücken geht dabei in ein leichtes Hohlkreuz und der Oberkörper ist aufgerichtet. Die untere Position ist erreicht, wenn das Gesäß tiefer als die Knie ist (Bild unten). Oft wird gesagt, dass schon dann die Richtung gewechselt werden soll, wenn die Oberschenkel waagerecht sind. Dies ist aber genau die Position, in der die Kräfte im Knie am größten sind. Der Sportler drückt sich nun so weit hoch, bis die Knie fast durchgestreckt sind. Bei kompletter Streckung des Kniegelenks verlagert sich die Last von den Muskeln auf die Knochen und Gelenke, was den Trainingseffekt mindert. Während der gesamten Bewegung verlassen die Fersen nicht den Boden. Dann wird mit der nächsten Wiederholung begonnen.

## 11.1.6 Pull-up Challenge

Der *Klimmzug* ist eine wunderbare Übung, um den Rücken in seiner Gesamtheit zu entwickeln. Die Schultern und Schulterblätter werden vom mittleren und unteren Teil des Trapezius nach unten und hinten gezogen, der breite Rückenmuskel, der die V-Form des Rückens ausmacht, zieht die Arme zum Körper, unterstützt von der Brustmuskulatur und dem langen Teil des Trizeps. Dazu kommen viele stabilisierende Muskeln, die ebenfalls trainiert werden. All diese Muskeln helfen dabei, dem Oberkörper Stabilität zu verleihen und damit die Gesundheit des Rückens zu fördern.

Durch die Variationsmöglichkeiten, die es bei den Klimmzügen gibt, ist es möglich, den Rücken aus verschiedenen Winkeln und mit unterschiedlichen Belastungen zu trainieren. Die folgende Übungsfolge belastet die Muskulatur sehr umfangreich, sowohl dynamisch als auch statisch. Des Weiteren wird die Ausführung zu sehr aufgepumpten Unterarmen führen.

Wählen Sie eine Anzahl von Wiederholungen, bei der Sie alle fünf Übungen nacheinander ausführen können. Also beispielsweise 3 x Übung 1, 3 x Übung 2 etc. Ist das irgendwann möglich, erhöhen Sie die Wiederholungszahl um eins.

### 1 Pull-up

Der klassische Pull-up oder Klimmzug beginnt mit dem Ristgriff und einem Handabstand von etwas mehr als Schulterbreite. Die Arme sind gestreckt und die Schultern nach unten gezogen, sodass ein möglichst großer Abstand zwischen Schultern und Ohren entsteht (Bild oben).

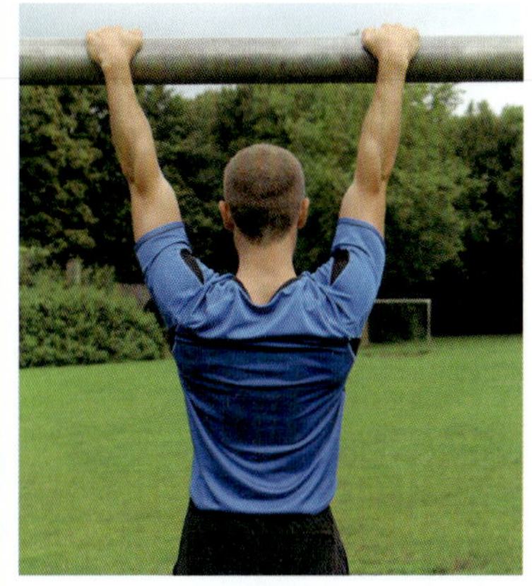

Nun wird, ohne Schwung zu holen, der Oberkörper nach oben gezogen, bis das Kinn über der Stange ist (Bild unten). Danach werden die Arme wieder kontrolliert gestreckt, bis die Ausgangsposition erreicht ist. Auch auf Zeit ist die Technik entscheidend, das Schwungholen kann die Schultern so sehr belasten, dass sie Schaden nehmen. Das ist auch die Variante, die im Militär für Tests genutzt wird.

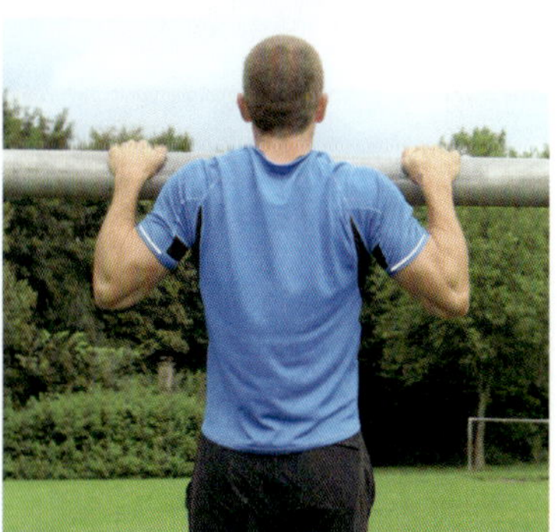

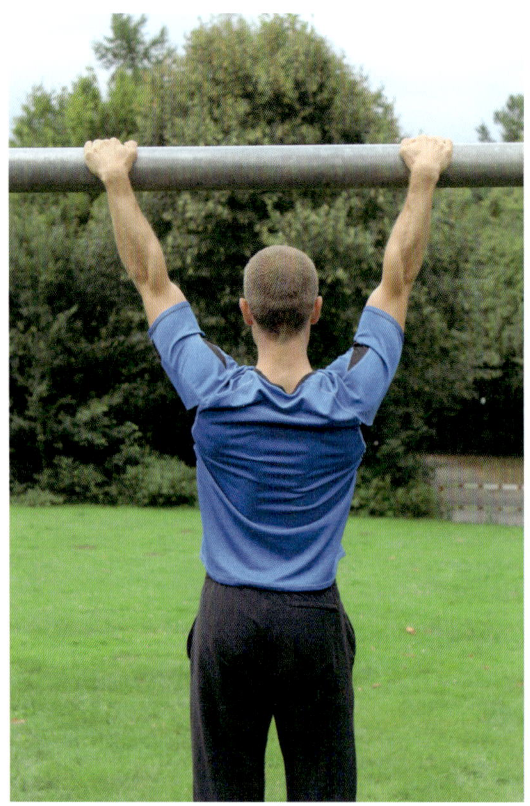

### 2 Wide-Grip-Chin-to-Hand-Pull-up

Die Hände umfassen die Stange etwas breiter als beim Standard-Pull-up im Ristgriff (Bild oben).

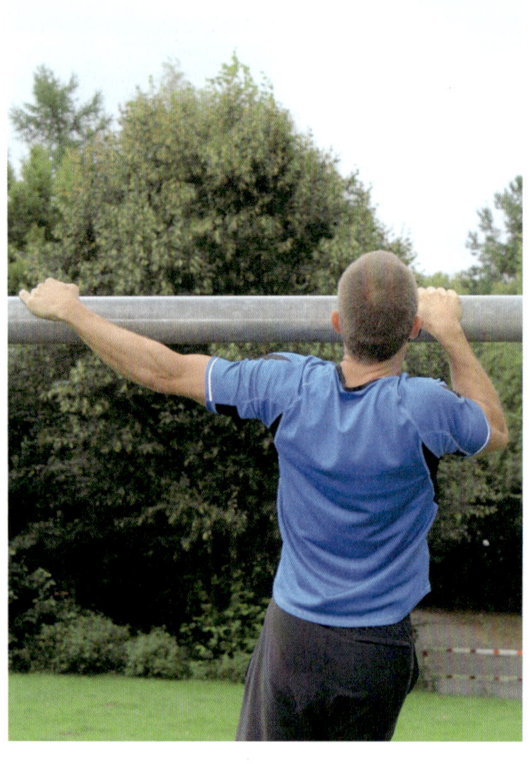

Nun wird das Kinn zur rechten Hand geführt, bis es über der Stange ist (Bild unten). Von hier aus wird der Körper ganz normal wieder kontrolliert abgesenkt und eine Wiederholung ist beendet. Bei der nächsten Wiederholung geht das Kinn zur linken Hand.

### 3 Triangel-Pull-up

Für diese Variante des Klimmzugs fassen Sie die Stange etwas breiter als beim klassischen Pull-up. Die Hände sind wiederum im Ristgriff (Bild oben).

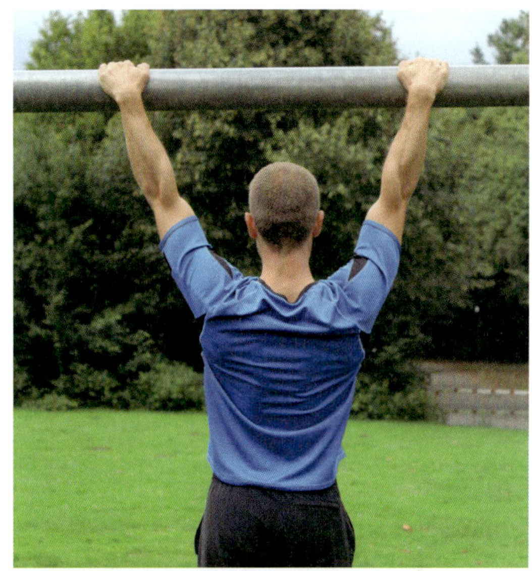

Nun ziehen Sie sich hoch und zwar mit dem Kinn in Richtung der rechten Hand (Bild Mitte). Die Wiederholungen starten von hier, denn das ist die Ausgangsposition. Der rechte Arm sollte nun stark angewinkelt sein, der linke hingegen fast gestreckt.

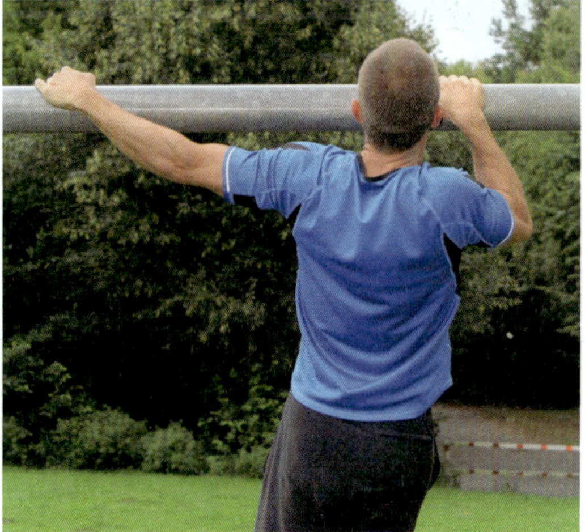

Führen Sie nun das Kinn, über der Stange bleibend, zur linken Hand, bis der rechte Arm fast gestreckt ist (Bild unten) und senken Sie den Körper danach kontrolliert wieder ab. Eine Wiederholung ist beendet, wenn Sie die Anfangsposition wieder erreicht haben.

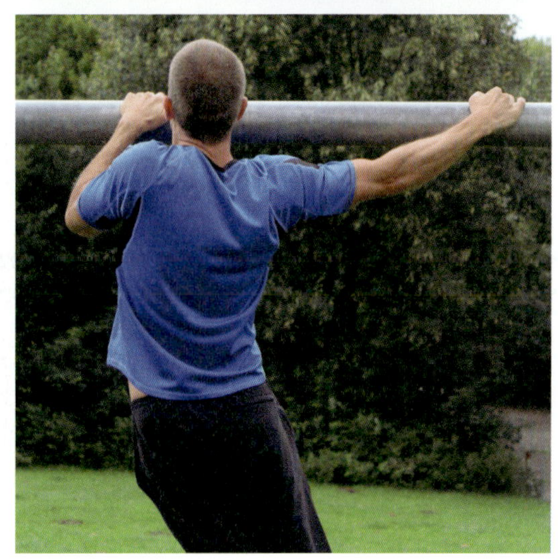

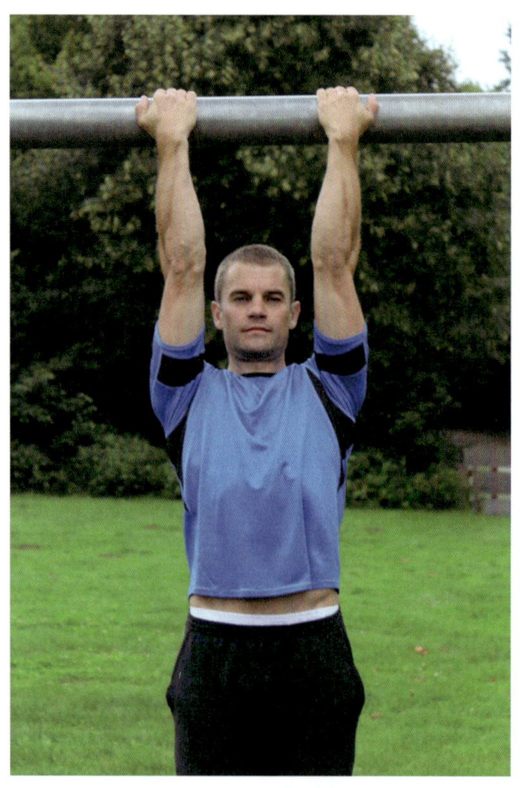

## 4 Chin-up

Eine der leichtesten Übungen, an einer Stange hängend, das Kinn über diese zu heben, ist der Chin-up. Die Stange wird dabei in Schulterbreite im Kammgriff umfasst, d. h., dass die Finger in Richtung des Gesichts zeigen. Die Arme sind durchgestreckt, wenn die Wiederholung beginnt (Bild oben).

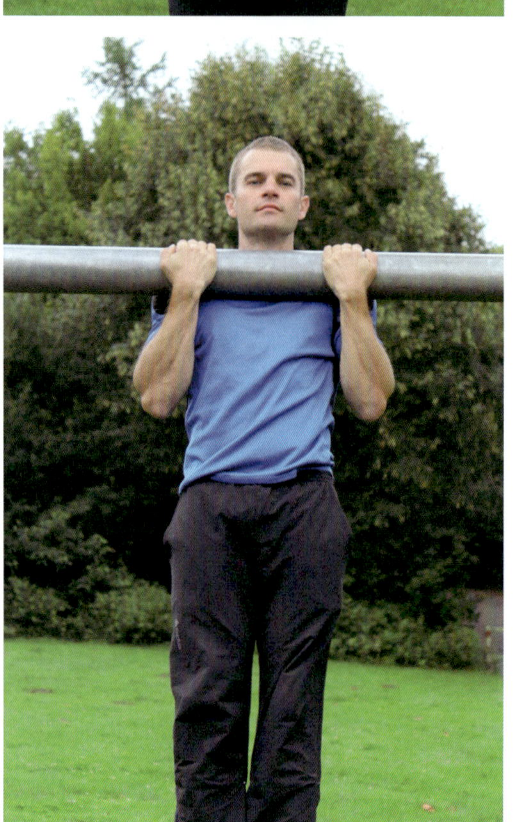

Nun werden die Arme so weit angewinkelt, bis das Kinn über der Stange ist (Bild unten). Von hier aus senken Sie sich langsam ab und beenden die Wiederholung, wenn die Arme wieder lang sind. Diese Variante ermöglicht einen verstärkten Einsatz der Arme, was die Übung deutlich einfacher macht im Vergleich zu den anderen Varianten.

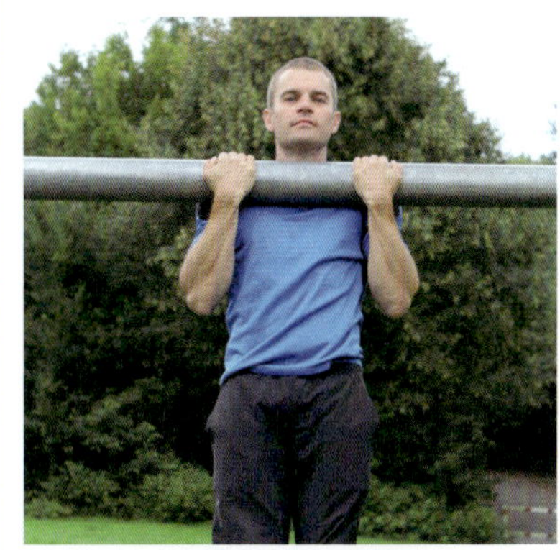

### 5 Switching-Hand-Chin-up-Holds

Die Hände umfassen die Stange in etwas geringerem Abstand als Schulterbreite mit einem Kammgriff. Ziehen Sie sich nun hoch, bis das Kinn über der Stange ist (Bild oben).

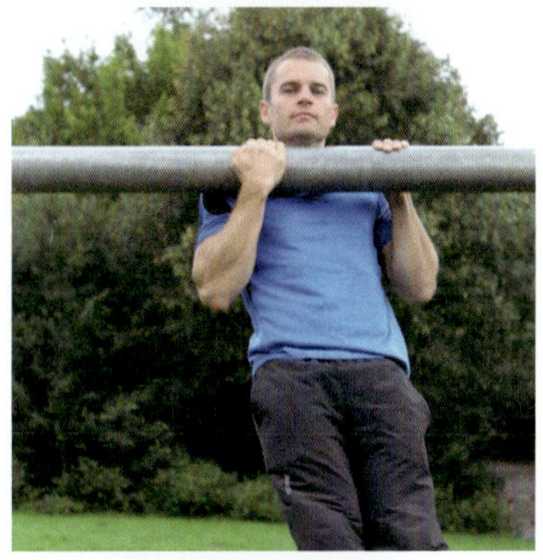

Nun lösen Sie zuerst die linke Hand und wechseln vom Kammgriff in den Ristgriff (zweites Bild).

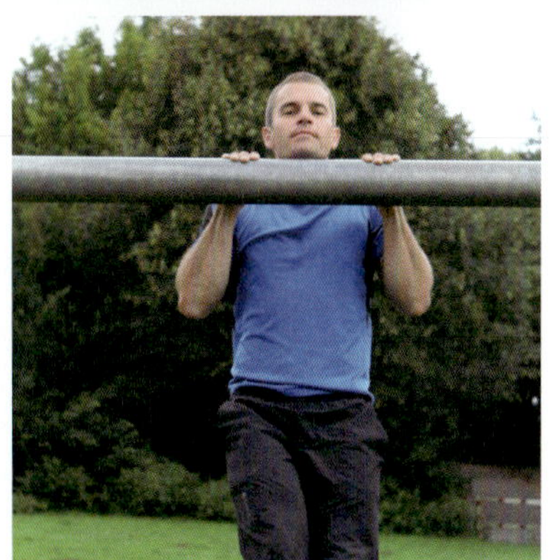

Danach tun Sie dasselbe mit der rechten Hand und achten dabei darauf, dass das Kinn nicht unter die Stange sackt (drittes Bild).

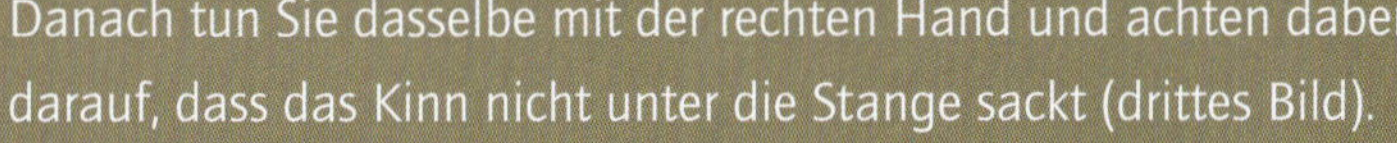

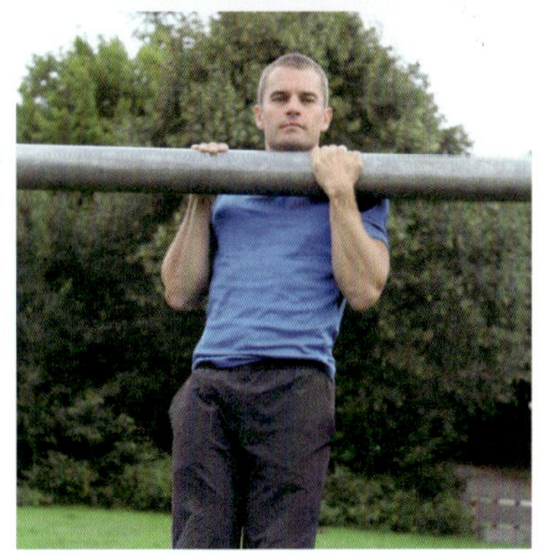

Nun startet der Wechsel zurück, indem die linke Hand wieder vom Ristgriff in den Kammgriff wechselt (Bild unten) und die linke Hand wieder folgt. Wenn beide Hände erneut im Kammgriff sind (Bild oben), ist eine Wiederholung beendet.

## 11.1.7 Bodyweightcardio I

Eine Möglichkeit, das Herz-Kreislauf-System mittels Körpergewichtsübungen zu trainieren, ist das Ausführen von verschiedenen Fortbewegungsarten. Obwohl auch hier die Technik, wie bei allen anderen Übungen, im Vordergrund steht, werden die Übungen auf Zeit ausgeführt. Alle vier Übungen werden ohne Pause hintereinander über eine Strecke von etwa 30 m ausgeführt, der Rückweg wird jeweils gesprintet.

### 1 Crocodile Walk

Gestartet wird in einer modifizierten Liegestützposition, die Arme sind leicht versetzt, mit der rechten Hand vorne und der linken Hand weiter hinten. Dabei ist das linke Bein gestreckt und das rechte Bein so weit angewinkelt, dass das rechte Knie vor dem rechten Ellbogen ist. Die Hüfte ist dabei tief, die Arme sind angewinkelt und der Oberkörper ist etwa parallel zum Boden (Bild). Nun wird im Kreuzgang vorwärts gegangen, also während die rechte Hand nach vorne gesetzt wird, geht der linke Fuß ebenfalls nach vorne. Am Ende der Bewegung ist das rechte Bein durchgestreckt und das linke Knie stark angewinkelt und vor dem linken Ellbogen. Während der Bewegung wird der Oberkörper nicht angehoben. Die andere Seite ist entsprechend. Diese Bewegung benötigt eine gute Körperspannung im Core-Bereich und hilft bei der Entwicklung der Kraft und Kraftausdauer im Schultergürtel.

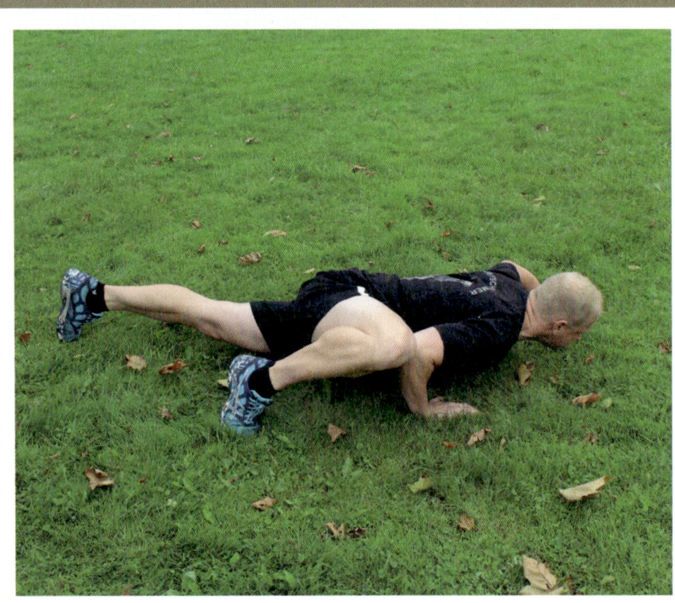

## 2 Army Crawl

Hier handelt es sich um eine der Standardfortbewegungsmethoden der Armee. Sie wird genutzt, um sich im Schutze von Mauern, Bäumen oder Ähnlichem vorwärts zu bewegen. Dazu legen Sie sich auf den Boden und stützen sich auf den Ellbogen auf. Während der linke Ellbogen nach vorne geführt wird, winkeln Sie das rechte Bein seitlich an (Bild oben). Nun stoßen Sie sich mit dem rechten Bein ab und ziehen sich gleichzeitig mit dem linken Ellbogen nach vorne, sodass das linke Bein seitlich angewinkelt werden kann und der rechte Ellbogen vorne abgesetzt wird. Die weitere Bewegung ist entsprechend mit der anderen Seite.

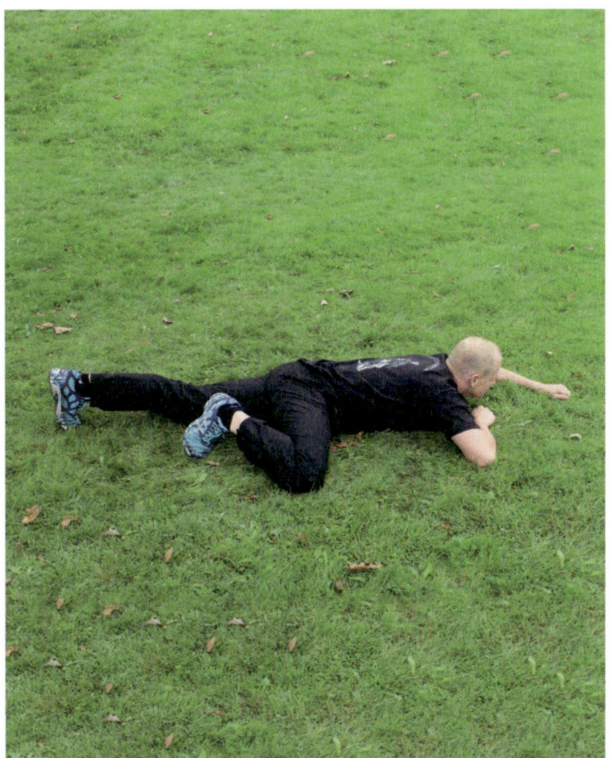

## 3 Duck Walk

Gehen Sie in die Hocke und verlagern Sie dabei das Gewicht auf die Fußballen, sodass Sie mit dem Gesäß auf Ihren Fersen sitzen. Der Oberkörper ist dabei aufrecht und die Hände sind hinter dem Kopf verschränkt, die Ellbogen zeigen nach außen (Bild unten). Gehen Sie nun vorwärts und bleiben Sie dabei in dieser tiefen Position.

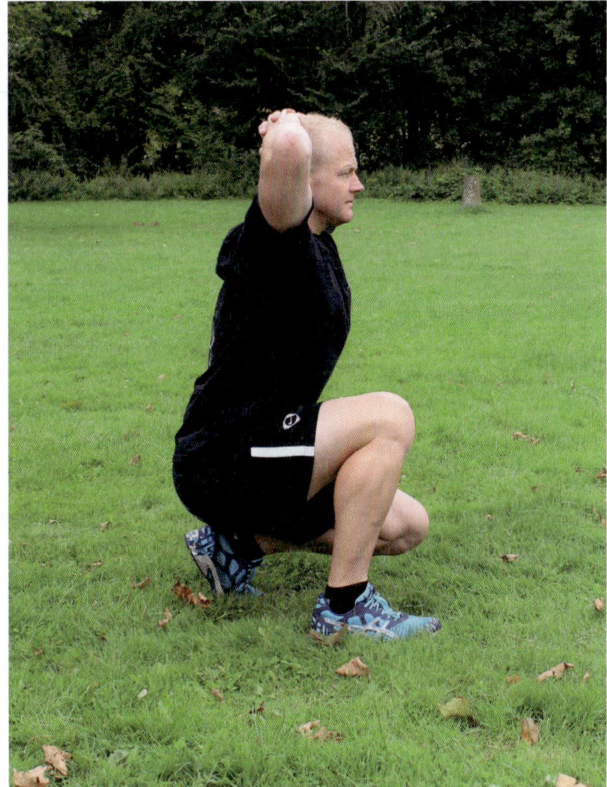

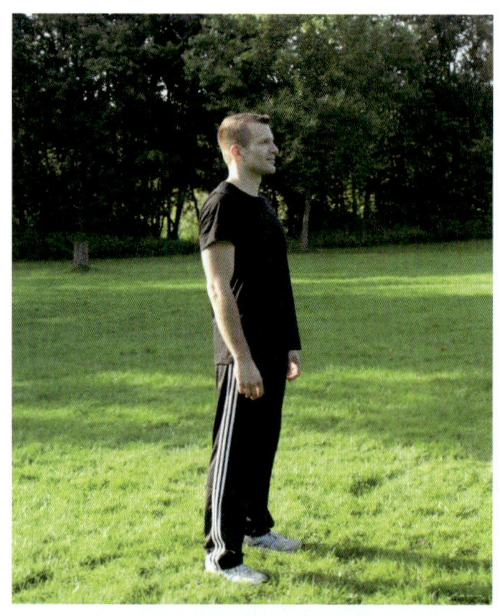

## 4 Frog Hops

Stellen Sie sich zu Beginn aufrecht hin mit den Füßen schulterbreit auseinander (Bild oben).

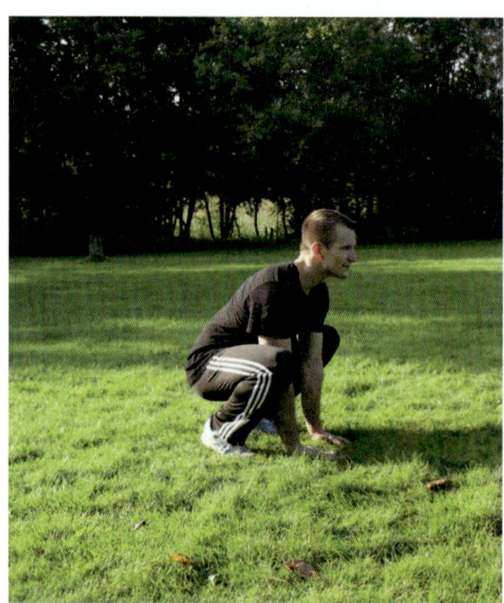

Gehen Sie nun in die tiefe Hockposition, sodass Ihre Hände den Boden berühren können. Die Knie zeigen dabei nach außen und die Arme sind zwischen den Knien (Bild Mitte). Der größte Teil des Körpergewichts bleibt aber auf den Fußballen.

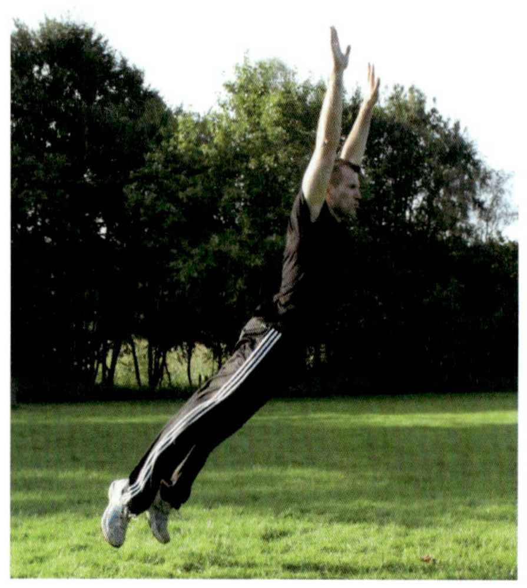

Von hier aus stoßen Sie sich nun nach vorne ab, indem die Beine gestreckt werden. Die Arme werden dabei schon nach oben gerichtet (Bild unten). Bei der Landung setzen zuerst die Füße auf und es wird sofort eine Hockposition eingenommen, um die nächste Wiederholung zu beginnen.

## 11.1.8 Bodyweightcardio II

Wer gerade nicht den nötigen Platz hat, um Lauftraining zu machen oder nur mal eben schnell eine Kardioeinheit in seinen Tagesablauf integrieren will, der kann auch stationär mit dem eigenen Körpergewicht sein Herz-Kreislauf-System fordern. Führen Sie die folgenden vier Übungen nacheinander und ohne Pause mit einer Wiederholungszahl von je 25 aus, sodass Sie am Ende eines Durchgangs 100 Wiederholungen gemacht haben.

### 1 Burpee

Als klassische Militärübung kommen die Burpees immer wieder in den Zirkeln vor, so wie auch hier.

Gestartet wird im aufrechten Stand, die Füße sind nicht weiter als eine Handbreit auseinander, die Arme hängen locker am Körper herunter (Bild oben).

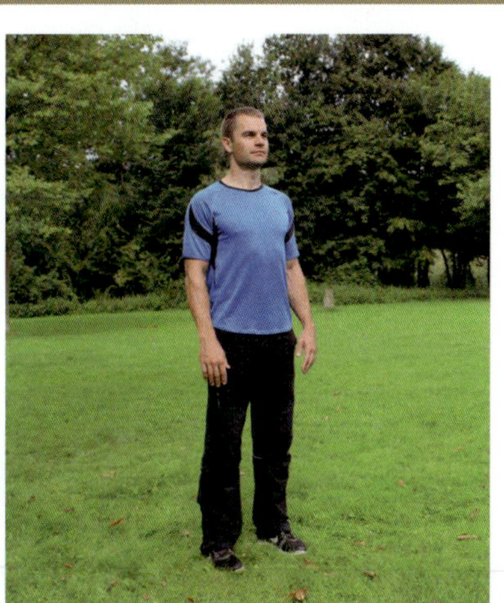

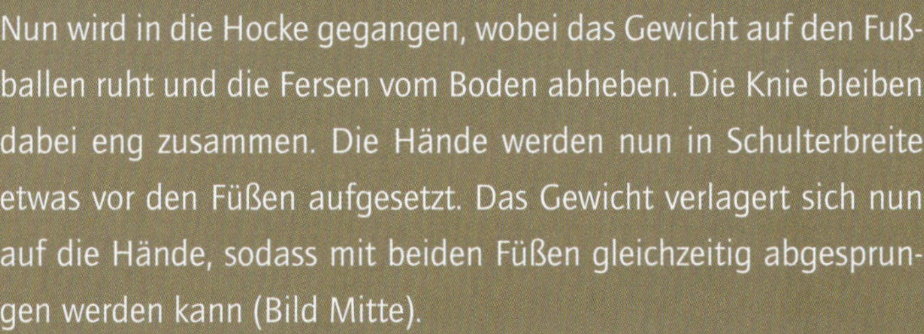

Nun wird in die Hocke gegangen, wobei das Gewicht auf den Fußballen ruht und die Fersen vom Boden abheben. Die Knie bleiben dabei eng zusammen. Die Hände werden nun in Schulterbreite etwas vor den Füßen aufgesetzt. Das Gewicht verlagert sich nun auf die Hände, sodass mit beiden Füßen gleichzeitig abgesprungen werden kann (Bild Mitte).

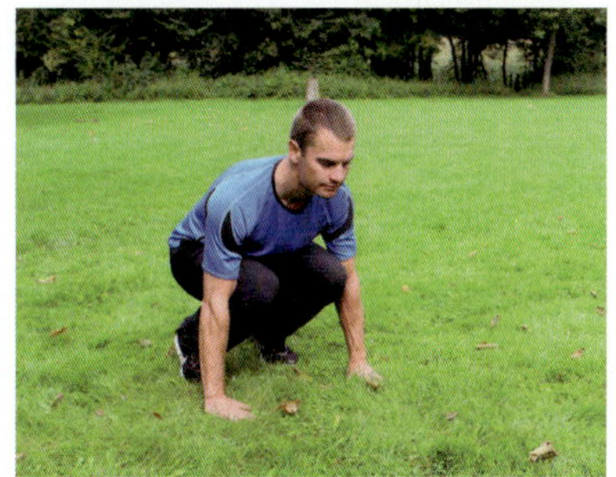

Im Sprung werden die Beine nach hinten ausgestreckt und bei der Landung hat der Ausführende die Startposition der Liegestütze eingenommen (Bild unten). Ohne einen Liegestütz zu machen, springt er nun wieder beidbeinig nach vorne, das Gewicht ist erneut ausschließlich auf den Händen, und landet wieder in der Hockposition (Bild Mitte), aus der er sich aufrichtet, um die Ausgangsposition wieder einzunehmen (Bild oben). Damit ist eine Wiederholung beendet.

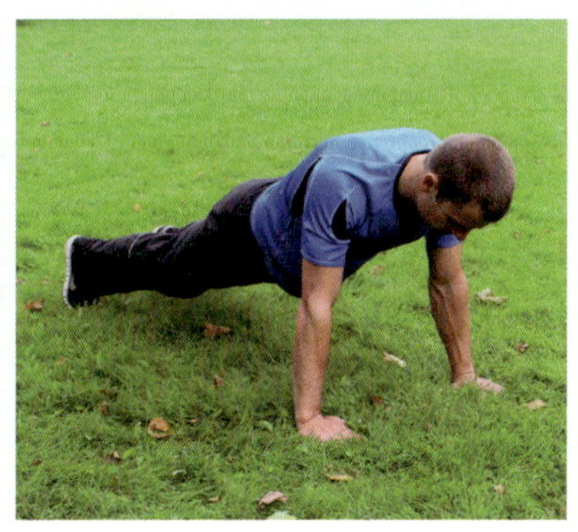

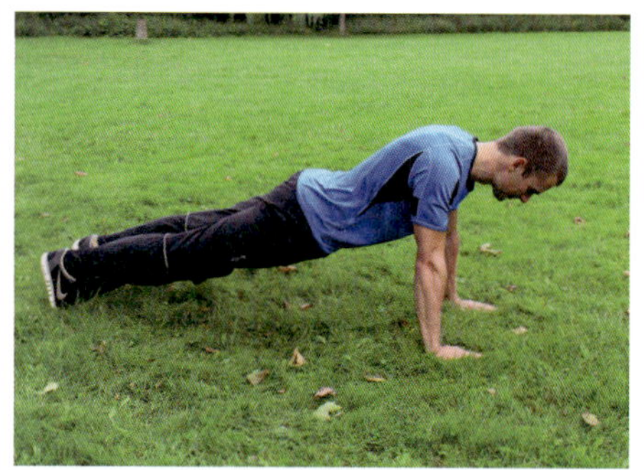

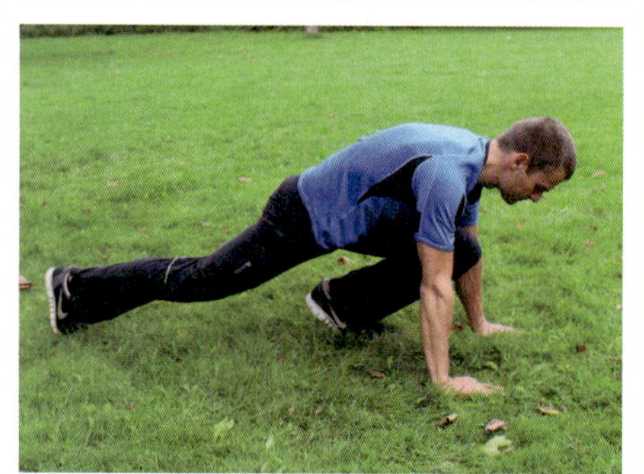

## 2 Mountain Climbers eng

Startposition ist der klassische Liegestütz, die Arme sind durchgestreckt und die Hände etwa schulterbreit auseinander (Bild oben).

Nun wird ein Bein angewinkelt und das Knie nach vorne zwischen die Arme geführt, während das andere Bein weiterhin gestreckt bleibt (Bild unten). Jetzt macht der Sportler Wechselsprünge, bei denen er auch weiterhin immer auf den Armen abgestützt bleibt und jeweils ein Knie nach vorne geführt wird. Zwei Sprünge zählen hierbei als eine Wiederholung.

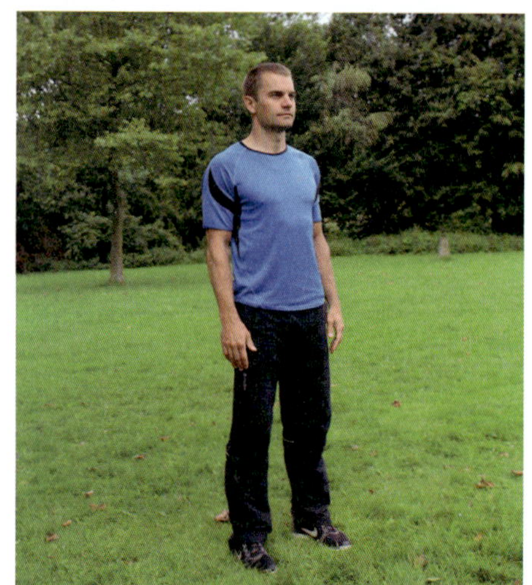

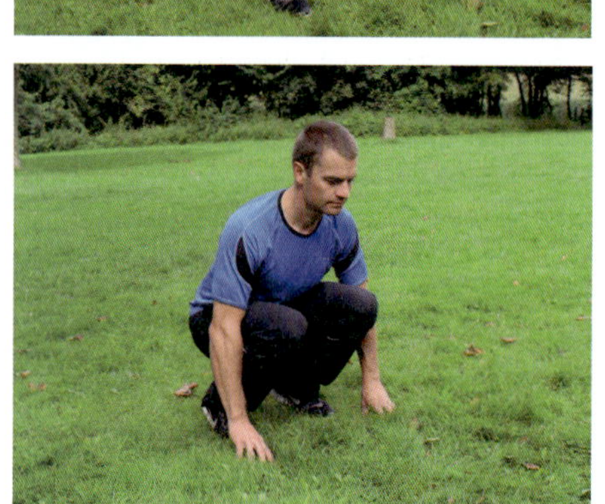

## 3 Hock-Streck-Sprung mit Anhocken

In der Startposition steht der Sportler entspannt und aufrecht, die Füße sind etwa schulterbreit auseinander und die Arme hängen locker neben dem Körper (Bild oben).

Nun geht der Sportler in die Hockposition, wobei das Körpergewicht auf die Fußballen verlagert wird. Um das Gleichgewicht bei schnellem Bewegungsablauf besser halten zu können, ist ein Abstützen mit den Händen sinnvoll (zweites Bild).

Nun werden die Beine möglichst schnell gestreckt und die Hände zur Verstärkung des Schwungs nach oben gerissen (drittes Bild).

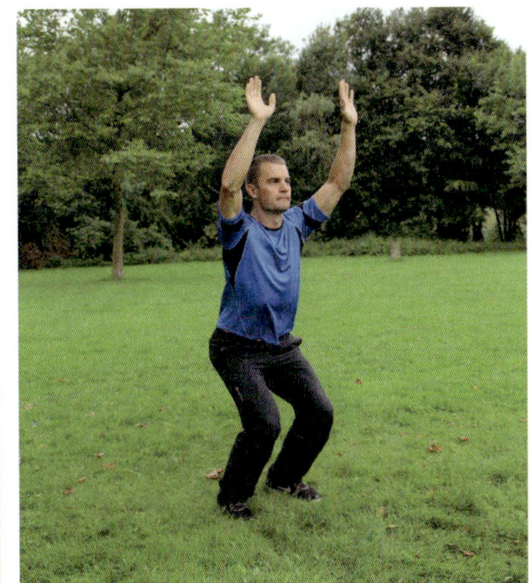

Im Moment des Abhebens sollte der Körper extrem gestreckt sein (viertes Bild).

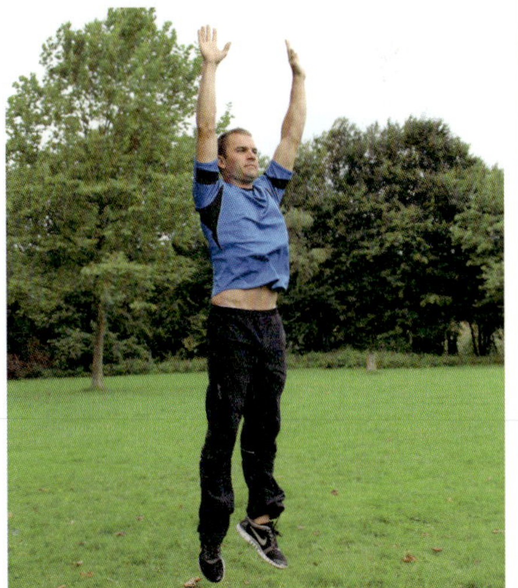

Am obersten Punkt werden dann die Knie zur Brust angezogen (Bild unten), bevor die Landung eingeleitet und die Startposition zur erneuten Wiederholung eingenommen wird.

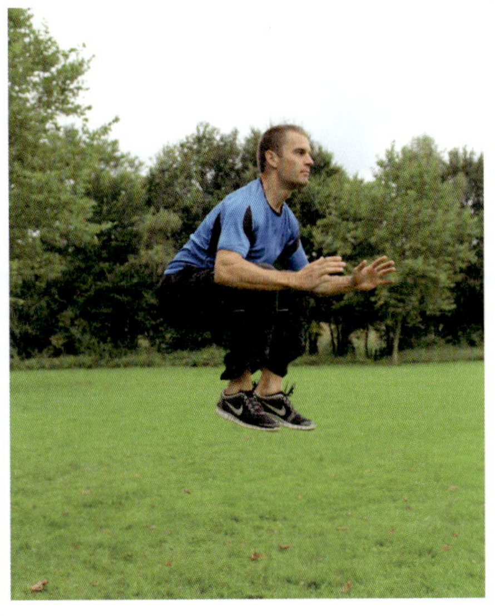

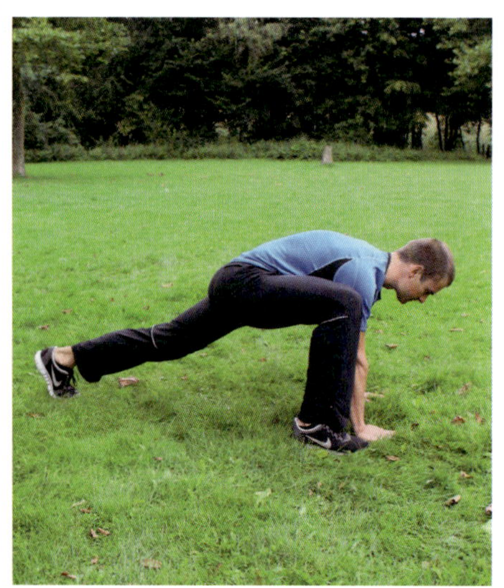

4 Mountain Climbers weit

Startposition ist der klassische Liegestütz, die Arme sind durchgestreckt und die Hände etwa schulterbreit auseinander. Nun wird ein Bein angewinkelt und das Knie nach vorne seitlich an den Armen vorbeigeführt und der Fuß etwa neben der entsprechenden Hand aufgestellt, während das andere Bein weiterhin gestreckt bleibt (Bild). Jetzt macht der Sportler Wechselsprünge, bei denen er auch weiterhin immer auf den Armen abgestützt bleibt und jeweils ein Knie nach vorne geführt wird. Zwei Sprünge zählen hierbei als eine Wiederholung.

### 11.1.9 Partnercardio

Gerade im Bereich des Militärs wird *Teamarbeit* großgeschrieben. Einer muss sich auf den anderen verlassen können und für den jeweils anderen da sein. Das fängt schon im Kleinen an, z. B. wenn es um den Sport geht. Gerade da gibt es viele Übungen, die im Team durchgeführt werden. Den folgenden Zirkel kann man auf unterschiedliche Art und Weise ausführen. Eine Möglichkeit ist, dass erst einer der beiden Ausführenden alle Übungen macht, um dann zu wechseln. Dies ist die höchstmögliche Belastung bei einem Durchgang. Eine weitere Möglichkeit ist die, dass man nach jeder Übung wechselt, also erst Partner 1 die erste Übung macht, dann Partner 2, dann Partner 1 die zweite Übung etc. Hierdurch verkürzen sich die Wartezeiten zwischen den Belastungen drastisch. Natürlich lässt sich dieser Zirkel, aber auch einzelne Übungen, als Wettkampf zwischen mehreren Zweierteams durchführen. Wenn Sie also genug Gleichgesinnte um sich haben, probieren Sie es aus! Es bringt erwünschte Abwechslung ins Training und vor allem eine Menge Spaß. In jedem Fall sollte aber mindestens eine Strecke von 30 m zurückgelegt werden, unabhängig davon, ob mit oder ohne Wendepunkt.

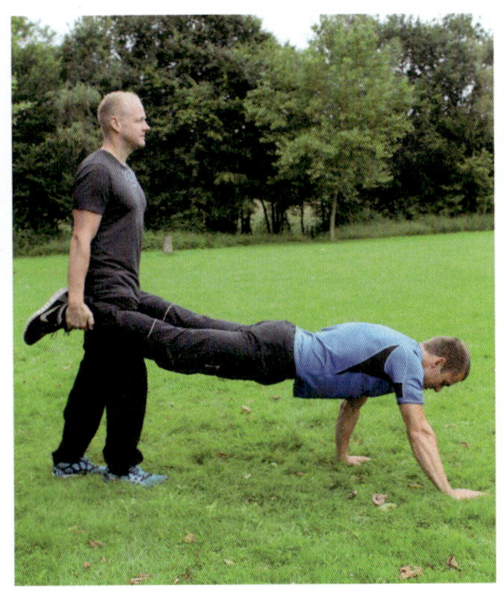

## 1 Schubkarre

Der Sportler, der zuerst belastet wird, geht in die Liegestützposition, die Hände etwa schulterbreit auseinander und die Arme sind durchgestreckt. Oberkörper und Beine bilden eine Linie. Der Partner fasst nun an den Köcheln des ersten und hebt die Beine an. Wenn dies zu Beginn zu schwer ist, kann auch an den Knien gefasst werden. Während der ganzen Übung bleiben die Beine gestreckt und die Hüfte darf nicht absacken, sodass kein Hohlkreuz entsteht (Bild oben). Derjenige, der in der Liegestützposition die „Schubkarre" darstellt, gibt das Tempo für die Fortbewegung vor, indem er sich auf den Händen vorwärts bewegt. Der stehende Sportler passt sich dabei an. Diese Übung kann deutlich erschwert werden, wenn anstatt auf einer ebenen Fläche auf Treppen geübt wird, sowohl hinauf als auch hinab. Vergessen Sie dabei dann aber die erhöhte Verletzungsgefahr nicht!

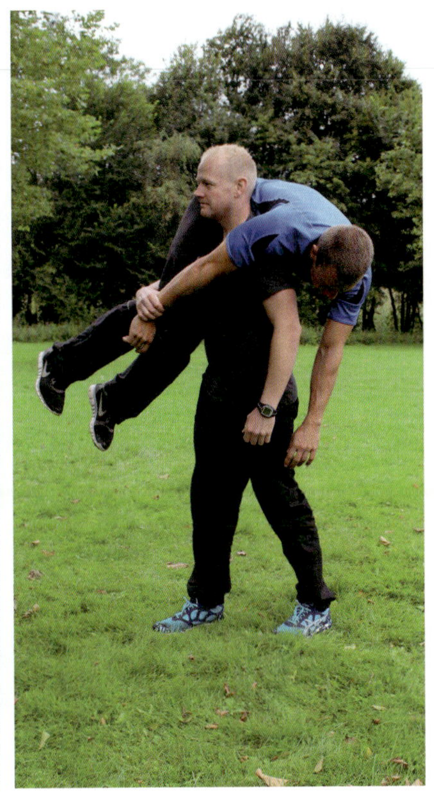

## 2 Fireman's Carry

Wie der Name der Übung schon sagt, wird die Person so transportiert, wie es auch Feuerwehrleute gerne machen, weil es eine gut zu kontrollierende Position ist.

Beide Sportler stehen sich gegenüber und schauen sich an. Von hier aus greift einer mit der linken Hand das rechte Handgelenk des Partners und beugt die Knie. Der Rücken ist dabei gerade, um die Belastung auf die Bandscheiben gering zu halten. Während der rechte Arm von innen um den linken Oberschenkel des Partners geschlungen wird, muss die rechte Schulter ein wenig unterhalb des Schwerpunkts angesetzt werden, der normalerweise gut durch den Bauchnabel gekennzeichnet ist. Nun wird der Partner aufgeladen und kann so über die gesamte Strecke transportiert werden (Bild unten). Variieren Sie die Seiten und wechseln Sie diese ab.

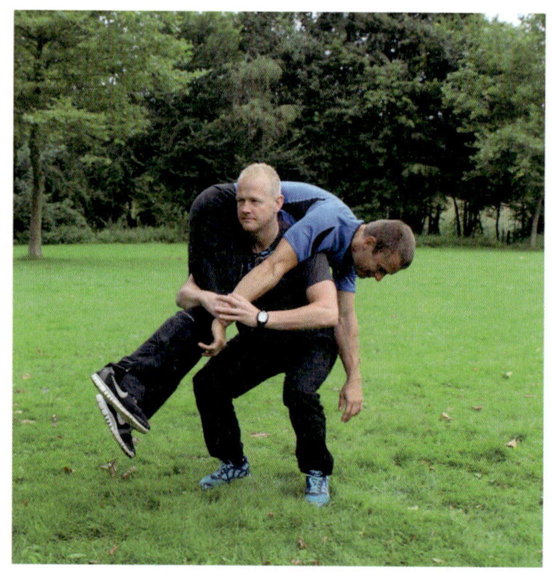

### 3 Kniebeugen mit Partner, gefolgt von 3 x Pendellauf (10 m)

Beide Sportler stehen sich gegenüber und schauen sich an. Von hier aus greift einer mit der linken Hand das rechte Handgelenk des Partners und beugt die Knie. Der Rücken ist dabei gerade, um die Belastung auf die Bandscheiben gering zu halten. Während der rechte Arm von innen um den rechten Oberschenkel des Partners geschlungen wird, muss die rechte Schulter ein wenig unterhalb des Schwerpunkts angesetzt werden, der normalerweise gut durch den Bauchnabel gekennzeichnet ist. Nun wird der Partner aufgeladen, sodass er quer über den Schultern liegt (Bild oben). Jetzt werden je nach Leistungsstand 10-20 Kniebeugen ausgeführt und der Partner wieder abgesetzt. Danach wird eine Strecke von 10 m 6 x schnellstmöglich bewältigt, was eine Laufstrecke von 60 m ergibt.

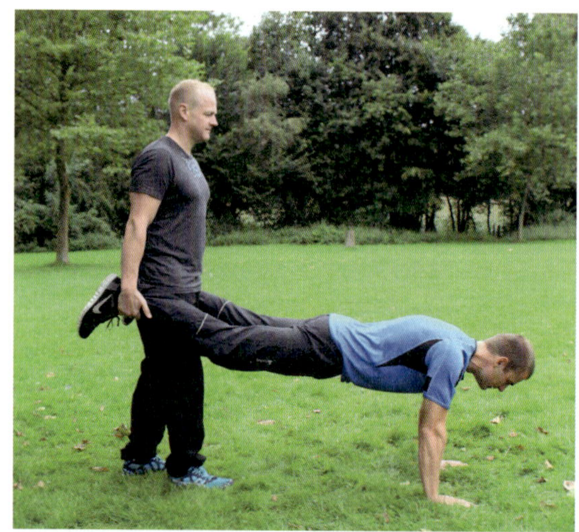

### 4 Plow Hops

Der Sportler, der zuerst belastet wird, geht in die Liegestützposition, die Hände sind etwa schulterbreit auseinander und die Arme sind durchgestreckt. Oberkörper und Beine bilden eine Linie. Der Partner fasst nun an den Köcheln des ersten und hebt die Beine an (Bild Mitte). Wenn dies zu Beginn zu schwer ist, kann auch an den Knien gefasst werden. Während der ganzen Übung bleiben die Beine gestreckt und die Hüfte darf nicht absacken, sodass kein Hohlkreuz entsteht.

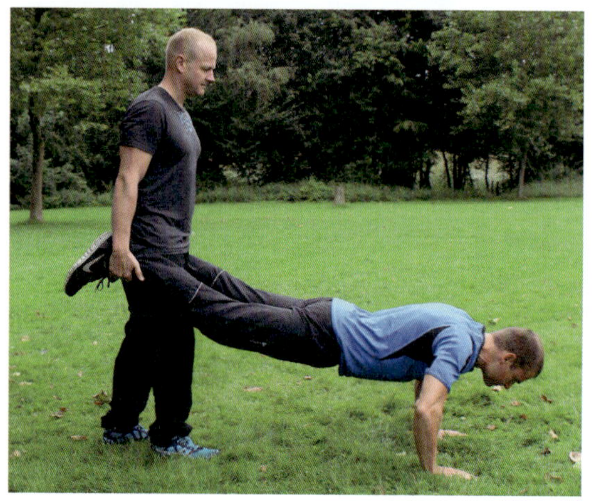

Nun senkt der Vordermann den Oberkörper ab und beugt die Arme genügend weit, um Schwung für einen Sprung zu holen (Bild unten). Da die

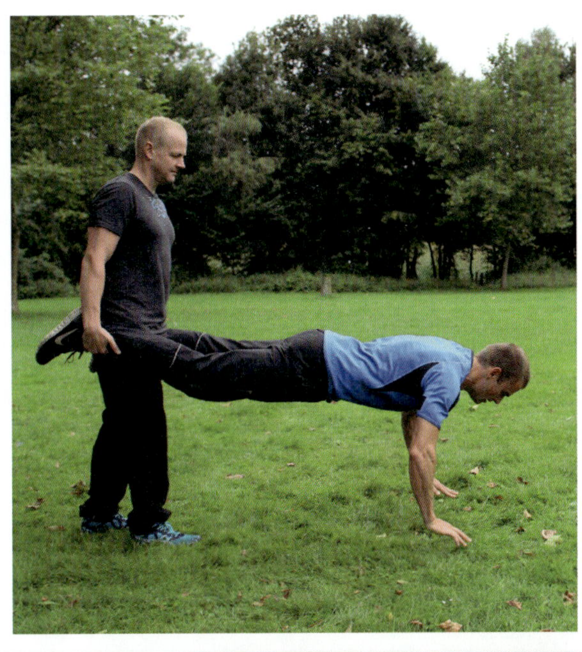

meiste Kraft vorhanden ist, kurz bevor die Arme gestreckt sind, ist ein weites Absenken nicht nötig. Um diese Übung aber deutlich zu erschweren, kann bei jeder Wiederholung vor dem Absprung ein Liegestütz gemacht werden.

Nun hüpft der Vordere mit beiden Händen gleichzeitig nach vorne, der stehende Partner passt sich dabei seinem Tempo an (Bild rechts). Gerade bei dieser Übung ist die Körperspannung extrem wichtig, denn es kommt durch die Belastung des Springens immer wieder zu einem Durchhängen des Rückens und Beckens, was vermieden werden muss. Wenn es für Sie nicht mehr möglich ist, den Körper gerade zu halten, dann brechen Sie die Übung an der Stelle ab, denn die Belastung für die Bandscheiben steigt dann dramatisch. Die Übung kann dadurch erschwert werden, dass sie an Treppenstufen ausgeführt wird. Allerdings erhöht dies auch die Verletzungsgefahr!

## 11.1.10 The Duels

Zur militärischen Ausbildung gehört immer auch der *Zweikampf* als Möglichkeit, sich im Ernstfall angemessen zu verteidigen. Dabei ist immer zu beachten, dass das Wort „angemessen" beim Militär eine ganz andere Bedeutung hat als im zivilen Leben, denn bei Einsätzen geht es oftmals um das eigene Leben, das ohne Rücksicht auf den Gegner verteidigt werden muss. Bei Ihnen sollte das nicht der Fall sein, trotzdem können Sie von den Vorteilen eines gemäßigten Zweikampftrainings profitieren. Es fördert nicht nur Kondition und Reaktionsvermögen, es macht auch eine Menge Spaß, den Sie sich nicht entgehen lassen sollten! Nehmen Sie diese Übungen sportlich, denn es ist Ihr Trainingspartner, nicht Ihr Gegner, mit dem Sie sie durchführen.

Machen Sie jede der folgenden Übungen für 1 min mit Ihrem Trainingspartner, sodass Sie auf eine Gesamtzeit von 5 min für einen Zirkel kommen. Danach 1 min Pause und dann starten Sie erneut. Am Ende sollten Sie drei komplette Runden bei hohem Tempo schaffen.

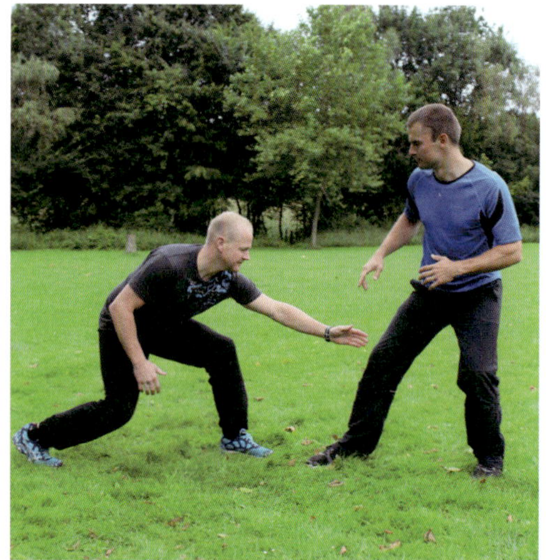

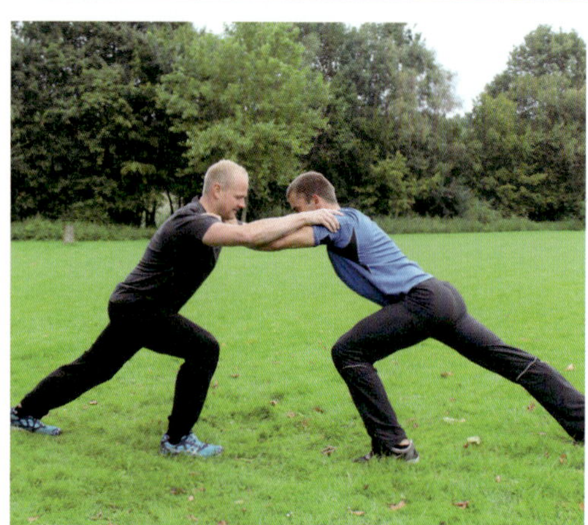

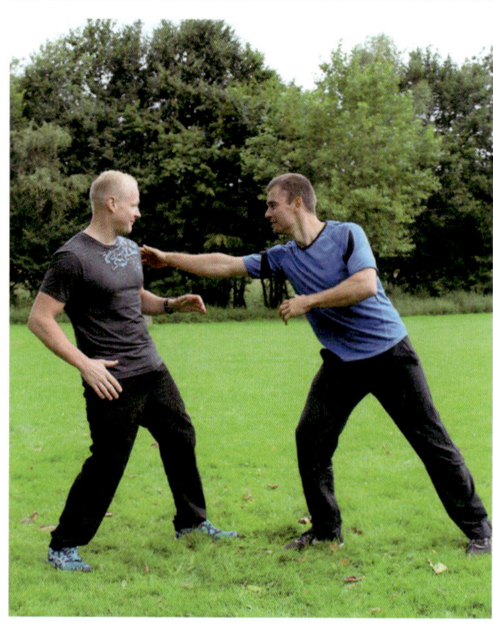

### 1 Das Knie abschlagen

Die beiden Partner stehen sich in einer entspannten Kampfstellung gegenüber, bei der ein Bein vorne ist. Eigentlich ist es gleichgültig, wie Sie stehen, aber eine Kampfstellung wird nicht umsonst in Zweikämpfen verwendet, denn sie bietet eine sehr gute und agile Ausgangsbasis für die folgenden Übungen. Ziel ist es nun, mit der flachen Hand das Knie des Gegenübers abzuschlagen, es spielt keine Rolle, um welches es sich handelt, und gleichzeitig nicht getroffen zu werden. Das bedeutet im Klartext, dass Sie sich viel und schnell auf den Beinen bewegen müssen.

### 2 Schulterdrücken

Stellen Sie sich Ihrem Partner gegenüber auf und legen Sie Ihre Handflächen auf seine Schultern, während er seine Handflächen auf Ihre Schultern legt. Am besten ist es, wenn Sie jetzt einen Bereich markiert haben, aus dem ein Partner den anderen herausdrücken muss. Wer zuerst den Bereich verlassen hat, hat verloren. Dann wird sich wieder in der Mitte platziert und neu gestartet, bis die Minute abgelaufen ist.

### 3 Die Schulter abschlagen

Stellen Sie sich Ihrem Partner gegenüber auf und nehme Sie eine Kampfstellung ein, bei der ein Bein vorne steht. Diese Übung verlangt wieder Agilität auf den Beinen, aber auch schnelle Pendelbewegungen des Oberkörpers. Ziel ist es nun, mit der flachen Hand eine Schulter des Gegners zu treffen, ohne dabei selbst getroffen zu werden. Passen Sie dabei auf, den Partner nicht am Kopf zu treffen, wenn Sie zu hoch zielen.

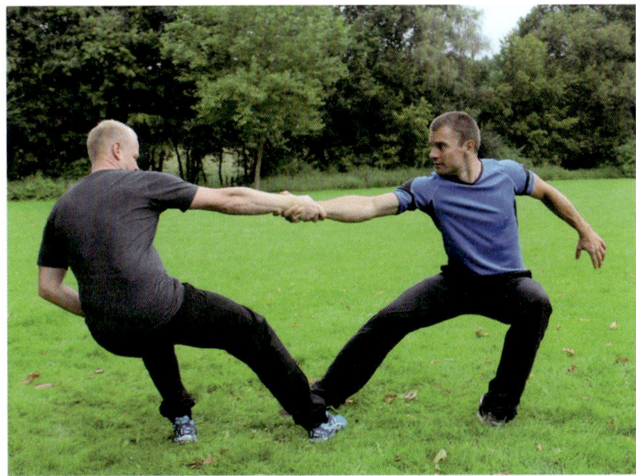

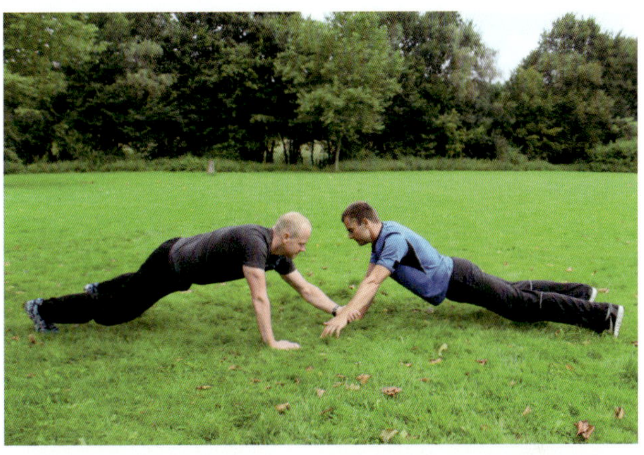

### 4 Am Arm ziehen

Stellen Sie sich gegenüber auf und umfassen Sie mit Ihrer rechten Hand das rechte Handgelenk Ihres Trainingspartners. Nun versuchen Sie, den Partner aus einem vorher abgesteckten Bereich herauszuziehen. Natürlich müssen Sie dazu zuerst den Bereich verlassen, das ist unumgänglich. Nach 30 s wird der Zugarm gewechselt.

### 5 Den Arm abschlagen in der Liegestützposition

Gehen Sie nun beide in den Liegestütz. Dabei ist es nicht so wichtig, ob das Gesäß angehoben wird oder nicht, denn das passiert bei diesem Spiel sowieso. Nun versuchen Sie, mit den Händen dem Partner die Stützen, also den Arm, wegzuziehen und ihn zum Umfallen zu verhelfen, ohne selbst umzufallen. Sie werden schnell merken, dass eine gehörige Körperspannung dafür nötig ist, gerade im Core-Bereich. Und genau für die Entwicklung dieser Körperspannung ist diese Übung sehr gut geeignet.

## 11.1.11 Swimming I

Natürlich gehört das Schwimmen zur Ausbildung eines Kampfschwimmers zwingend dazu, denn das ist in vielen Fällen der Hauptanmarschweg zum Einsatzort. Darüber hinaus ist das Schwimmen aber auch eine hervorragende Möglichkeit, seine Kondition und Kraftausdauer zu trainieren. Kombiniert man das Schwimmen nun mit Kraftübungen, wird sich Ihnen schnell erschließen, wie fordernd das sein kann und wird.

**Ein Tipp von mir:** Um die Schwimmtechnik richtig zu lernen, sollten Sie sich wenigstens für einige Zeit einem entsprechenden Verein anschließen. Viele Schwimmvereine bieten auch für sogenannte *Master*, also Sportler über 25 Jahren, Kurse und sogar Wettkampftraining an. Ebenfalls sehr gut geeignet sind Triathlonvereine, die einen Schwimmtrainer haben. Eine gute Schwimmtechnik ist sehr wünschenswert, denn dadurch werden Sie nicht nur schneller schwimmen, sondern auch kraftsparender.

Der Schwimmstil ist für diesen Zirkel nicht so wichtig, aber am effizientesten ist das Kraulschwimmen. Beim Militär wird auf spezielle Schwimmtechniken zurückgegriffen, die kaum Geräusche verursachen, dadurch allerdings um einiges langsamer sind. Der Zirkel wird mindestens 3 x hintereinander ausgeführt und sollte auf bis zu 10 x gesteigert werden.

### 1 50 m Schwimmen

Schwimmen Sie schnell. Nicht so schnell, dass Sie am Maximum sind, denn dann ist meistens nach einer Bahn von 50 m Schluss. Trotzdem sollen Sie sich verausgaben und die Belastung hochhalten. Wenn Ihre Bestzeit für 50 m bei 35 s liegt, dann sollten Sie nicht länger als 45 s benötigen. Es ist dabei nicht so wichtig, ob Sie mit einem Startsprung oder vom Beckenrand aus im Wasser starten.

### 2 20 Push-ups

Springen Sie direkt nach dem Schwimmen aus dem Wasser und gehen Sie in die Liegestützposition. Nutzen Sie zum Verlassen des Wassers nicht die Leiter, sondern verlassen Sie das Becken direkt am Ende der Bahn.

In der Liegestützposition sollten die Arme zu Beginn gestreckt sein und die Hände etwa schulterbreit auseinander. Der Rücken ist gerade und bildet eine Linie mit den Beinen. Von hier aus werden die Arme gebeugt und die Ellbogen eng am Körper geführt, bis die Brust knapp über dem Boden ist. Dies ist der Wendepunkt der Bewegung und von hier aus drücken Sie sich wieder nach oben, bis die Arme fast gestreckt sind. Wenn Sie nach dem Schwimmen keine 20 Liegestütze schaffen, reduzieren Sie die Anzahl auf 10.

3 15 s Pause

Diese Pause ist sehr wichtig. Durch die Liegestütze wurden Brust und Arme stark durch eine vom Schwimmen völlig verschiedene Bewegung belastet. Dadurch würden Sie direkt danach beim Schwimmen Koordinationsprobleme bekommen, die es zu vermeiden gilt.

## 11.1.12 Swimming II

Zusätzlich zum Schwimmen ist auch das Tauchen sehr wichtig. Es trainiert die Lungen und das Herz-Kreislauf-System dahin gehend, auch mit weniger Sauerstoff eine hohe Belastung auszuhalten. Dieser Zirkel ist extrem anspruchsvoll und sollte erst ausgeführt werden, wenn die Fitness schon weit fortgeschritten ist. Gerade, was das Tauchen betrifft, sollte am Beckenrand ein qualifizierter Beobachter stehen, der im Notfall in der Lage ist, Sie zu retten.

Führen Sie den Zirkel 3 x hintereinander aus und steigern Sie sich auf 10 x.

1 20 m Tauchen

Beginnen Sie am Beckenrand, Sie sind also schon im Wasser. Ein Startsprung ist also nicht vorgesehen für diese Übung. Holen Sie nun tief Luft, aber hyperventilieren Sie auf keinen Fall. Dann stoßen Sie sich vom Beckenrand ab und tauchen die vorgesehenen 20 m. In den meisten Fällen ist das ein Schätzwert und kann im Bereich von 15-25 m liegen, was auch am Trainingszustand oder der Runde im Zirkeltraining liegt, in der Sie sich gerade befinden. Wenn Sie nicht mehr können, tauchen Sie auf. Sie müssen niemandem etwas beweisen und besser werden Sie mit der Zeit automatisch. Riskieren Sie also nicht Ihre Gesundheit!

2 30 m Kraul

Direkt aus der Tauchbewegung wird in das Kraulschwimmen übergegangen. Aber nicht entspannt, die letzten 30 m werden schnell geschwommen.

### 3 10 Burpees

Verlassen Sie das Wasser nun am Beckenrand und stellen Sie sich irgendwo hin, wo es nicht so rutschig ist. Gerade in Hallenbädern ist alles gefliest und darum eine Ausführung von Burpees nicht anzuraten, denn dabei können Sie schnell wegrutschen.

Gestartet wird im aufrechten Stand, die Füße nicht weiter als eine Handbreit auseinander, die Arme hängen locker am Körper herunter. Nun wird in die Hocke gegangen, wobei das Gewicht auf den Fußballen ruht und die Fersen vom Boden abheben. Die Knie bleiben dabei eng zusammen. Die Hände werden nun in Schulterbreite etwas vor den Füßen aufgesetzt. Das Gewicht verlagert sich nun auf die Hände, sodass mit beiden Füßen gleichzeitig abgesprungen werden kann. Im Sprung werden die Beine nach hinten ausgestreckt und bei der Landung hat der Ausführende die Startposition der Liegestütze eingenommen. Ohne einen Liegestütz zu machen, springt er nun wieder beidbeinig nach vorne, das Gewicht ist erneut ausschließlich auf den Händen, und landet wieder in der Hockposition, aus der er sich aufrichtet, um die Ausgangsposition wieder einzunehmen. Damit ist eine Wiederholung beendet.

### 4 30 s Pause

Sie werden sehr außer Atem sein, sodass Sie diese Pause genießen werden. Wenn Sie die 30 s nicht pausieren, wird das dazu führen, dass Sie das Tauchen nicht mehr hinbekommen. Später, wenn Sie schon 10 Runden schaffen, dann können Sie diese Pausenzeit gerne langsam verkürzen.

## 11.1.13 Running I

Sie sind passionierter Läufer und möchten Sich einmal richtig verausgaben? Dies ist eine Möglichkeit dazu. Laufen Sie dazu am besten mit der Fahrtspielmethode durch eine bewaldete Gegend. Dort ist es genügend abwechslungsreich und es geht immer wieder bergauf und -ab. Die Strecke sollte in etwa so lang sein, dass Sie 1 h benötigen, um sie zu beenden. Legen Sie nun alle 10-15 min eine Laufpause ein, in der Sie die Leg Challenge durchführen. Machen Sie danach keine Pause mehr, sondern laufen Sie direkt weiter, es wird eine wahre Freude sein. Das Laufen sollte nicht langsam, sondern hauptsächlich zügig sein. Wer sich dabei noch gut unterhalten kann und mehr als zwei Sätze einigermaßen gut artikuliert, der ist nicht schnell genug!

Hier werden die Beine stark beansprucht. Durch die Kraftübungen steigert sich auch die Schwierigkeit beim Laufen an sich, aber ich denke, das werden Sie schnell erfahren.

### 11.1.14 Running II

Suchen Sie sich eine Runde in einem Wäldchen, die in etwa 5 min in Anspruch nimmt, wenn Sie sie zügig laufen. Im optimalen Fall ist die Strecke nicht zu eben, sondern vielmehr leicht hügelig und abwechslungsreich. Laufen Sie diese Runde in einem sehr schnellen Tempo und schließen Sie direkt nach dem Lauf eine Kraftübung an, die möglichst schnell und sauber in der Ausführung durchgeführt werden soll. Nach der Kraftübung ist dann 30-60 s Pause und die nächste Runde beginnt. Die Reihenfolge ist folgende: Starten Sie mit 5 min Laufen und schließen Sie dann Übung 1 an, worauf die Pause folgt. Danach wird mit der zweiten Runde begonnen, an die Übung 2 angeschlossen wird usw. In der vierten Runde beginnen Sie wieder mit Übung 1. Ziel sind mindestens drei Runden, Fortgeschrittene können auch mal sechs machen. Wer sich testen will und richtig verausgaben, kann auch auf neun Runden steigern, was aber nur selten der Fall sein sollte, wegen der hohen Belastung und der darauf folgenden langen Erholungsphase.

#### 1 20 Push-ups

Die Hände sind schulterbreit auseinander und die Beine sind gestreckt auf einer Linie mit dem Oberkörper, nun wird der Liegestütz gestartet. Die Ellbogen werden beim Absenken nahe am Oberkörper geführt und die unterste Position ist erreicht, wenn die Brust knapp über dem Boden ist. Aus dieser Position drückt sich der Sportler so weit hoch, bis die Arme fast gestreckt sind. Gerade bei eintretender Müdigkeit ist darauf zu achten, dass der Rücken gerade bleibt und der Bauch die Körpermitte ausreichend stabilisiert. Vermeiden Sie das Hohlkreuz ebenso wie das erhöhte Gesäß!

#### 2 20 Burpees

Gestartet wird im aufrechten Stand, die Füße nicht weiter als eine Handbreit auseinander, die Arme hängen locker am Körper herunter. Nun wird in die Hocke gegangen, wobei das Gewicht auf den Fußballen ruht und die Fersen vom Boden abheben. Die Knie bleiben dabei eng zusammen. Die Hände werden nun in Schulterbreite etwas vor den Füßen aufgesetzt. Das Gewicht verlagert sich nun auf die Hände, sodass mit beiden Füßen gleichzeitig abgesprungen werden kann. Im Sprung werden die Beine nach hinten ausgestreckt und bei der Landung hat der Ausführende die Startposition der Liegestütze eingenommen. Ohne einen Liegestütz zu machen, springt er nun wieder beidbeinig nach vorne, das Gewicht ist erneut ausschließlich auf den Händen, und landet wieder in der Hockposition, aus der er sich aufrichtet, um die Ausgangsposition wieder einzunehmen. Damit ist eine Wiederholung beendet.

3 20 Kniebeugen

Gestartet wird im Stand, die Füße sind etwa schulterbreit auseinander. Die Zehen zeigen dabei nicht gerade nach vorne, sondern leicht nach außen. Der Rücken ist gerade und die Arme sind gestreckt nach vorne gerichtet. Nun werden die Knie gebeugt, sodass diese sich in die Richtung bewegen, in die auch die Zehen zeigen. Der Rücken geht dabei in ein leichtes Hohlkreuz und der Oberkörper ist aufgerichtet. Die untere Position ist erreicht, wenn das Gesäß tiefer als die Knie ist. Oft wird gesagt, dass schon dann die Richtung gewechselt werden soll, wenn die Oberschenkel waagerecht sind. Dies ist aber genau die Position, in der die Kräfte im Knie am größten sind. Der Sportler drückt sich nun so weit hoch, bis die Knie fast durchgestreckt sind. Bei kompletter Streckung des Kniegelenks verlagert sich die Last von den Muskeln auf die Knochen und Gelenke, was den Trainingseffekt mindert. Während der gesamten Bewegung verlassen die Fersen nicht den Boden. Dann wird mit der nächsten Wiederholung begonnen.

## 11.1.15 Trainingsserie I (Kampfschwimmer)

Bei den Kampfschwimmern gibt es *Trainingsserien*, die immer wieder ausgeführt werden, wenn etwas in der Ausbildung nicht wie gewünscht läuft oder einfach „nach Bedarf" zur kurzen Motivation. Es kann also schon mal vorkommen, dass diese Serie während der Kampfschwimmerausbildung mehrmals pro Tag ausgeführt werden muss. Sie ist simpel, erfordert aber ein hohes Maß an Fitness und ein noch höheres Maß an Willenskraft, denn wenn der Körper aufgibt, ist es der Geist, der einen diese Tortour durchstehen lässt. Man darf dabei nicht vergessen, dass diese Serien „zwischendurch" ausgeführt werden, als vor, nach und zwischen anderen, teils sehr hohen Belastungen.

Sie können diese Trainingsserien auf verschiedene Arten in Ihren Tagesablauf einbauen. Entweder als eigene kurze Einheit, oder als immer wiederkehrende, über den Tag verteilt, z. B. können Sie sie immer ausführen, wenn Sie etwas aus dem Abstellraum holen müssen. So etwas kann auch bei einem Plateau genutzt werden, wenn Sie das Gefühl haben, Sie verbessern Ihre Fitness nicht mehr weiter. Dann ist solch eine Serie, mehrfach am Tag ausgeführt, ein wahrer Schock für den Körper und kann nach einer angemessenen Erholung zur Überwindung des Plateaus führen. Denken Sie aber daran, dass diese Serien sehr fordernd sind und rechnen Sie mit einem erhöhten Erholungsbedarf, wenn Sie diese ein paar Tage oder Wochen immer wieder praktiziert haben.

## 1 50 Push-ups

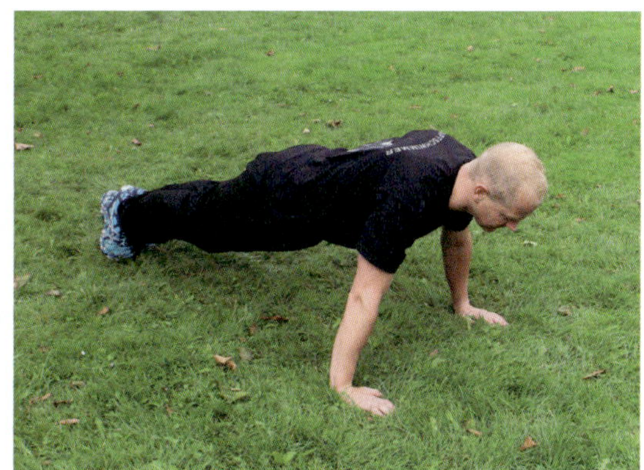

Die Hände sind weiter als schulterbreit auseinander und die Beine sind gestreckt auf einer Linie mit dem Oberkörper, nun wird der Liegestütz gestartet (Bild 1).

Die Ellbogen werden in diesem Fall beim Absenken nicht nahe am Oberkörper geführt, da es hier hauptsächlich darum geht, den Ablauf überhaupt zu schaffen. Die unterste Position ist erreicht, wenn die Brust knapp über dem Boden ist (Bild 2). Aus dieser Position drückt sich der Sportler so weit hoch, bis die Arme fast gestreckt sind. Gerade bei eintretender Müdigkeit ist darauf zu achten, dass der Rücken gerade bleibt und der Bauch die Körpermitte ausreichend stabilisiert. Vermeiden Sie das Hohlkreuz ebenso wie das erhöhte Gesäß!

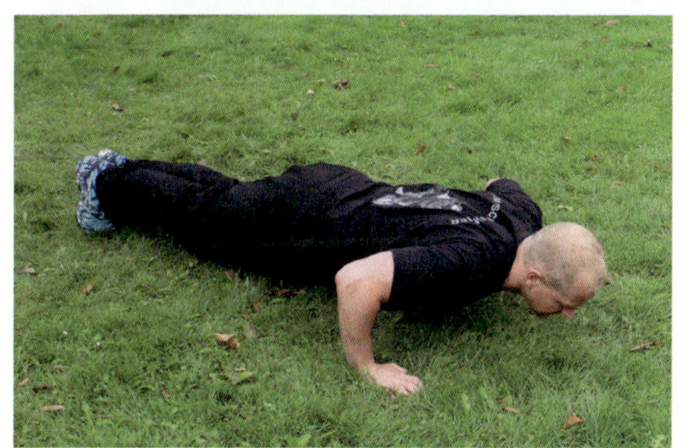

## 2 50 Sit-ups

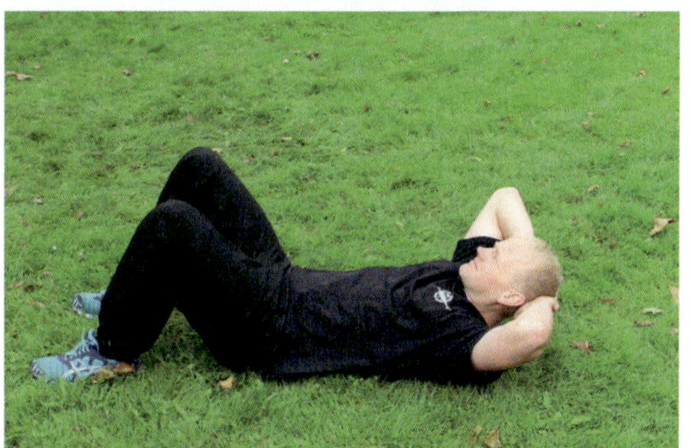

Legen Sie sich auf den Rücken und winkeln Sie Ihre Beine so an, dass Ihre Fußsohlen auf dem Boden aufgestellt werden können. Die Hände sind an den Ohren, bitte nicht hinter dem Kopf, denn dann müssen Sie immer wieder der Versuchung widerstehen, sich mit den Händen am Kopf zu ziehen (Bild oben).

Richten Sie sich nun so weit auf, bis der Oberkörper aufrecht ist, ohne dass auf dem Weg dorthin die Füße den Boden verlassen. Von hier aus wird der Oberkörper abgesenkt, bis die Schulterblätter wieder auf dem Boden aufliegen und die nächste Wiederholung kann beginnen.

Machen Sie diese Wiederholung nur, wenn Sie keine Probleme im Lendenwirbelbereich haben, denn der Hüftmuskel zieht gerade hier sehr stark und verstärkt ein Hohlkreuz.

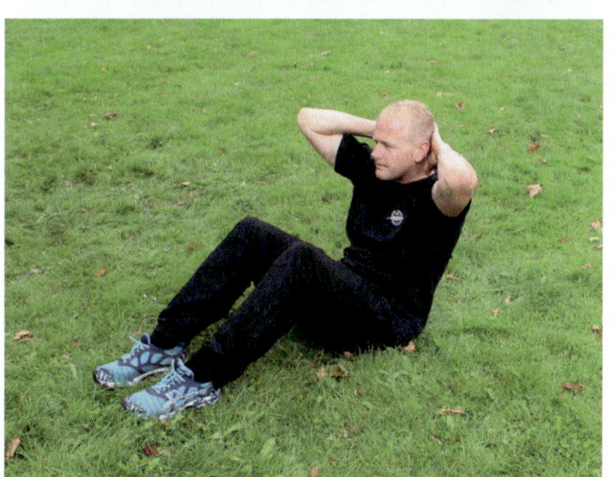

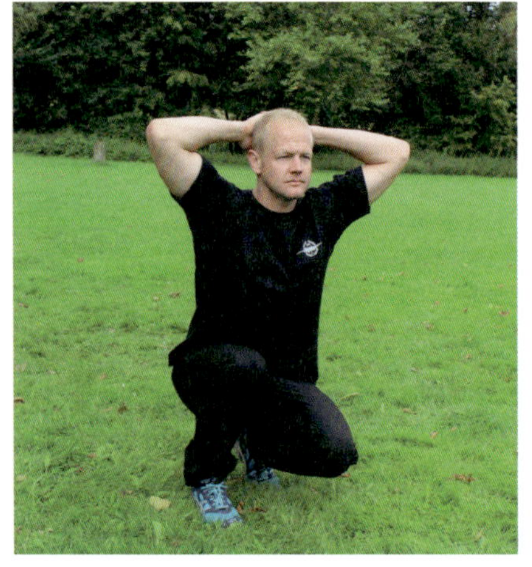

### 3 50 Wechselsprünge

Stellen Sie sich etwas enger als Schulterbreite auseinander, mit einem Fuß etwa eine Fußlänge vor dem anderen. Der Oberkörper ist aufrecht und die Hände sind hinter dem Kopf verschränkt, während die Ellbogen nach außen zeigen. Nun machen Sie eine Kniebeuge, bis sie mit das Gesäß die Ferse des hinteren Fußes fast berühren (Bild oben).

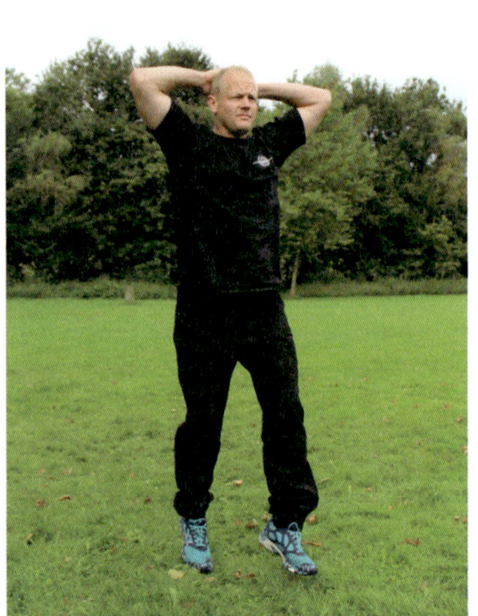

Strecken Sie nun die Beine zügig durch, um wieder hochzukommen und springen Sie in der obersten Position nun so um, dass der andere Fuß vorne steht (Bild Mitte).

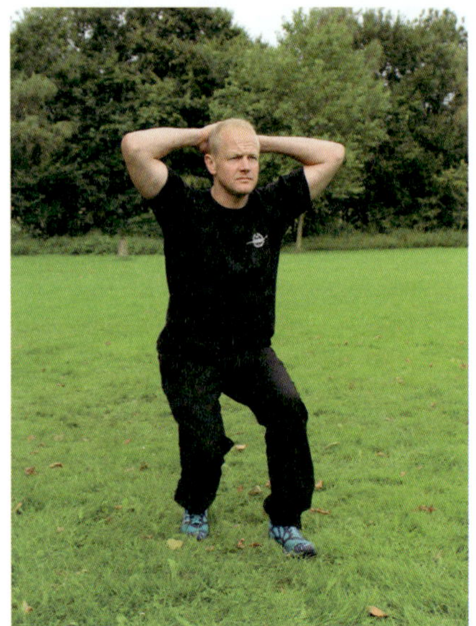

Die nächste Wiederholung kann nun beginnen (Bild unten).

## 11.1.16 Trainingsserie II (Minentaucher)

Auch bei den Minentauchern gibt es Trainingsserien, die ähnlich aufgebaut sind. Das Konzept ist aber ein wenig anders. Hier werden innerhalb einer Woche bei groben Fehlern handliche Stahlzylinder gesammelt. Jeder Stahlzylinder steht für eine Trainingsserie, die am Freitag vor Dienstschluss ausgeführt werden muss. So kann es auch schon einmal vorkommen, dass bis zu 10 dieser Serien am Stück auf die Soldaten zukommen. Versuchen Sie es selbst einmal, alleine drei dieser Serien am Stück auszuführen und behalten Sie immer im Hinterkopf, dass die Soldaten schon eine körperlich und geistig extrem fordernde Woche hinter sich haben, wenn Sie zu diesem Training übergehen.

### 1 50 Push-ups (Liegestütz)

Die Hände sind weiter als schulterbreit auseinander und die Beine sind gestreckt auf einer Linie mit dem Oberkörper, nun wird der Liegestütz gestartet (Bild oben).

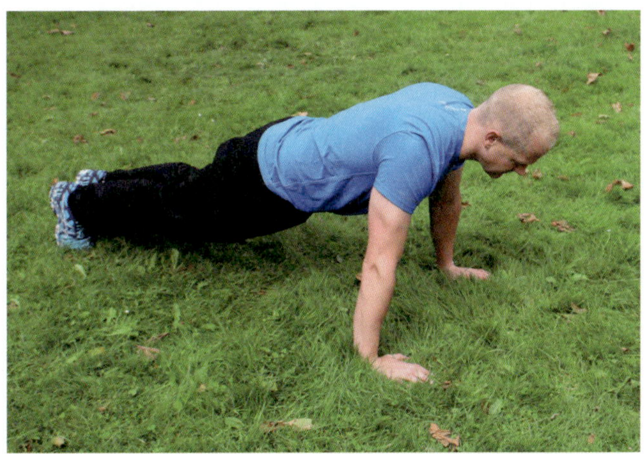

Die Ellbogen werden auch hier beim Absenken nicht nahe am Oberkörper geführt und die unterste Position ist erreicht, wenn die Brust knapp über dem Boden ist (Bild unten). Aus dieser Position drückt sich der Sportler so weit hoch, bis die Arme fast gestreckt sind. Gerade bei eintretender Müdigkeit ist darauf zu achten, dass der Rücken gerade bleibt und der Bauch die Körpermitte ausreichend stabilisiert. Vermeiden Sie das Hohlkreuz ebenso wie das erhöhte Gesäß!

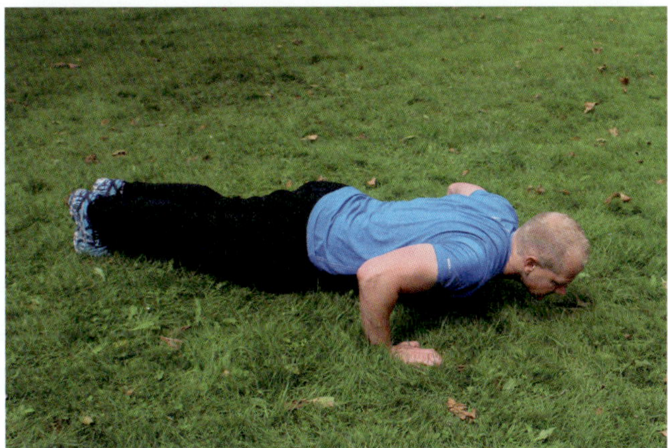

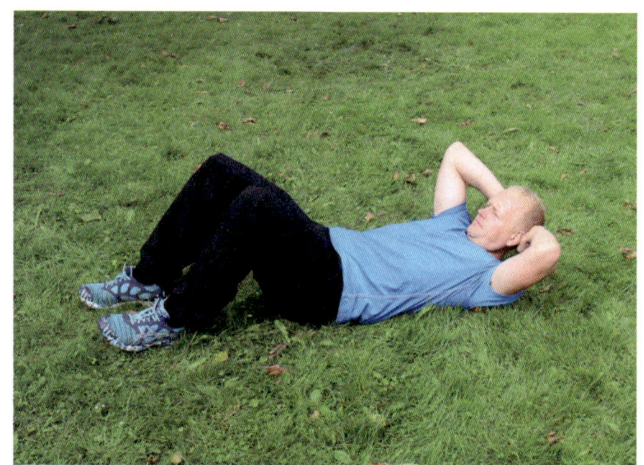

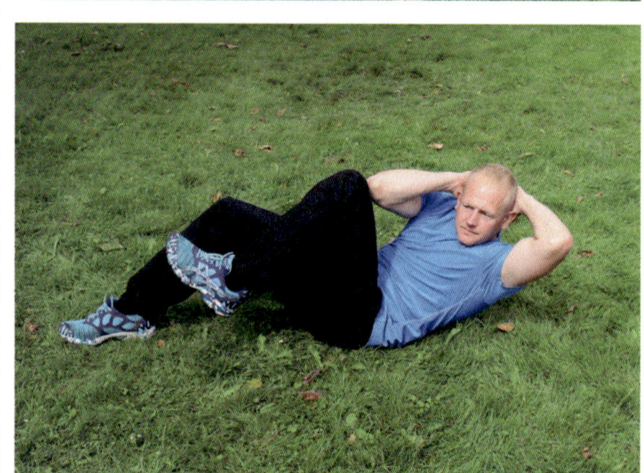

## 2 50 Rumpfdrehbeugen

Legen Sie sich dazu lang auf den Rücken, die Beine sind angewinkelt und die Hände berühren die Ohren, während die Ellbogen nach außen zeigen (Bild 1).

Nun wird gecruncht. Während Sie die Schulterblätter vom Boden heben, wird zuerst der rechte Ellbogen nach vorne geführt, indem Sie den Oberkörper drehen. Gleichzeitig wird das linke Bein angewinkelt und das linke Knie zum rechten Ellbogen geführt (Bild 2). Im besten Fall berühren beide sich, wenn Sie den obersten Punkt erreicht haben. Danach senken Sie den Oberkörper kontrolliert ab und beginnen mit der zweiten Wiederholung, dieses Mal aber zur anderen Seite. Während der gesamten Ausführung bleibt der untere Rücken flach auf dem Boden.

## 3 Aufrichten aus der Bodenlage

Legen Sie sich auf den Bauch, die Füße zusammen und die Beine gestreckt. Die Stirn liegt auf dem Boden auf und die Hände sind hinter dem Rücken verschränkt. Von hier aus stehen Sie nun auf, bis Sie aufrecht stehen und die Füße schulterbreit auseinander sind. Dann legen Sie sich wieder hin und wiederholen diese Bewegung 50 x.

# 11.2 Kettlebellübungen

## 11.2.1 Single Kettlebell Lower Body

Für diese Übungen benötigen Sie nur ein Stück Wiese und natürlich eine Kettlebell. Alternativ können Sie auch eine Kurzhantel in einem Studio nehmen, aber wer will schon freiwillig auf ein Training an der frischen Luft verzichten!

Führen Sie die Übungen langsam und kontrolliert aus und achten Sie nicht auf die Zeit, sondern auf die Technik! Ihr Ziel sollte es sein, alle Übungen ohne Pause hintereinander auszuführen. Jede Übung wird 10 x ausgeführt.

### 1 Goblet Squat

Stellen Sie die Füße etwas breiter als Schulterbreite auseinander und nehmen Sie die Kettlebell, sie am Bügel festhaltend, direkt vor die Brust. Die Zehen zeigen leicht nach außen, sodass sich die Knie in Richtung der Zehen bewegen, wenn die Beine gebeugt werden (Bild oben).

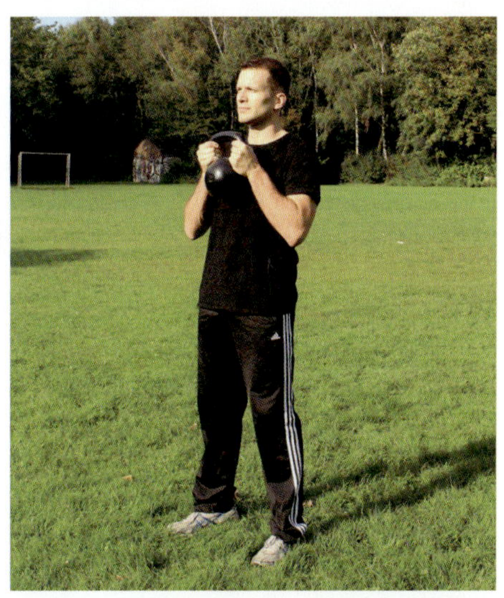

Nun machen Sie eine tiefe Kniebeuge, bis die Ellbogen zwischen den Knien sind (Bild unten). Drücken Sie sich anschließend wieder nach oben, bis die Ausgangsstellung erreicht ist.

**Anmerkung:** *Bei dieser Übung lässt sich natürlich auch eine Kurzhantel sowie eine dicker Stein oder ein entsprechend schwerer Medizinball verwenden. Die Übung wird dadurch in keiner Weise verändert.*

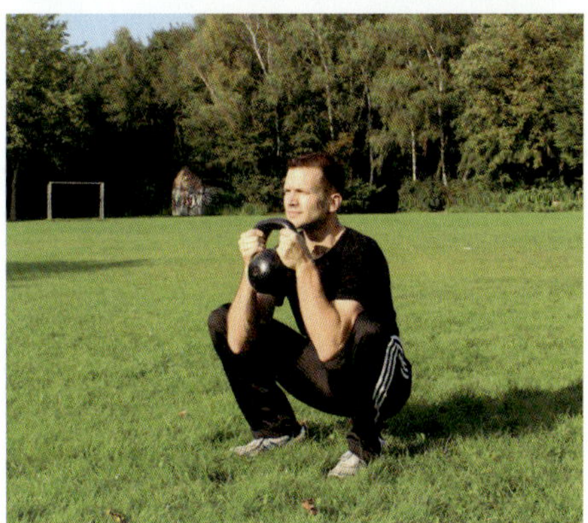

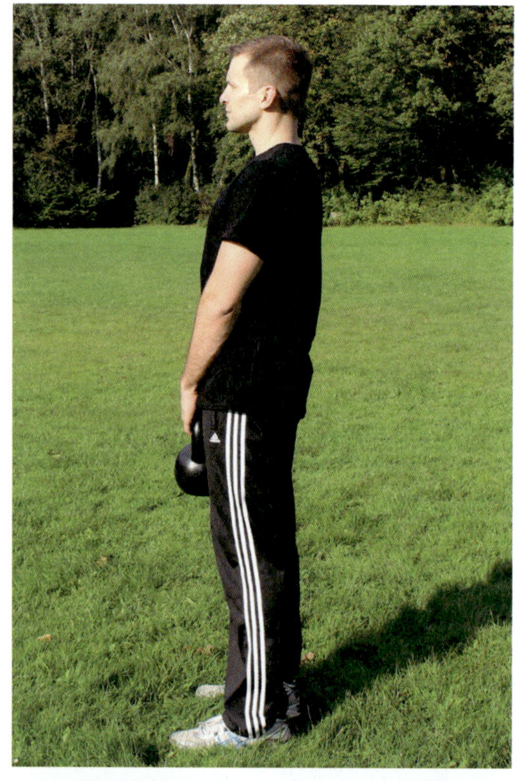

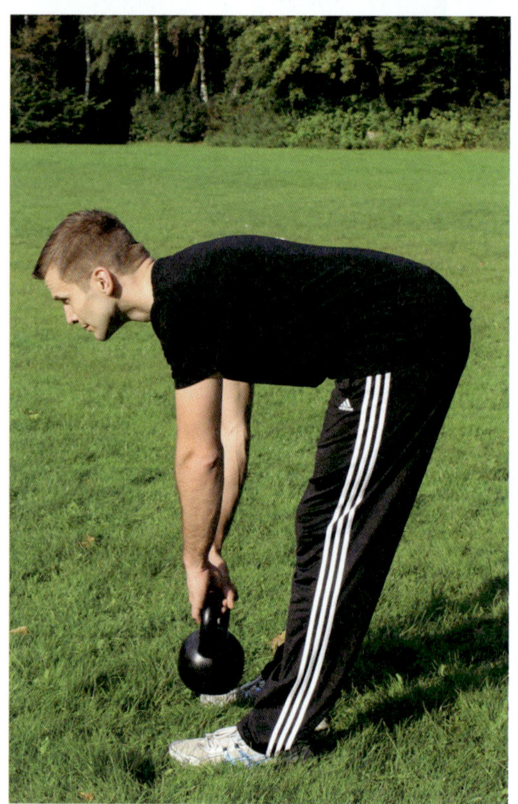

## 2 Kreuzheben mit gestreckten Beinen

Auch wenn es Kreuzheben mit gestreckten Beinen heißt, bleiben die Beine während der gesamten Bewegung leicht gebeugt, was die Belastung von den Bändern weg zu den Muskeln hin verlagert, und die sollen schließlich belastet werden.

Stellen Sie sich schulterbreit hin und halten Sie die Kettlebell beidhändig am Bügel vor sich (Bild oben).

Nun beugen Sie Ihre Hüften langsam und kontrolliert, bis die Kettlebell fast den Boden berührt. Dabei ist zu beachten, dass Ihr Rücken gerade bleibt und Sie Ihr Gesäß bewusst nach hinten schieben (Bild unten). Von hier aus richten Sie sich wieder auf, bis Sie gerade stehen. Gehen Sie dabei nicht ins Hohlkreuz!

***Anmerkung:*** *Kreuzheben mit gestreckten Beinen lässt sich sehr gut mit Lang- und Kurzhanteln ausführen. Auch können Sie einen schweren Medizinball oder Stein dazu verwenden. Die Übung wird dadurch in keiner Weise verändert.*

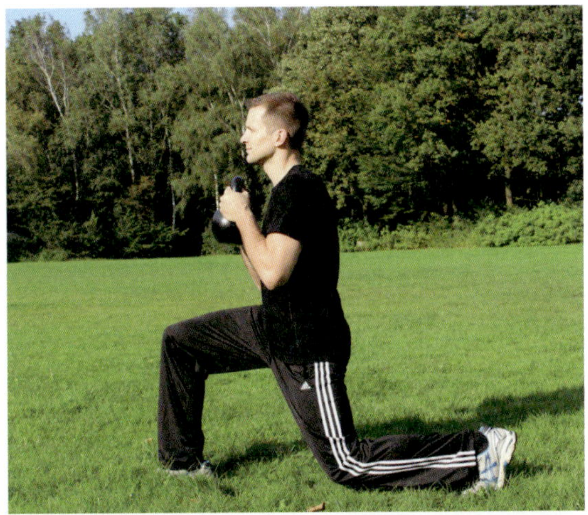

### 3 Gesprungene Ausfallschritte

Gehen Sie in den Ausfallschritt und halten Sie die Kettlebell dabei am Bügel vor der Brust. Der Oberkörper ist während der gesamten Übung aufrecht. Senken Sie sich nun so weit ab, bis das hintere Knie fast den Boden berührt (Bild oben).

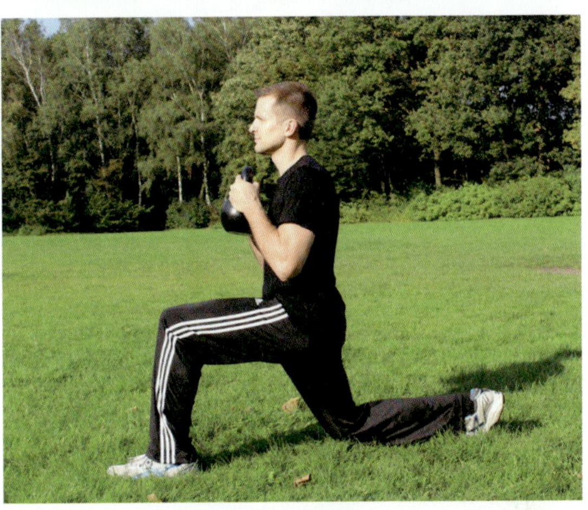

Von hier aus schnellen Sie nach oben und wechseln die Auslage, sodass das andere Bein nun vorne steht. Senken Sie sich nun wiederum so weit ab, dass Ihr hinteres Knie fast den Boden berührt und wiederholen Sie die Übung (Bild unten). Eine Wiederholung ist vollendet, wenn beide Seiten 1 x ausgeführt wurden.

***Anmerkung:*** *Wenn Sie statt der Kettlebell eine Kurzhantel oder einen schweren Medizinball oder Stein vor Ihrem Körper halten, bleibt die Übung unverändert effektiv. Von einer Langhantel im Nacken als Alternative rate ich aber ab, da beim Aufkommen sehr viel Druck auf die Wirbelsäule erzeugt wird.*

## 11.2.2 Double Kettlebells Lower Body

Wer zwei gleich schwere Kettlebells hat, kann den Unterkörper vor weitere Herausforderungen stellen. Auch hier wird nur ein Stück flaches Gelände benötigt. Führen Sie jede der Übungen 10 x aus und achten Sie sehr stark auf die Technik. Wer die Übungen noch nicht beherrscht, sollte sie einzeln und mit leichten Gewichten ausgiebig üben, bevor er sie innerhalb eines Zirkels ausführt.

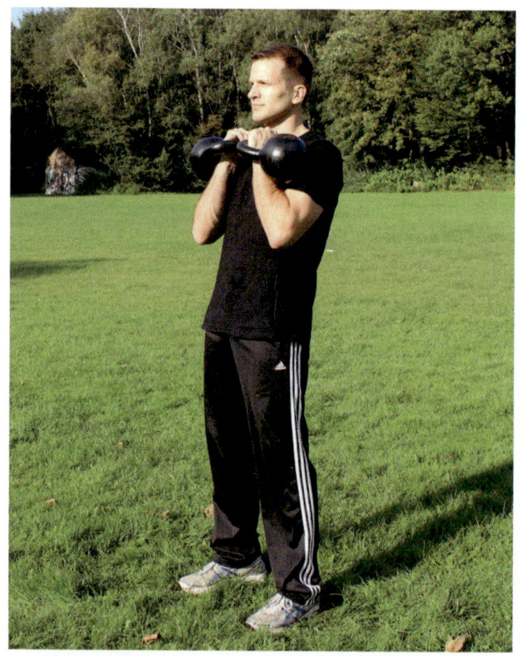

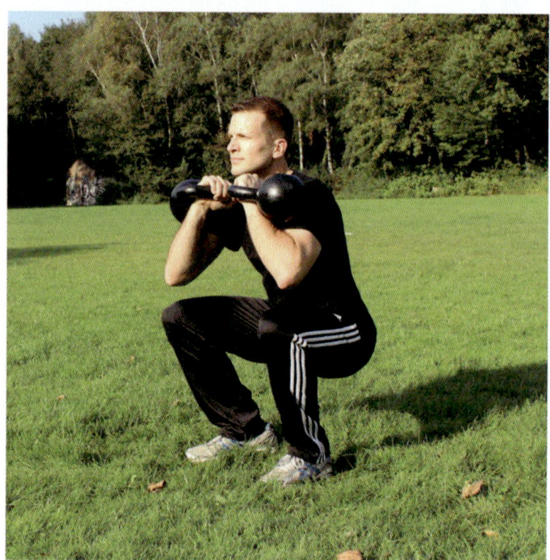

### 1 Kniebeugen mit Kettlebells vor der Brust

Die Kettlebells werden auf Unterarmen und Oberarmen abgelegt und an den Griffen festgehalten. Die Ellbogen sind dabei eng am Körper. Die Füße sind mindestens schulterbreit auseinander (Bild oben).

Von hier werden ganz normale Kniebeugen ausgeführt, bis die Oberschenkel mindestens waagerecht, besser noch tiefer zum Boden sind (Bild unten). Danach gehen Sie wieder hoch in die Ausgangsposition, strecken die Beine aber nicht ganz durch, sodass die Spannung in den Oberschenkeln erhalten bleibt. Während der gesamten Bewegung bleibt der Rücken gerade!

***Anmerkung:*** *Sobald Sie ein anderes Trainingsgerät als zwei Kettlebells nehmen, verändern Sie die Übung, was aber nicht zwangsläufig schlecht ist. Zwei Kurzhanteln, in Schulterhöhe gehalten, belasten die Schultern deutlich mehr, weil keine Möglichkeit besteht, das Gewicht wie bei den Kettlebells auf den Armen abzulegen. Frontkniebeugen mit der Langhantel entlasten die Schultern und ermöglichen es so, mehr Gewicht zu nutzen.*

## 2 Kreuzheben im Sumo-Stil

Stellen Sie sich breitbeinig hin und halten Sie die Kettlebells einfach vor Ihrem Körper an den Griffen fest (Bild oben).

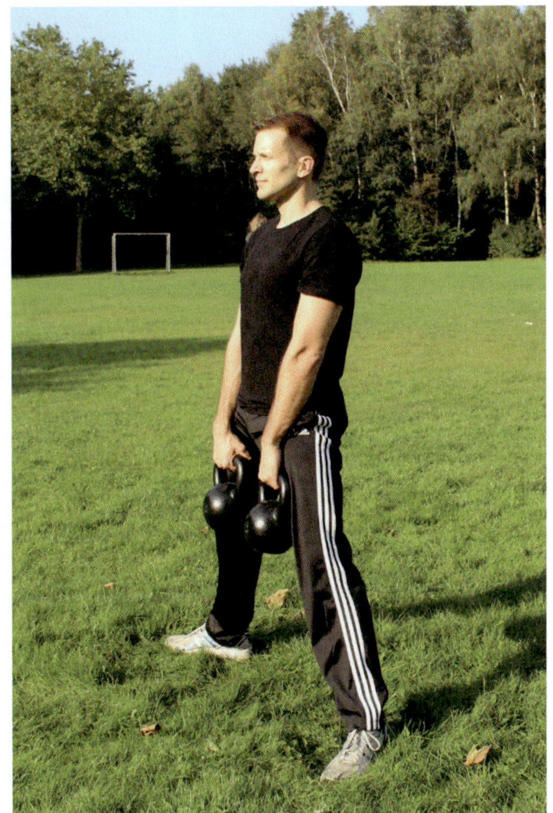

Beugen Sie nun die Beine, bis die Kettlebells fast den Boden berühren (Bild unten) und richten Sie sich dann wieder auf, bis die Beine fast gestreckt sind.

***Anmerkung:*** *Für diese Übung können Sie gerne auch eine Langhantel oder zwei Kurzhanteln benutzen, was die Übung keineswegs verändert.*

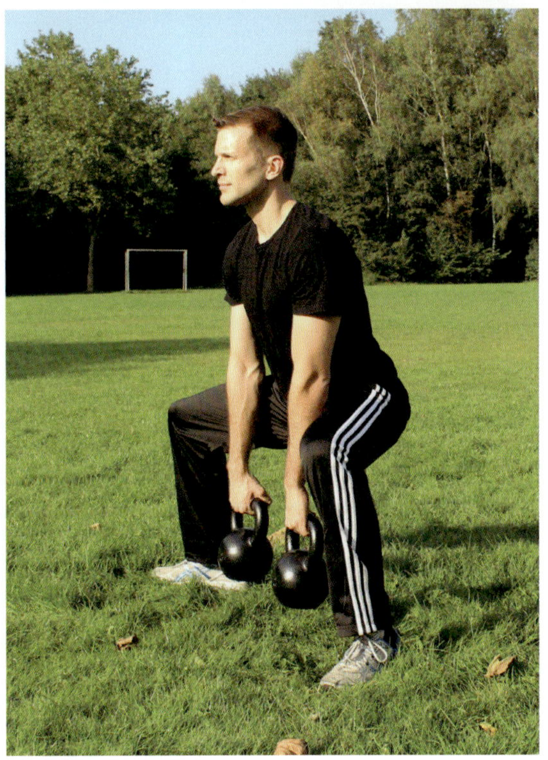

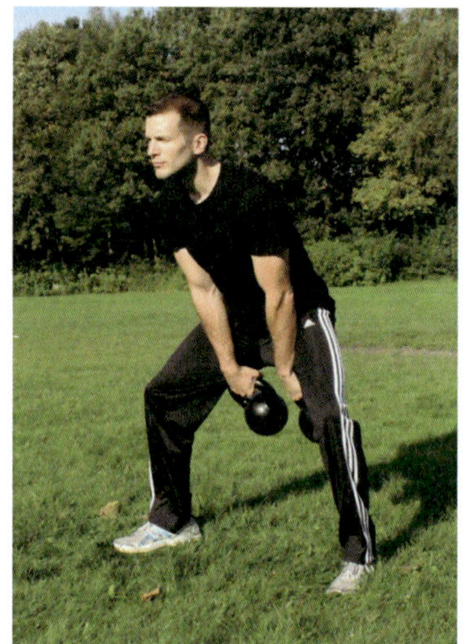

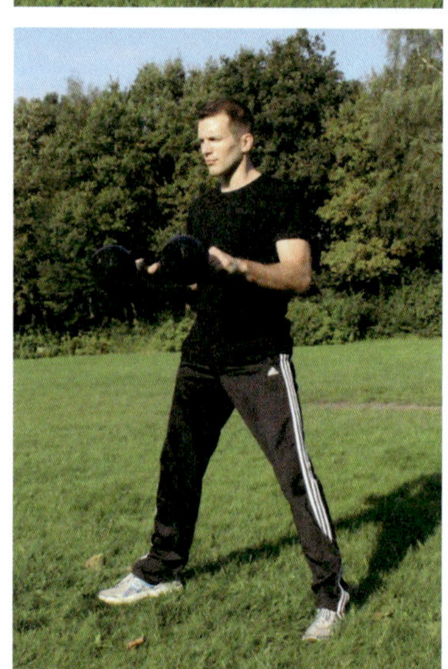

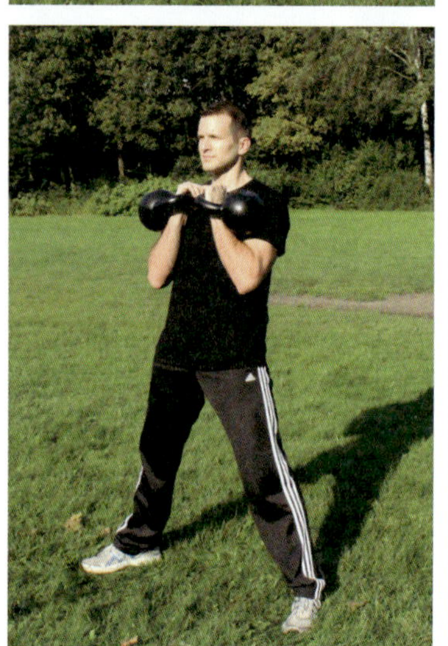

### 3 Double Clean

Diese Übung ist etwas schwieriger als die vorangegangenen.

Gestartet wird in der gleichen Position wie beim Kreuzheben im Sumo-Stil. Hier wird aber zuerst die Hüfte nach hinten geführt und die Beine werden leicht gebeugt. Lassen Sie die Kettlebells leicht nach hinten zwischen Ihre Beine schwingen (Bild oben).

Dann werden die Beine dynamisch gestreckt und die Hüfte ebenfalls kraftvoll nach vorne geführt, um den Kettlebells den nötigen Schwung zu verleihen. Dieser wird mit den Armen aufgenommen und die Kettebells werden eng am Körper mit gebeugten Armen, ähnlich einem Curl, nach oben geführt (Bild Mitte), bis sie auf den Armen abgelegt werden können (Bild unten).

Wichtig ist dabei, dass der komplette Schwung aus der Hüfte kommt und die Arme nur dazu da sind, die Kettlebells zu führen. Auch muss man aufpassen, dass die Kettlebells nicht auf den Armen einschlagen, sondern abgelegt werden. Die Handgelenke sind dabei gerade. Aus dieser Position werden die Kettlebells wieder nach unten geführt und die Bewegung wird von der Hüfte aufgenommen, um die nächste Wiederholung einzuleiten. Der Rücken bleibt gerade während des gesamten Bewegungsablaufs und in der oberen Position sollte ein zu starkes Hohlkreuz vermieden werden.

***Anmerkung:*** *Alternativ können Sie zwei Kurzhanteln verwenden, was aber die Belastung verändert. Am Ende der Bewegung liegen die Kettlebells auf den Armen auf, während die Kurzhanteln in Schulterhöhe gehalten werden müssen. Dies bedeutet eine Mehrbelastung für die Schultern. Des Weiteren wird bei Verwendung der Kettlebells der Rücken stärker trainiert, da das Gewicht während des Schwungholens weiter weg vom Körper ist und sich der Hebelarm dabei verlängert.*

## 11.2.3 Single Kettlebell Upper Body

Die Kettlebell ist ein Trainingsgerät, mit dem sich der ganze Körper hervorragend trainieren lässt. Hier nun einmal ein Zirkel für die Entwicklung des Oberkörpers. Auch hier gilt, dass, wer die Übungen noch nicht beherrscht, sie erst einmal losgelöst vom Zirkel trainieren sollte, um Verletzungen und Spätschäden zu vermeiden. Gerade bei den ballistischen Übungen ist dies der Fall. Wie alle Kettlebellübungen werden auch diese nicht auf Zeit ausgeführt, sondern kontinuierlich und ohne Pause hintereinander mit sauberer Technik! Verzichten Sie im Zweifelsfall auch auf etwas Gewicht und greifen Sie zur leichteren Kettlebell, bis die Technik beherrscht wird.

Alle Übungen werden erst 10 x mit der einen Hand, dann mit der anderen Hand ausgeführt, bevor die nächste Übung beginnt.

### 1 High Pull

Beim High Pull wird die Kettlebell zuerst in einer Hand locker vor dem Körper gehalten. Die Hüfte wird nun zurückgeführt und die Beine werden leicht gebeugt, wobei die Kettlebell leicht nach hinten schwingen sollte (Bild oben).

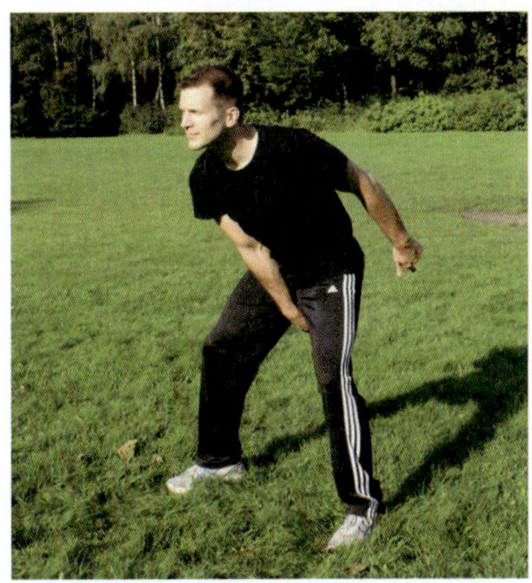

Nun werden Hüfte und Beine dynamisch gestreckt, um die Kugel zu beschleunigen. Sobald der Arm die Hüfte verlassen hat, wird der Arm gebeugt und die Kettlebell zum Körper hin gezogen (Bild unten).

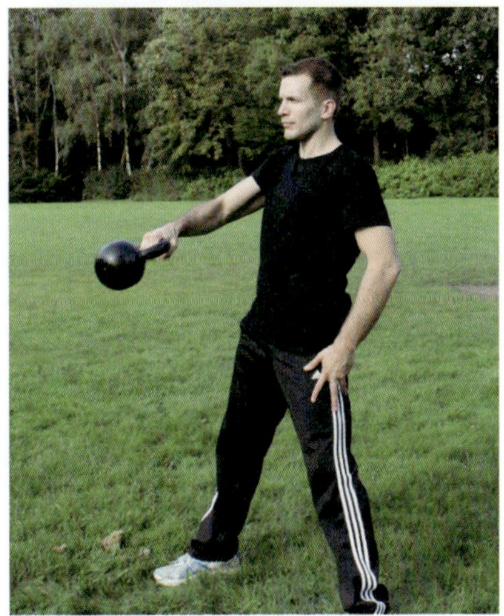

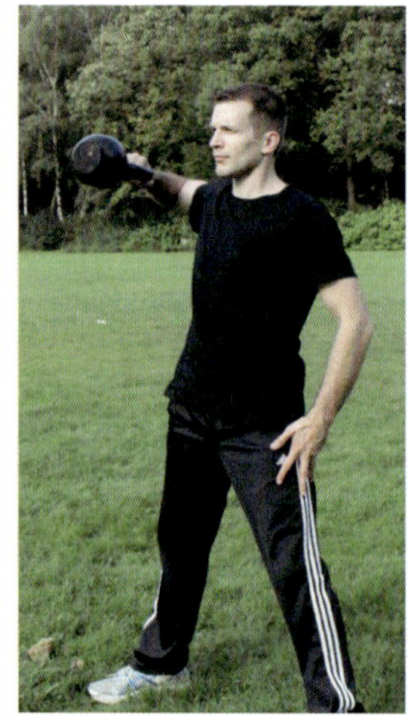

Der oberste Punkt ist erreicht, wenn Oberarm und Unterarm waagerecht zum Boden sind und ein Winkel von etwa 90° zwischen ihnen ist (Bild oben). Der Ellbogen wird in dieser Position kurz bewusst nach hinten geführt. Die Kettlebell und der Unterarm bilden dabei eine Linie und das Handgelenk ist gerade.

Danach führen Sie die Kettlebell den gleichen Weg wieder zurück und nehmen unten den Schwung mit der Hüfte auf, um die nächste Wiederholung zu beginnen.

***Anmerkung:*** *Auch wenn es auf den ersten Blick so scheint, als würde eine Kurzhantel denselben Effekt haben, so ändert sich die Statik ein wenig während der Übung. Bei der Kettlebell ist der Schwerpunkt außerhalb der Handmitte, sodass ein erhöhtes Maß an Koordination für diese Übung benötigt wird. Durch den verlängerten Hebelarm beim Schwungholen wird der Rücken stärker belastet. Das Gewicht der Kurzhantel müsste also für den gleichen Trainingseffekt höher sein.*

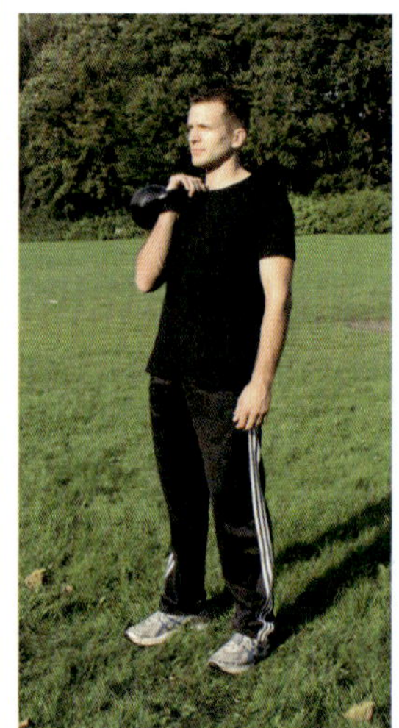

## 2 Press

Die Ausgangsposition für diese Übung ist die Endposition des Cleans. Dabei liegt die Kettlebell auf Unter- und Oberarm auf und wird von der Hand am Griff gehalten. Das Handgelenk ist dabei nicht abgeknickt (Bild Mitte).

Von hier aus wird die Kettlebell langsam und kontrolliert nach oben gedrückt, ohne dass vorher Schwung aus Beinen oder Oberkörper geholt wurde. Die Körpermitte ist angespannt und stabilisiert die Bewegung. Während des Drückens bewegt sich der Ellbogen nach außen, nicht vorher! Im obersten Punkt der Bewegung ist der Arm durchgestreckt und das Handgelenk immer noch gerade und nicht abgeknickt (Bild unten). In einer kontrollierten Bewegung wird die Kugel wieder zurück in die Ausgangsposition geführt.

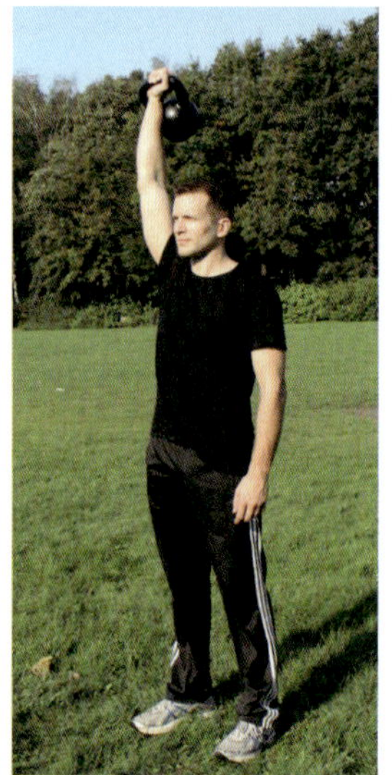

***Anmerkung:*** *Diese Übung lässt sich auch gut mit einer Kurzhantel machen. Wer eine Herausforderung für die Koordination sucht, probiert es mal mit einer Langhantel. Bei einer Kettlebell muss aber die ganze Zeit das Handgelenk gegen ein Gewicht gerade gehalten werden, sodass die Unterarme gestärkt werden. Bei einer Kurzhantel ist dies nicht in diesem Maße der Fall.*

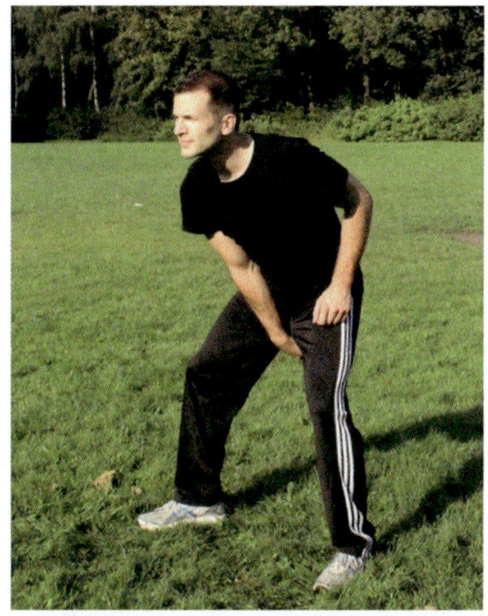

### 3 Snatch

Beim Snatch handelt es sich um eine sehr schwierige Übung, die einige Zeit beansprucht, bis man sie wirklich gut beherrscht. Wer sie noch nie gemacht hat, sollte sich bei der Bewegung von einem Partner kontrollieren und verbessern lassen.

Der Beginn ist wie beim High Pull, die Kettlebell wird also locker vor dem Körper an einem Arm gehalten. Die Hüfte wird nun nach hinten geführt und die Knie sind leicht gebeugt, wobei es sinnvoll ist, der Kugel etwas Schwung zu geben, damit sie ebenfalls nach hinten schwingt (Bild oben).

Durch das Strecken von Hüfte und Beinen wird nun die Kettlebell beschleunigt. Der Arm beugt sich und führt die Kugel wieder nahe am Körper vorbei nach oben (Bild Mitte).

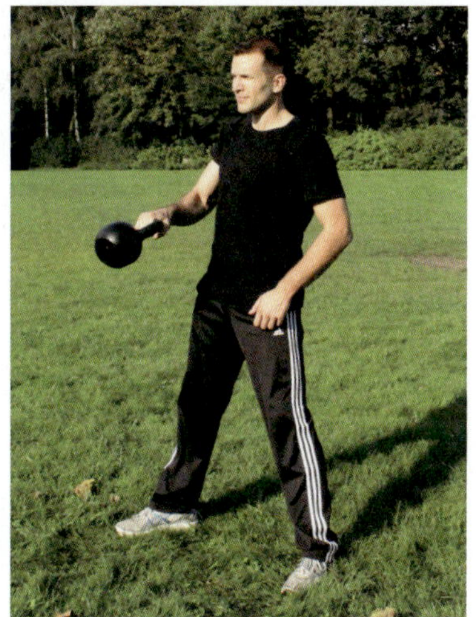

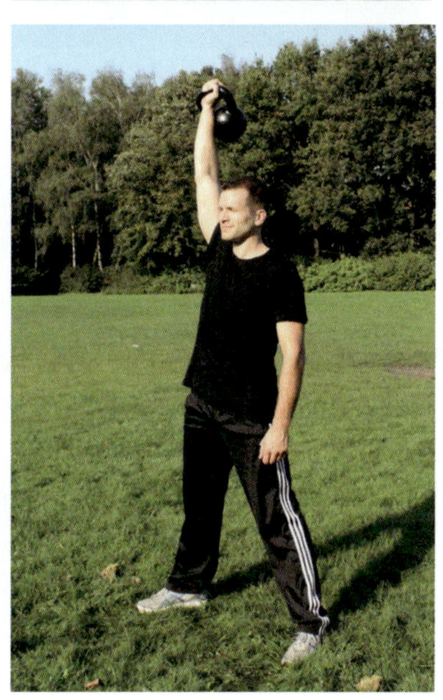

Bevor der Arm durchgestreckt wird, muss die Hand so nach oben gestoßen werden, dass sich die Kettlebell um die Querachse dreht. Dies wird gemacht, damit die Kettlebell nicht am Ende kopfsteht und dann auf dem Unterarm einschlägt. Diese letzte Bewegung erfordert einige Übung, aber man bekommt recht schnell ein Gefühl dafür. In der Endposition ist der Arm gestreckt nach oben gerichtet (Bild unten). Zum Rückweg wird der Arm einfach abgesenkt und schwingt wieder zwischen den Beinen nach hinten, womit die nächste Wiederholung eingeleitet wird. Der Rücken bleibt wie immer während der ganzen Bewegungsfolge gestreckt.

***Anmerkung:*** *Technisch ist der Snatch mit einer Kurzhantel einfacher. Der Trainingseffekt auf die Unterarme ist aber viel geringer.*

## 11.2.4 Double Kettlebells Upper Body

Der Umgang mit zwei Kettlebells ist immer etwas schwieriger als der Umgang mit nur einer Kettlebell. Ich empfehle Ihnen, zuerst die Übungen mit einer Kettlebell zu beherrschen, bevor Sie dazu übergehen, eine zweite dazuzunehmen.

Führen Sie jede Übung 10 x aus, bevor Sie zur nächsten wechseln. Je nach Gewicht können Sie die Belastung anpassen, indem Sie die Wiederholungszahl deutlich erhöhen und den Fokus mehr in Richtung Kraftausdauertraining bzw. Ausdauertraining verschieben.

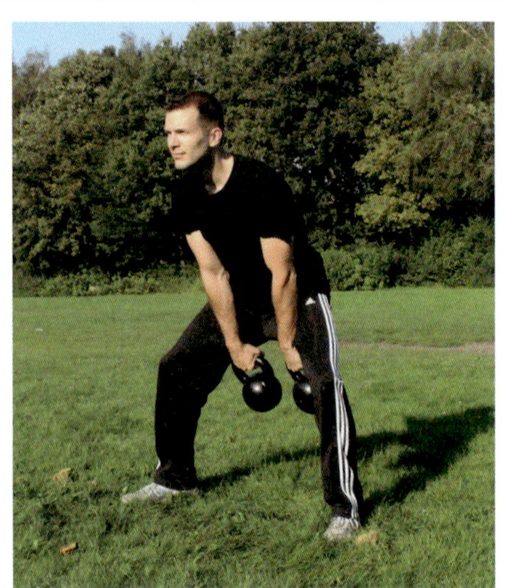

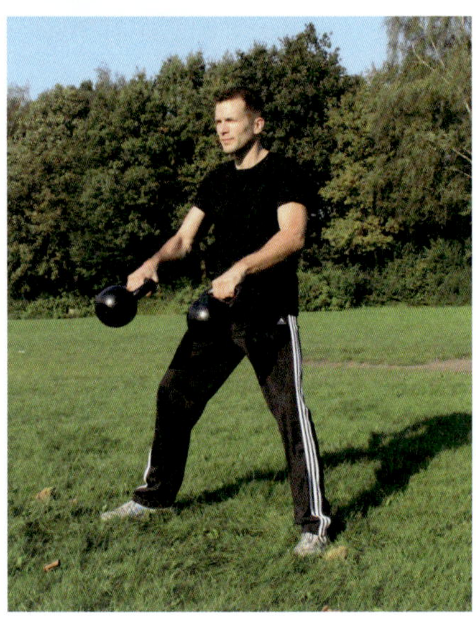

### 1 High Pull

Beim High Pull stehen Sie mit den Füßen weiter als Schulterbreite auseinander, denn Sie müssen gleich beide Kugeln zwischen Ihren Beinen nach hinten schwingen können. Die Hüfte wird nun zurückgeführt und die Beine sind leicht gebeugt. Um den Vorgang zu beschleunigen, sollte man die Kugeln mit den Armen ein wenig nach hinten in Richtung Hüfte führen (Bild oben).

Nun werden Hüfte und Beine dynamisch gestreckt, um die Kugeln zu beschleunigen. Sobald die Arme die Hüfte verlassen haben, werden die Arme gebeugt und die Kettlebells relativ nah am Körper nach oben geführt. Dabei ähnelt die Bewegung dem aufrechten Rudern mit der Langhantel (Bild unten).

Der oberste Punkt ist erreicht, wenn Oberarme und Unterarme waagerecht zum Boden sind und ein Winkel von etwa 90° zwischen ihnen ist. Die Ellbogen werden in dieser Position kurz bewusst nach hinten geführt. Die Kettlebells und die Unterarme bilden dabei eine Linie und die Handgelenke sind gerade (Bild oben rechts).

Danach führen Sie die Kettlebells den gleichen Weg wieder zurück und nehmen unten den Schwung mit der Hüfte auf, um die nächste Wiederholung zu beginnen.

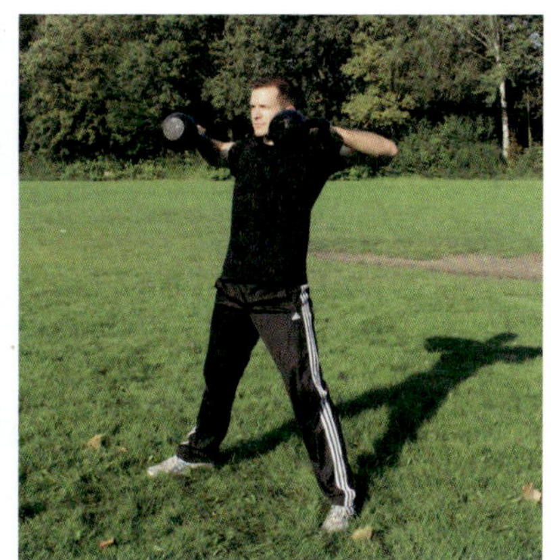

*Anmerkung: Auch wenn es auf den ersten Blick so scheint, als würde eine Kurzhantel denselben Effekt haben, so ändert sich die Statik ein wenig während der Übung. Bei der Kettlebell ist der Schwerpunkt außerhalb der Handmitte, sodass ein erhöhtes Maß an Koordination für diese Übung benötigt wird. Durch den verlängerten Hebelarm beim Schwungholen wird der Rücken stärker belastet. Das Gewicht der Kurzhantel müsste also für den gleichen Trainingseffekt höher sein.*

## 2 Push Press

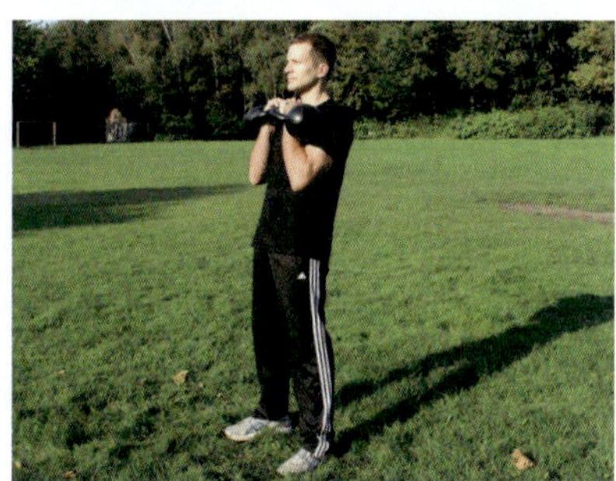

Hier werden beide Kettlebells wie bei einem Clean aufgeladen, sodass die Kugeln auf dem Unter- und Oberarm aufliegen. Die Handgelenke sind dabei nicht abgeknickt (Bild oben).

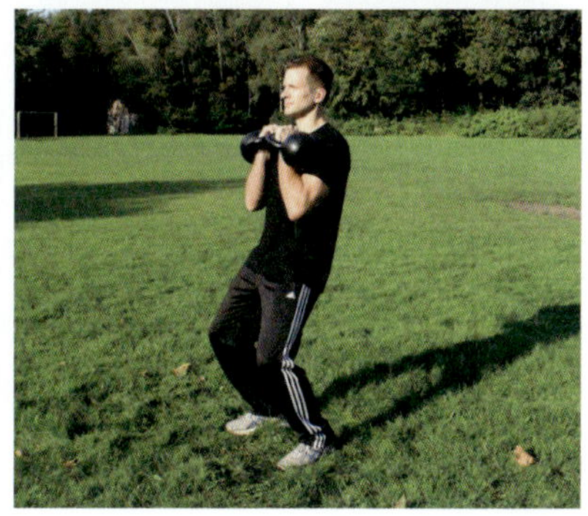

Das Ziel ist es nun, die beiden Kugeln über den Kopf zu drücken und die Arme durchzustrecken. Im Gegensatz zum einfachen Drücken wird beim Push Press der Schwung aus den Beinen geholt, wobei leicht in die Knie gegangen wird (Bild Mitte). Dadurch kann mehr Gewicht bewegt werden.

Strecken Sie dann die Beine kraftvoll durch, während die Arme den Schwung aufnehmen und nach oben durchgestreckt werden (Bild unten). Verharren Sie kurz in der obersten Position und lassen Sie das Gewicht wieder in die Ausgangsposition zurück. Nehmen Sie dabei den Schwung mit den Beinen auf und federn Sie ab.

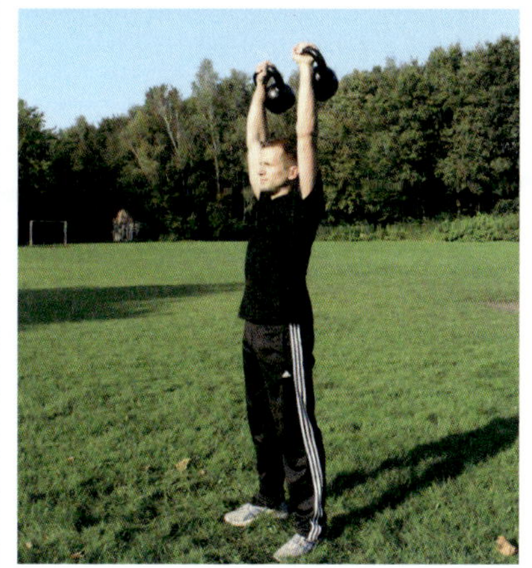

*Anmerkung: Diese Übung lässt sich auch gut mit einer Kurzhantel machen. Wer eine Herausforderung für die Koordination sucht, probiert es mal mit einer Langhantel. Bei einer Kettlebell muss aber die ganze Zeit das Handgelenk gegen ein Gewicht gerade gehalten werden, sodass die Unterarme gestärkt werden. Bei einer Kurzhantel ist dies nicht in diesem Maße der Fall. Außerdem ändert sich die Statik, da bei einer Kurzhantel immer der Schwerpunkt in der Handmitte liegt, während er bei einer Kettlebell außerhalb ist.*

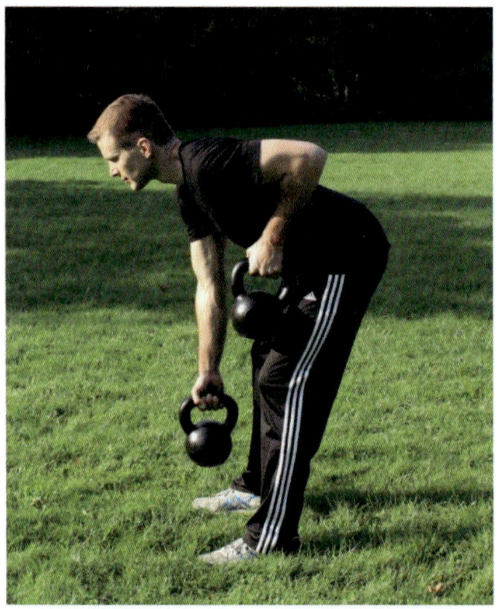

### 3 Abwechselndes, vorgebeugtes Rudern

Nehmen Sie dazu in jede Hand eine Kettlebell am Griff und beugen Sie sich in der Hüfte nach vorne. Der Rücken bleibt dabei gerade und die Beine werden ein wenig gebeugt, um einen stabilen Stand zu haben. Ziehen Sie nun eine der beiden Kugeln zu Ihren Rippen, wobei der Ellbogen nahe am Oberkörper geführt wird (Bild oben).

In der Endposition sollte Ihr Oberkörper etwas rotiert sein. Nun senken Sie die Kettlebell kontrolliert ab, während Sie die andere gleichzeitig hochziehen (Bild unten). Eine Wiederholung ist vollendet, wenn beide Kettlebells 1 x in der oberen Position waren.

***Anmerkung:*** *Zwei Kurzhanteln als Ersatz verändern den Effekt dieser Übung in keiner Weise.*

## 11.2.5 Kettlebell Full Body

Wie Sie schon sehen konnten, ist die Kettlebell hervorragend dazu geeignet, den Körper im Gesamten zu trainieren. Wer wenig Zeit hat oder einfach mal ein Ganzkörpertraining durchführen will, der ist mit diesem Zirkel sehr gut beraten. Jede der Übungen wird dabei 10 x ausgeführt und danach ohne Pause zur nächsten übergegangen. Achten Sie auch hier stark auf die Technik und versuchen Sie nicht, möglichst schnell zu sein.

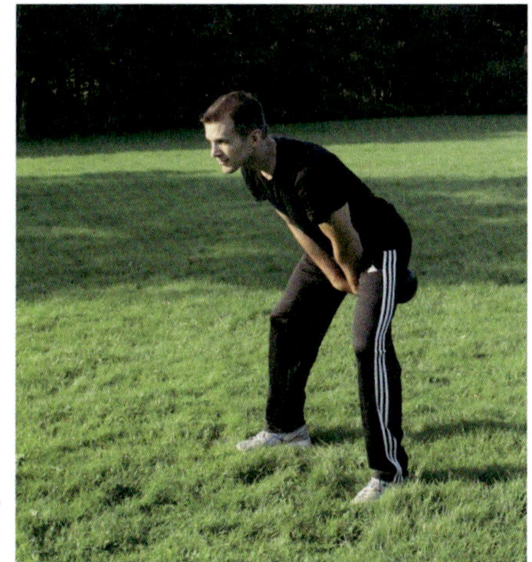

## 1 Swing

Fassen Sie die Kettlebell mit beiden Händen am Griff und lassen Sie die Kugel mit gestreckten Armen einfach vor Ihnen hängen. Nun werden sowohl die Knie als auch die Hüften ein wenig gebeugt, sodass das Gesäß leicht nach hinten herausgeschoben und der Oberkörper nach vorne gebeugt wird (Bild loben).

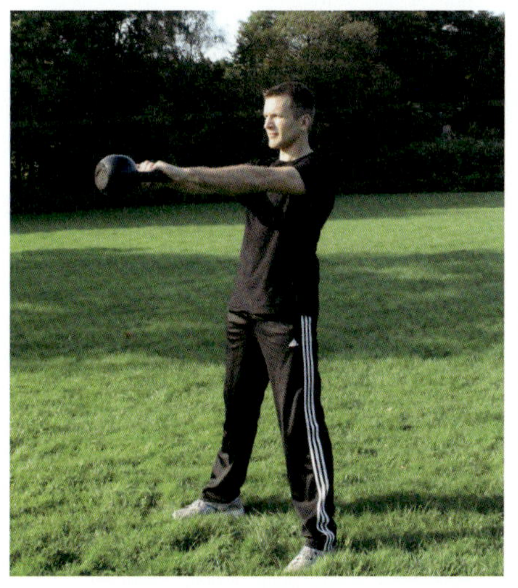

Strecken Sie nun sowohl die Hüft- als auch die Kniegelenke dynamisch durch und stoßen Sie dadurch die Kugel nach vorne, bis die gestreckten Arme waagerecht zum Boden sind (Bild Mitte). In dieser oberen Position sollten die Schultern möglichst weit von den Ohren weg und nach unten „eingerastet" sein. Lassen Sie die Kugel nun zurückschwingen und nehmen Sie den Schwung mit der Hüfte auf, um dann die nächste Wiederholung einzuleiten.

***Anmerkung:*** *Auch einen Swing können Sie mit einer Kurzhantel machen, aber diese muss wegen des deutlich verkürzten Hebelarms schwerer als eine Kettlebell sein, um den gleichen Trainingseffekt zu erzielen.*

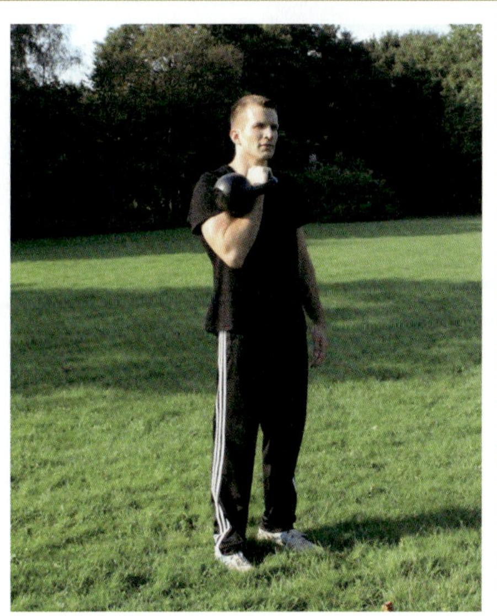

## 2 Jerk mit Ausfallschritt

Die Kugel wird zuerst in eine Hand genommen und liegt auf Unter- und Oberarm auf. Das Handgelenk ist dabei nicht abgeknickt (Bild unten).

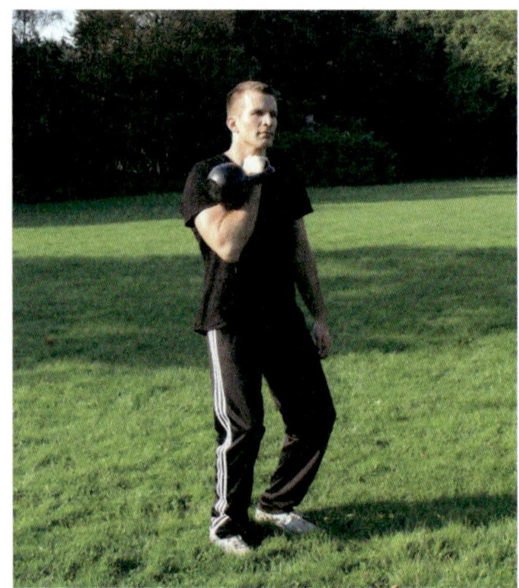

Nun wird die Kugel nach oben gestoßen, indem Sie zuerst ein wenig die Knie beugen, den Oberkörper aber gerade lassen (Bild oben).

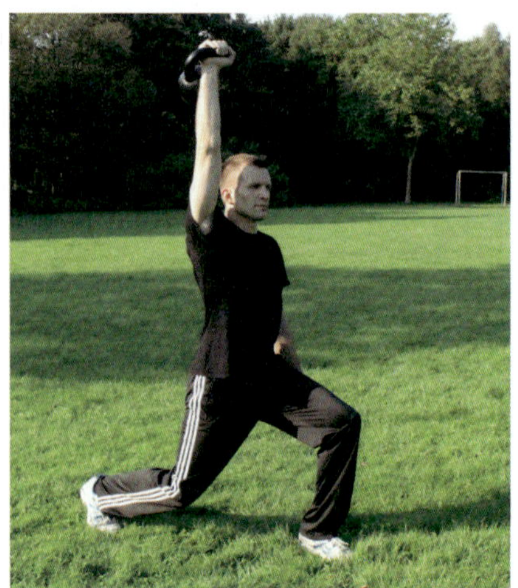

Durch das dynamische Strecken der Knie bekommt die Kettlebell einen Impuls nach oben, der vom Arm unterstützt wird. Bevor der Arm durchgestreckt ist, tauchen Sie durch einen Sprung in den Ausfallschritt unter die Kettlebell (Bild Mitte).

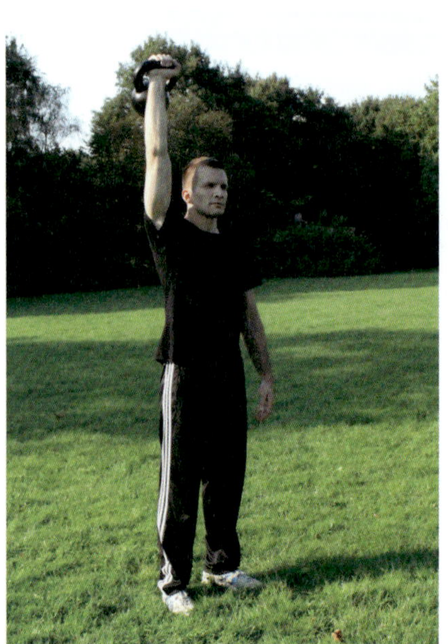

Von hier aus richten Sie sich wieder auf und bleiben kurz in der Position mit über dem Kopf gestreckten Arm stehen (Bild unten), bevor Sie die Kugel wieder kontrolliert nach unten lassen. Federn Sie ein wenig in den Knien, um den Abwärtstrend der Kettlebell abzufangen.

Machen Sie erst 10 Wiederholungen mit der schwächeren Seite und dann weitere 10 mit der stärkeren.

***Anmerkung:*** *Diese Übung geht auch wunderbar mit einer Kurzhantel. Allerdings werden dann die Unterarme nicht in dem Maße mittrainiert, wie es bei einer Kettlebell der Fall ist. Außerdem ist es leichter, eine schwere Kettlebell beim Absenken „aufzufangen", weil sie auf den Armen abgelegt werden kann.*

### 3 Sumo Deadlift High Pull (SDHP)

Stellen Sie sich aufrecht hin, die Füße etwa doppelte Schulterbreite auseinander, die Zehen sind leicht nach außen gedreht. Greifen Sie dabei die Kettlebell mit beiden Händen am Griff und lassen Sie die gestreckten Arme vor Ihrem Körper hängen (Bild oben).

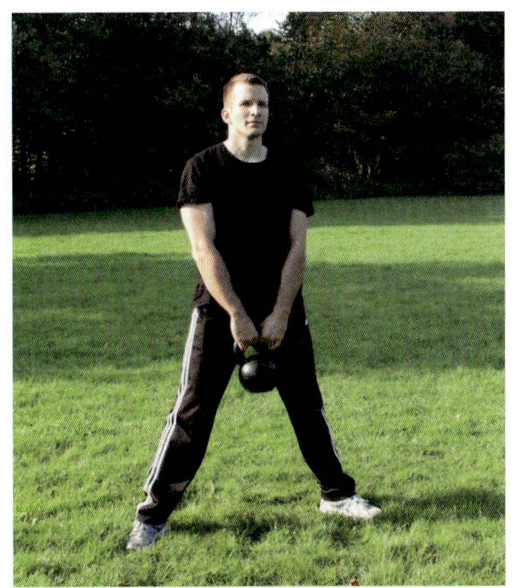

Beugen Sie nun die Knie, während der Oberkörper gerade bleibt. Achten Sie dabei darauf, dass die Knie sich in dieselbe Richtung bewegen, in die die Zehen zeigen. Sollte das nicht der Fall sein, drehen Sie die Füße entsprechend. Wenn Sie nicht mehr tiefer hinunterkommen, unter der Kugel aber noch sehr viel Platz bis zum Boden ist, beugen Sie Ihren Oberkörper gestreckt nach vorne (Bild Mitte).

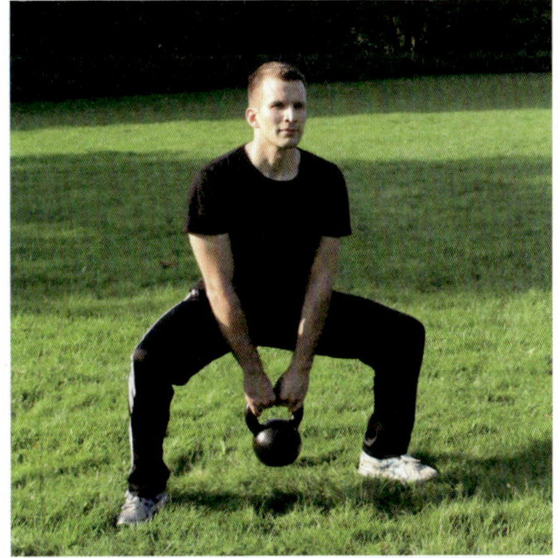

Nun richten Sie sich wieder auf, bis die Knie durchgestreckt und der Oberkörper senkrecht ist. Die Kugel bleibt aber weiter in Bewegung und wird mittels der Arme bis unter das Kinn gezogen, indem die Arme stark gebeugt und die Ellbogen seitlich nach oben geführt werden (Bild unten). Lassen Sie aus dieser Position die Kugel wieder kontrolliert nach unten, bis Sie in der Ausgangsposition sind und gehen Sie ohne eine Pause zur nächsten Wiederholung über.

***Anmerkung:*** *Sie können für den gleichen Trainingseffekt eine Langhantel nutzen. Bei zwei Kurzhanteln sind die Hände deutlich weiter auseinander und die Belastung verschiebt sich vom Nacken hin zu den Schultern.*

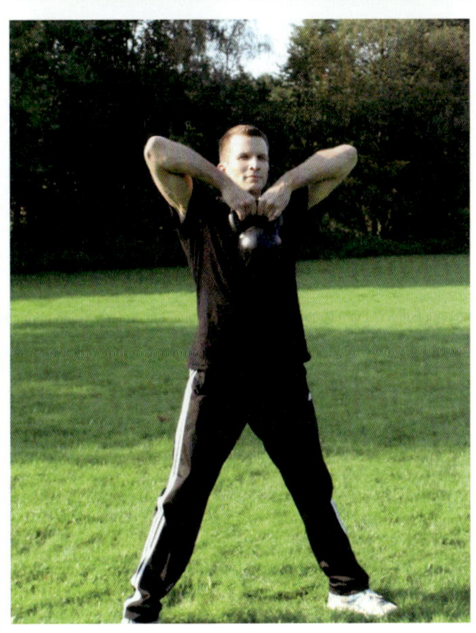

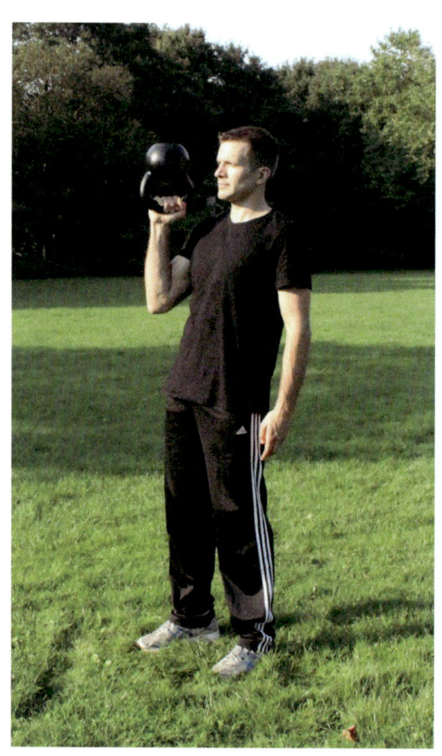

### 4 Bottom-up-Press

Die Ausgangsposition ist ähnlich der des Jerks, mit dem Unterschied, dass die Kugel nicht auf Unter- und Oberarm aufliegt, sondern genau senkrecht nach oben steht. Damit das hält und die Kettlebell nicht zur Seite kippt, müssen Sie die Hand fest um den Griff schließen und trainieren damit hervorragend die Griffkraft (Bild oben).

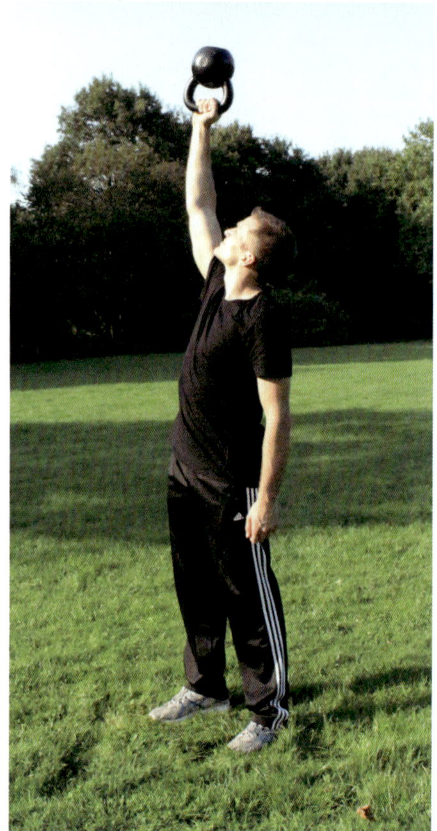

Nun wird die Kettlebell kontrolliert und ohne Schwung nach oben gedrückt, bis der Arm durchgestreckt ist. Folgen Sie der Kugel mit Ihrem Blick, das vereinfacht das Halten des Gleichgewichts sehr (Bild unten). Wählen Sie das Gewicht nicht zu hoch, es wird Ihnen deutlich schwerer vorkommen, als es wirklich ist. Sollte die Kugel nach unten klappen, ist Vorsicht geboten, denn niemand hat gerne eine Eisenkugel auf dem Kopf. Sehen Sie einfach nur zu, dass Sie darunter wegkommen und lassen Sie die Kettlebell zu Boden fallen. Sie sehen, es ist keine schlechte Idee, diese Übung auf einem Rasen durchzuführen. Wenn der Arm gestreckt ist, wird die Kettlebell wieder abgelassen, bis der Ellbogen wieder eng am Körper anliegt. Machen Sie zuerst 10 Wiederholungen mit der einen und dann 10 mit der anderen Seite.

***Anmerkung:*** *Diese Übung wird durch die besondere Gewichtsverteilung der Kettlebell erst anspruchsvoll, sodass Sie durch kein anderes Trainingsgerät den gleichen Effekt erzielen können.*

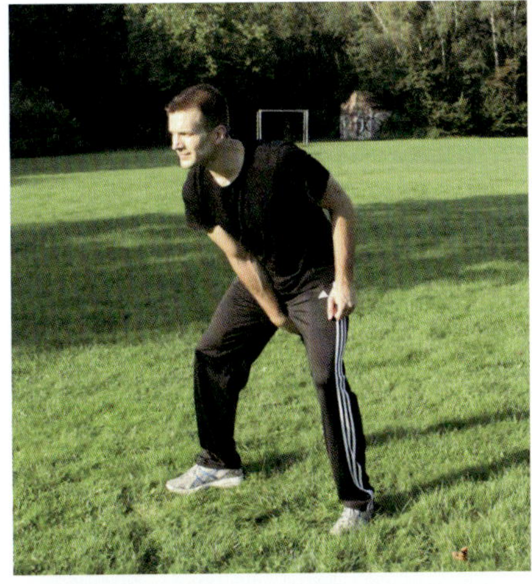

## 5 Snatch

Beim Snatch handelt es sich um eine sehr schwierige Übung, die einige Zeit beansprucht, bis man sie wirklich gut beherrscht.

Der Beginn ist wie beim High Pull, die Kettlebell wird also locker vor dem Körper mit einem Arm gehalten. Die Hüfte wird nun nach hinten geführt und die Knie sind leicht gebeugt. Dabei kann der Kettlebell auch schon zu Beginn ein kleiner Impuls gegeben werden, der dafür sorgt, dass sie nach hinten schwingt (Bild oben).

Durch das Strecken von Hüfte und Beinen wird nun die Kettlebell beschleunigt. Der Arm beugt sich und führt die Kugel wieder nahe am Körper vorbei nach oben (Bild Mitte).

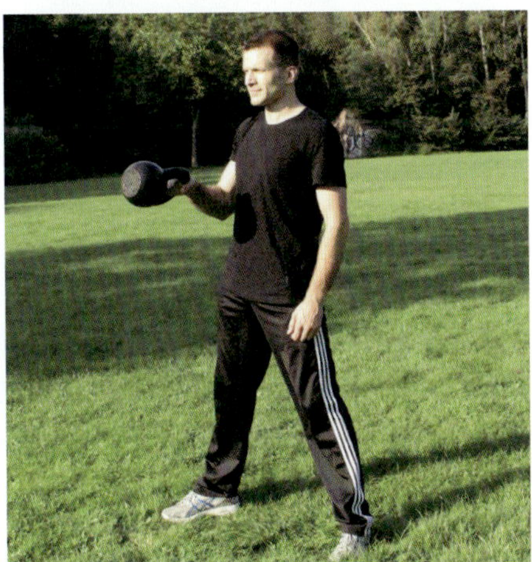

Bevor der Arm durchgestreckt wird, muss die Hand so nach oben gestoßen werden, dass sich die Kettlebell um die Querachse dreht. Dies wird gemacht, damit die Kettlebell nicht am Ende kopfsteht und dann auf dem Unterarm einschlägt. Diese letzte Bewegung erfordert einige Übung, aber man bekommt recht schnell ein Gefühl dafür. Am Ende steht man wie beim normalen Drücken der Hantel aufrecht mit gestrecktem Arm (Bild unten). Zum Rückweg wird der Arm einfach abgesenkt und schwingt wieder zwischen den Beinen nach hinten, womit die nächste Wiederholung eingeleitet wird. Der Rücken bleibt wie immer während der ganzen Bewegungsfolge gestreckt.

***Anmerkung:** Technisch ist der Snatch mit einer Kurzhantel einfacher. Der Trainingseffekt auf die Unterarme ist aber viel geringer.*

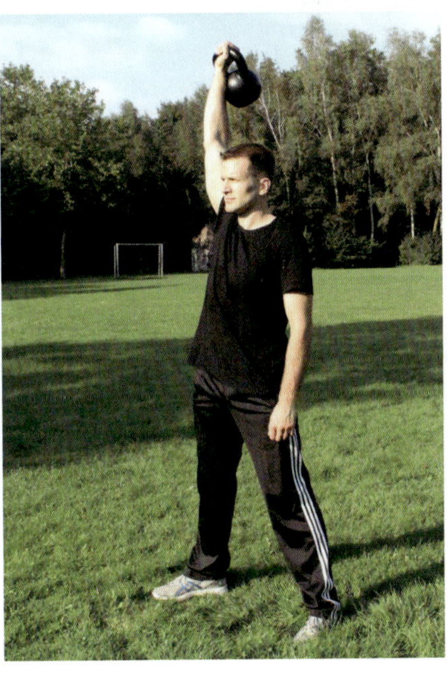

## 11.2.6 Kettlebell Core

Alle Kettlebellübungen haben gemeinsam, dass sie die Körpermitte sehr stark belasten und damit den sogenannten *Core* trainieren. Als *Core* bezeichnet man den Bereich, der für eine stabile Verbindung von Ober- und Unterkörper nötig ist, also Bauchmuskeln, Rückenmuskeln, Zwischenrippenmuskulatur etc. Allerdings gibt es ein paar Übungen, die diesen Bereich noch mehr fordern, als die schon beschriebenen. Allen diesen Übungen ist gemeinsam, dass sie niemals auf Zeit ausgeführt werden, sondern immer langsam und kontrolliert. Machen Sie die Übungen ruhig und ohne Blick auf die Uhr mit der angegebenen Wiederholungszahl direkt hintereinander und achten Sie sehr auf die Technik.

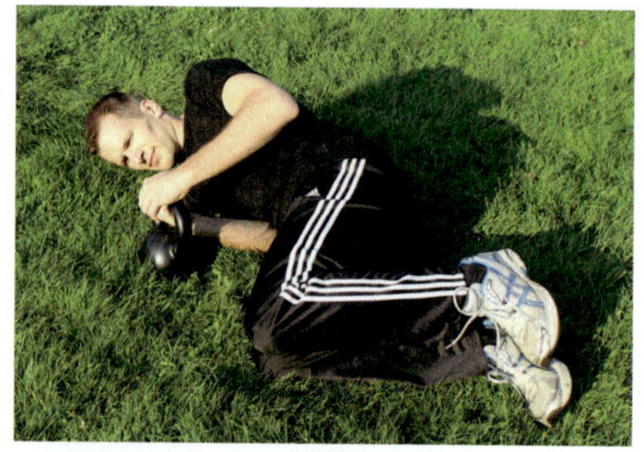

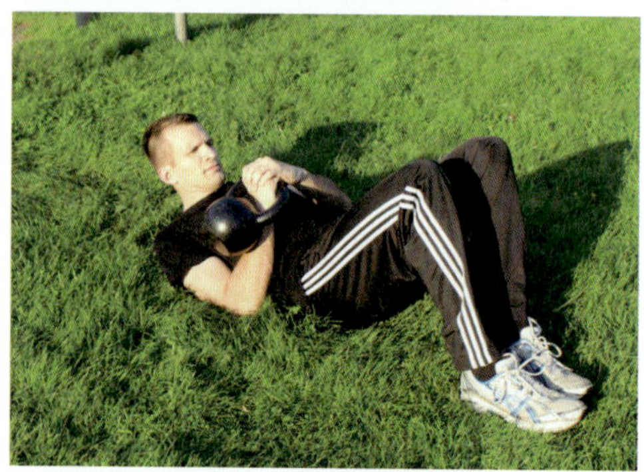

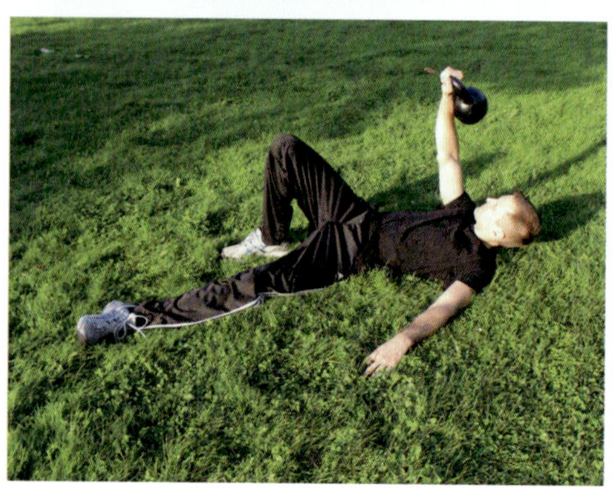

### 1 Turkish Get-up

Auch wenn bei dieser Übung sehr schwere Gewichte bewältigt werden können, ist sie technisch sehr anspruchsvoll und es wird einige Zeit in Anspruch nehmen, die Technik sehr gut zu beherrschen.

Beginnen Sie also mit relativ leichten Gewichten und konzentrieren Sie sich auf die Ausführung. Steigern Sie dann langsam das Gewicht.

Legen Sie sich auf den Rücken links neben eine Kettlebell. Rollen Sie sich nun auf die Seite in eine Embryostellung und fassen Sie mit der rechten Hand den Griff der Kettlebell und unterstützen Sie mit einem Obergriff der linken Hand. Um einen möglichst geringen Hebelarm zu haben, sollte sich die Kettlebell nicht zu weit weg von Ihrem Körper befinden (Bild oben).

Rollen Sie sich nun aus dieser Position auf den Rücken, ohne den Winkel des Arms zu verändern, bis Sie flach auf dem Rücken liegen (zweites Bild). Nehmen Sie immer auf diese Art und Weise die Kettlebell für diese Übung auf, denn sonst wird Ihre Rotatorenmanschette stark belastet und kann Schaden nehmen.

Nun lässt der linke Arm die Kettlebell los und der rechte Arm wird durchgestreckt, bis er senkrecht zum Boden zeigt. Dabei sollte es einfach sein, die Kugel zu halten, denn das Gelenk ist eingerastet und der Arm steht wie ein umgekehrtes Pendel im Gleichgewicht. Winkeln Sie nun das rechte Bein an. Der linke Arm ist gestreckt und liegt etwas vom Körper weggestreckt (drittes Bild). Verlagern Sie dabei das Gewicht ein wenig auf die linke Seite. Während der gesamten folgenden Übung steht der rechte Arm weiterhin senkrecht zum Boden und Ihr Blick ist auf die Kettlebell gerichtet!

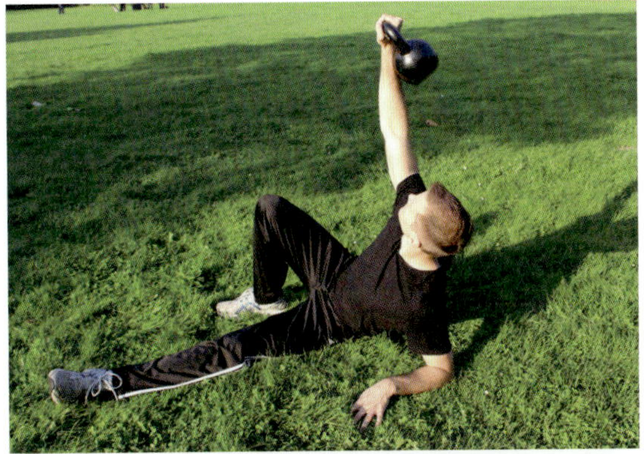

Richten Sie nun Ihren Oberkörper auf, sodass Sie zuerst auf dem linken Ellbogen abgestützt sind (viertes Bild).

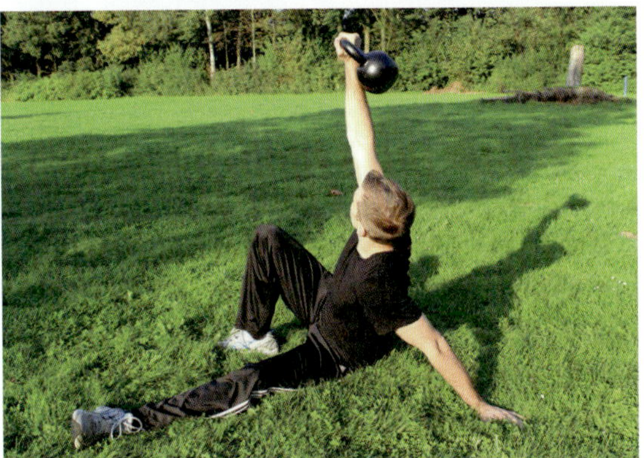

Danach richten Sie sich weiter auf und stützen sich auf die linke Hand mit gestrecktem Arm hinter dem Oberkörper (fünftes Bild).

Heben Sie nun die Hüfte vom Boden hoch und stehen Sie dann auf den drei Stützen: dem linken Arm, dem ausgestreckten linken Bein und dem angewinkelten rechten Bein. Dabei bilden Oberkörper und das linke Bein eine Linie und der rechte Fuß steht vollständig auf dem Boden (sechstes Bild).

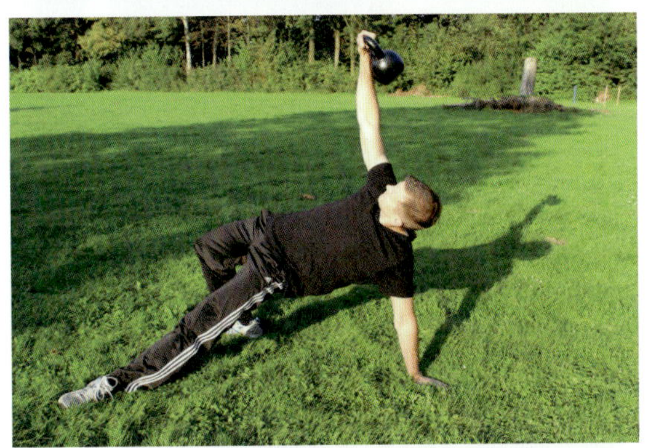

Nun wird das linke Bein unter dem Körper hindurchgezogen, bis Sie sich darauf knien können. Das Knie bildet die Spitze des Dreiecks rechter-Fuß linkes-Knie linke-Hand und die linke Hand ist auf einer Linie mit dem linken Unterschenkel (siebtes Bild). Die Hauptlast liegt auf dem linken Knie und Sie sind spielerisch in der Lage, die linke Hand vom Boden zu heben.

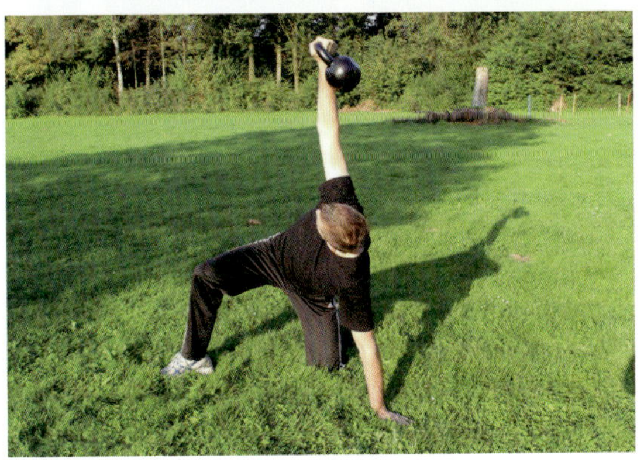

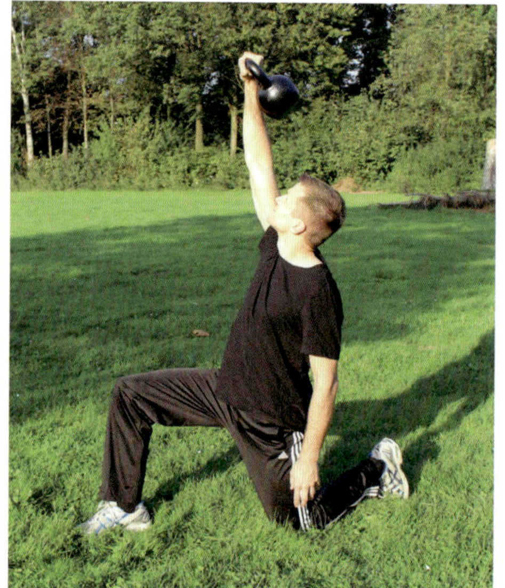

Richten Sie sich nun auf und stehen Sie nur noch auf dem linken Knie und Fuß sowie dem rechten Fuß (achtes Bild).

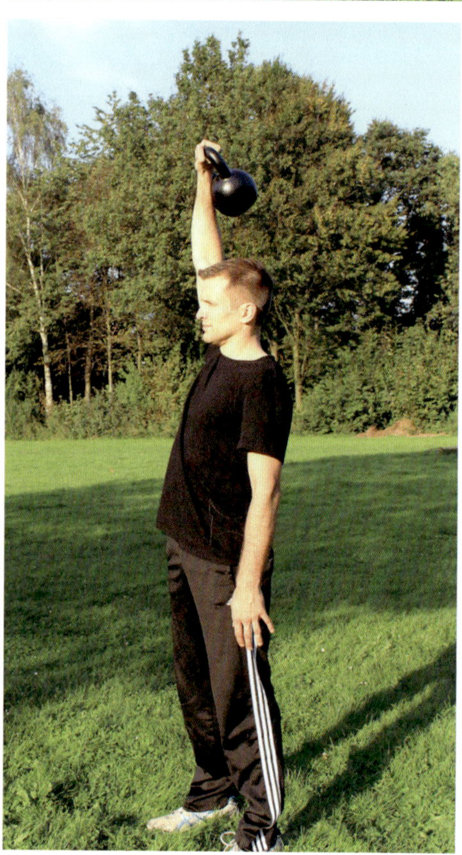

Nun wird einfach aufgestanden, indem das rechte Bein wie bei einem Ausfallschritt durchgestreckt wird. Erst wenn Sie stehen und die Endposition erreicht haben, die wie bei einem normalen Überkopfdrücken aussieht, nehmen Sie Ihren Blick von der Kettlebell und können frei geradeaus sehen (neuntes Bild).

Der Rückweg ist entsprechend genauso.

Lassen Sie sich Zeit beim Üben des Bewegungsablaufs und nutzen Sie zuerst sehr leichte Gewichte! Diese Übung trainiert den gesamten Körper und lässt keinen Muskel aus. Entweder ist er aktiv an der Bewegung beteiligt oder wird als Stützmuskel benötigt.

Machen Sie diese Übung 3 x pro Seite, bevor Sie zur nächsten Übung wechseln.

***Anmerkung:*** *Der Turkish Get-up ist auch mit einer Kurzhantel effektiv, ohne in gleichem Maße die Unterarme zu belasten. Wer eine große Herausforderung sucht, der sollte es mit einer Langhantel probieren.*

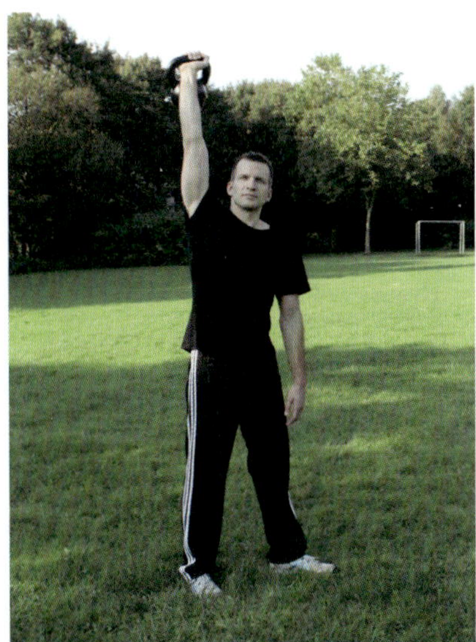

## 2 Windmill

Die Windmühle ist ebenfalls eine Bewegung, die den Core belastet, und hier vor allem die seitlichen Bauchmuskeln.

Stellen Sie sich aufrecht hin, mit der Kettlebell in der rechten Hand. Der rechte Arm ist gerade nach oben gestreckt und die Kettlebell liegt auf dem rechten Unterarm auf. Die Füße sind dabei etwa schulterbreit auseinander und der rechte Arm bildet eine Linie mit dem rechten Bein. Nun wird der linke Fuß nach links außen gedreht und der rechte Fuß ein wenig nach innen (Bild oben). Der Hauptteil des Gewichts ist auf dem rechten Bein und das während der gesamten Übungsausführung.

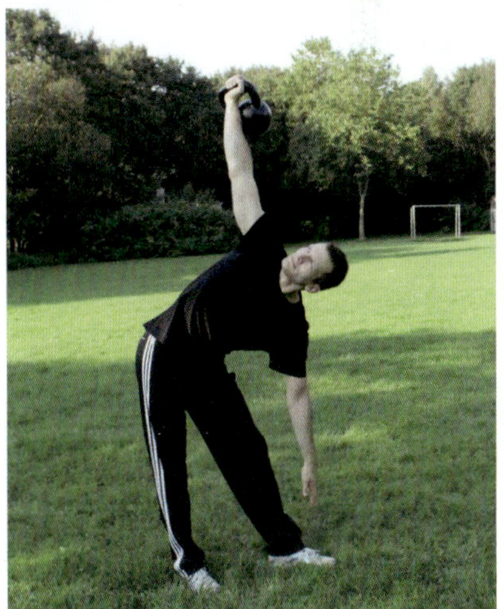

Beugen Sie nun Ihre Hüfte so, dass der linke Arm gestreckt nach unten zeigt. Der Oberkörper bleibt dabei gerade und der rechte Arm zeigt senkrecht nach oben (Bild Mitte).

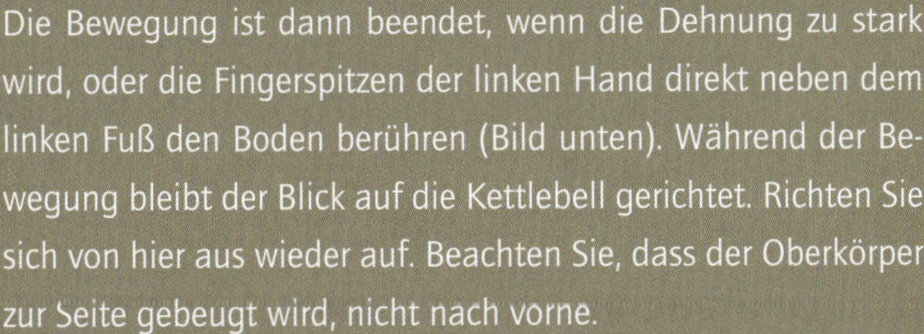

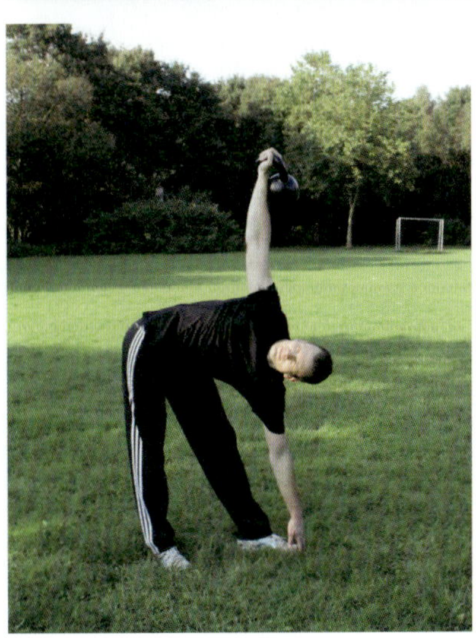

Die Bewegung ist dann beendet, wenn die Dehnung zu stark wird, oder die Fingerspitzen der linken Hand direkt neben dem linken Fuß den Boden berühren (Bild unten). Während der Bewegung bleibt der Blick auf die Kettlebell gerichtet. Richten Sie sich von hier aus wieder auf. Beachten Sie, dass der Oberkörper zur Seite gebeugt wird, nicht nach vorne.

Machen Sie diese Übung 5 x pro Seite, bevor Sie zur nächsten übergehen.

***Anmerkung:*** *Auch hier gilt, dass eine Kurzhantel ebenso möglich ist. Eine Langhantel macht die Übung sehr schwierig.*

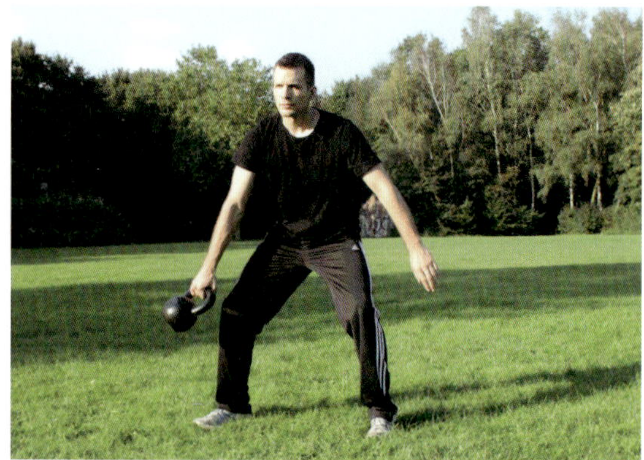

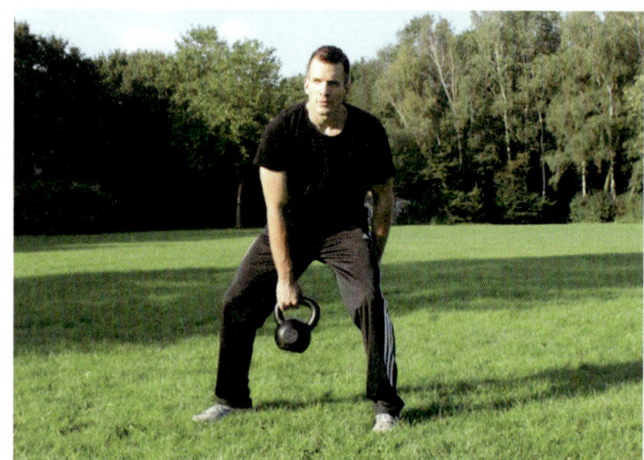

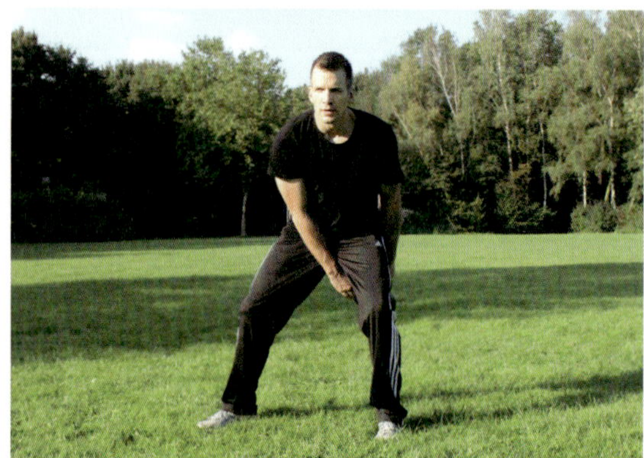

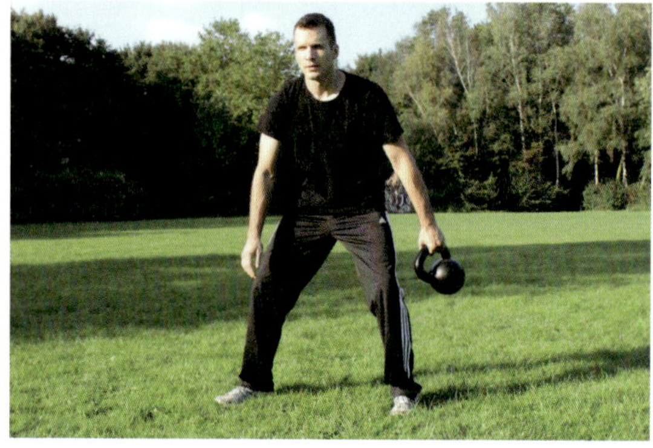

### 3 Eine Acht durch die Beine

Stellen Sie sich mit einem Fußabstand von doppelter Schulterbreite hin und nehmen Sie die Kettlebell in eine Hand. Der Oberkörper ist gerade und zu Beginn der Übung aufrecht. Nun schwingen Sie die Kugel durch die Beine von vorne nach hinten und übergeben sie dort an die andere Hand. Von hinten nach vorne wird die Kugel nun außen am Bein entlanggeführt und dann wieder von vorne durch die Beine geschwungen. Der Oberkörper kann dabei nicht starr in der Mitte stehen bleiben, sollte aber immer einen geraden Rücken aufweisen. Der Bewegungsablauf ist in den Abbildungen 1-8 dargestellt.

Eine Wiederholung ist beendet, wenn eine vollständige Acht beschrieben wurde. Machen Sie 15 Wiederholungen, bevor Sie zur nächsten Übung übergehen.

***Anmerkung:*** *Mit einer Kettlebell ist diese Übung einfacher als mit einer Kurzhantel, weil der Handwechsel besser und fließender funktioniert.*

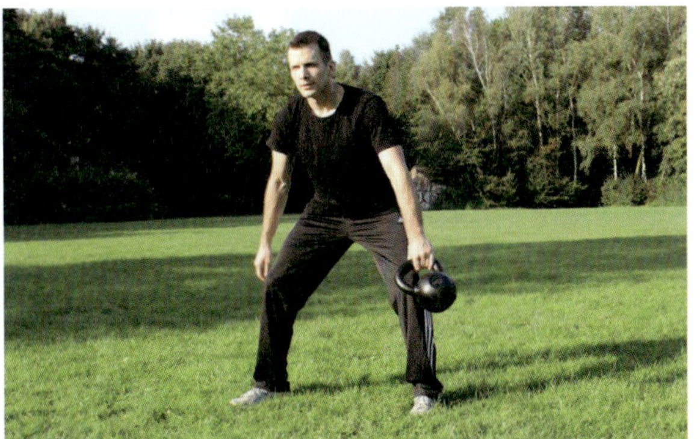

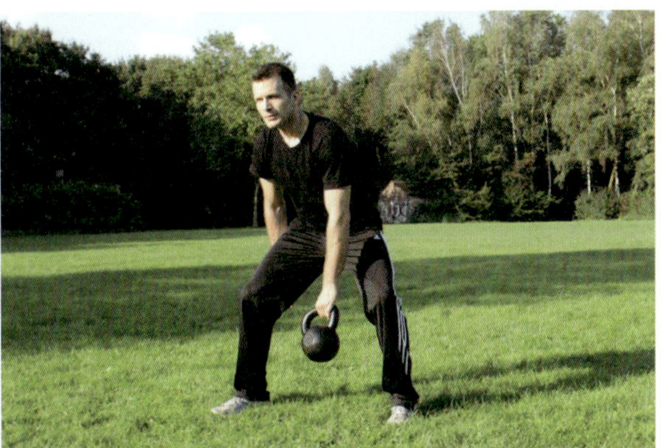

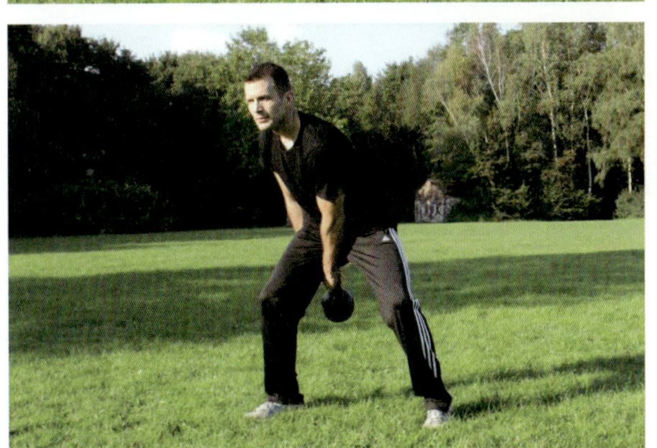

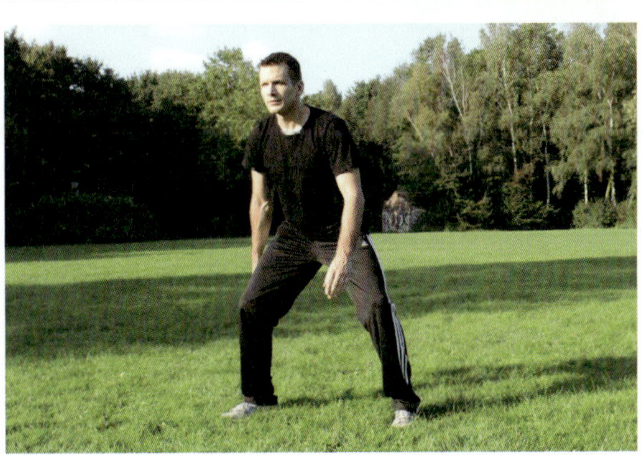

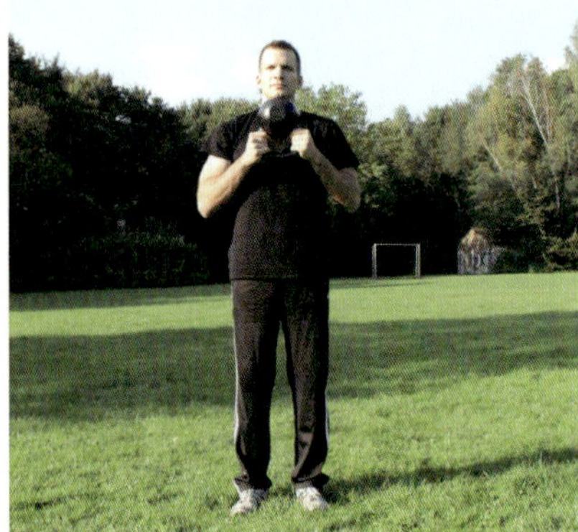

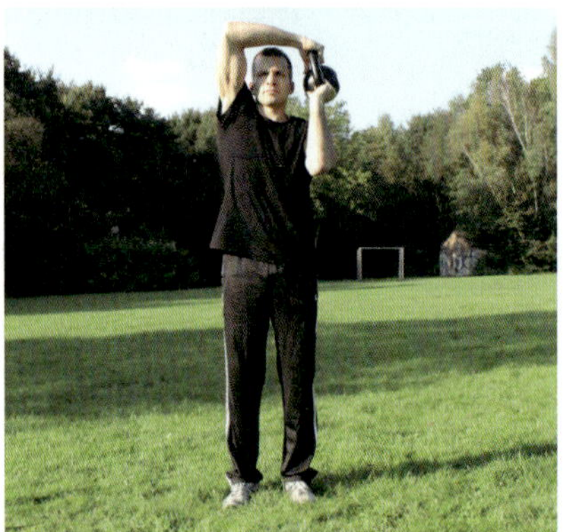

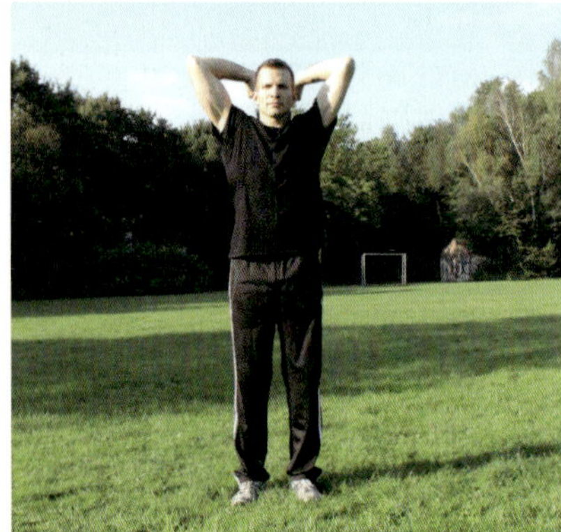

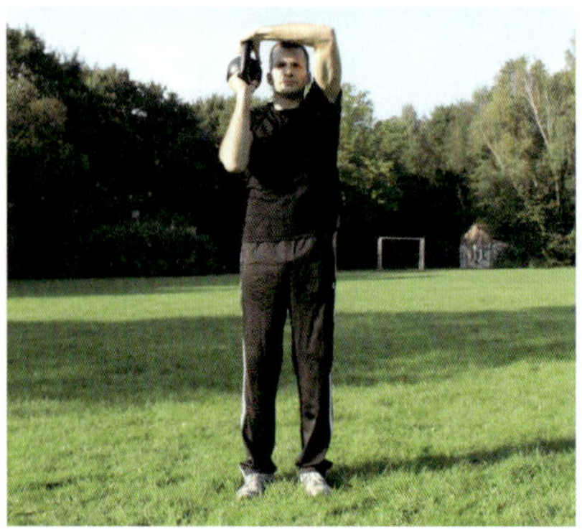

### 4 Halo

Halten Sie eine Kettlebell mit beiden Händen seitlich am Griff fest und zwar mit der Unterseite nach oben, direkt vor Ihrem Gesicht (Bild oben).

Führen Sie nun die Kettlebell in einer Kreisbewegung eng um Ihren Kopf herum, bis die Kugel wieder vor Ihrem Gesicht ist (zweites bis viertes Bild). Spannen Sie dabei den Bauch ebenso an wie Ihren Schultergürtel. Führen Sie davon 15 Wiederholungen in jede Richtung aus.

***Anmerkung:*** *Durch die besondere Form der Kettlebell wird der Core sehr gefordert, um den sich verändernden Schwerpunkt auszugleichen. Prinzipell ist diese Übung aber sowohl mit einer Kurzhantel als auch mit einem schweren Sandsack oder Stein durchführbar, wobei durch den fehlenden Griff bei den Letztgenannten eine höhere Schwierigkeit und beim Stein auch eine steigende Verletzungsgefahr hinzukommt.*

# 11.3 Übungen mit dem Sandsack

## 11.3.1 Sandbag Ladder

Ein *Sandsack* ist ein sehr gutes Trainingsgerät, mit dem man den ganzen Körper aus allen möglichen Winkeln belasten kann. Dazu ist es nicht unbedingt nötig, einen modernen Sandsack mit Griffen zu nutzen, ein einfacher Sack mit Sandfüllung ist auch sehr gut nutzbar. Ein Trainingsprogramm für den ganzen Körper ist folgende *Leiter*, die deswegen so heißt, weil die erste Übung 10 x, die zweite Übung 9 x usw. ausgeführt wird. Machen Sie alle Übungen direkt hintereinander und ohne Pause. Achten Sie wie immer auf Ihre Technik und wählen Sie das Gewicht gerade zu Beginn nicht zu hoch, steigern Sie lieber langsam, sodass Muskeln, Sehnen, Bänder und auch die Knochen genügend Zeit haben, sich der Belastung anzupassen.

### 1 Rotational Alternating Lunges, 10 x auf jeder Seite

Fassen Sie den Sandsack an den Schlaufen an, wenn welche vorhanden sind. Wenn keine Schlaufen vorhanden sind, können Sie auch einfach das Gewebe des Sacks fassen. Halten Sie ihn, an gestreckten Armen, vor Ihrem Körper hängend, während Sie mit den Füßen etwa schulterbreit auseinanderstehen (Bild oben).

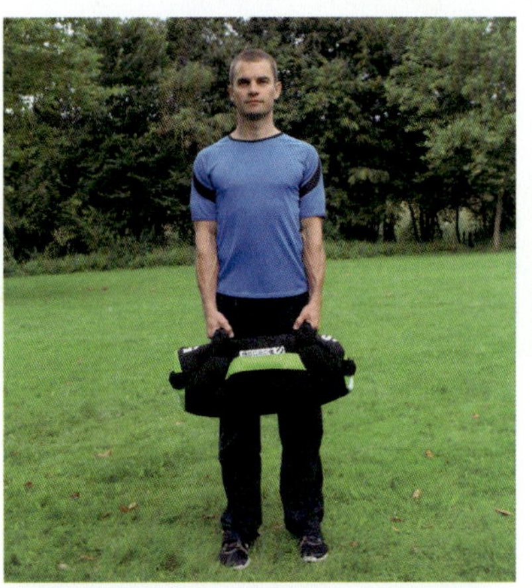

Gehen Sie nun zuerst mit dem linken Bein einen Schritt gerade nach vorne und führen den Sandsack dabei zu Ihrer linken Seite. Dabei muss sich der Oberkörper ein wenig mitdrehen (Bild unten). Stoßen Sie sich nun mit dem linken Bein ab und gehen Sie wieder in die Startposition mit dem Sandsack vor Ihrem Körper. Dann wiederholen Sie die gleiche Bewegung mit der anderen Seite, wobei eine Wiederholung beendet ist, wenn beide Füße 1 x nach vorne gesetzt wurden.

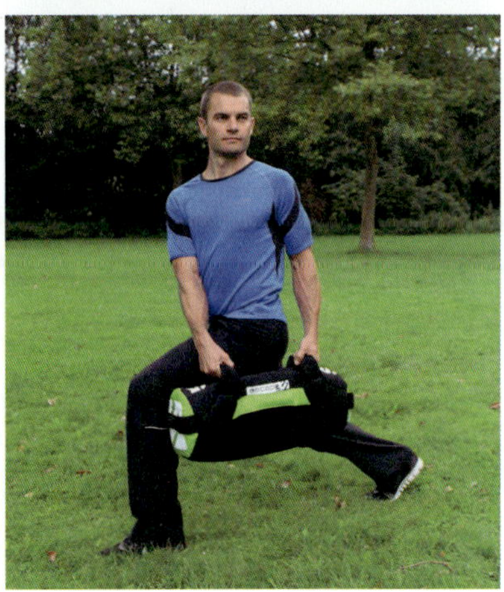

***Anmerkung:*** *Bei dieser Übung ist es schwierig, den Sack zu ersetzen, denn harte Trainingsgeräte können, wie der Sandsack auch, bei der Drehung gegen das vordere Knie stoßen. Das ist bei Eisen aber deutlich schmerzhafter als bei einem Sandsack.*

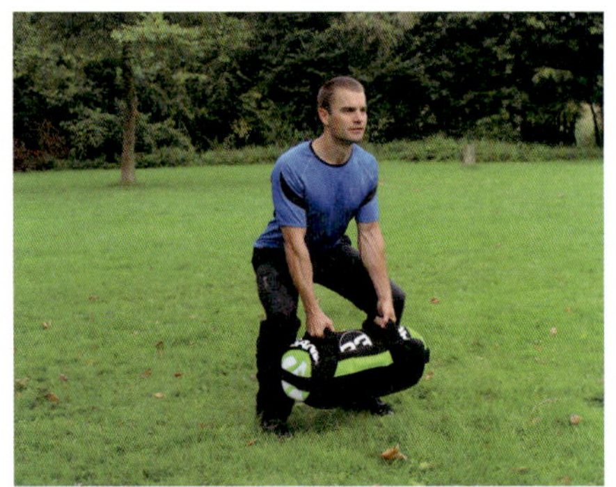

## 2 Sandback Clean und Zercher Squat, 9 x

Die Füße sind schulterbreit auseinander und der Sandsack wird an den Schlaufen vor dem Körper gehalten. Gehen Sie nun in eine Kniebeuge, wobei der Rücken gerade bleibt und der Sandsack vor den Knien bis kurz vor den Boden gebracht wird (Bild oben).

Nun strecken Sie die Beine zügig durch und nutzen den Schwung, um den Sandsack mit den Armen weiter hinaufzuführen (zweites Bild).

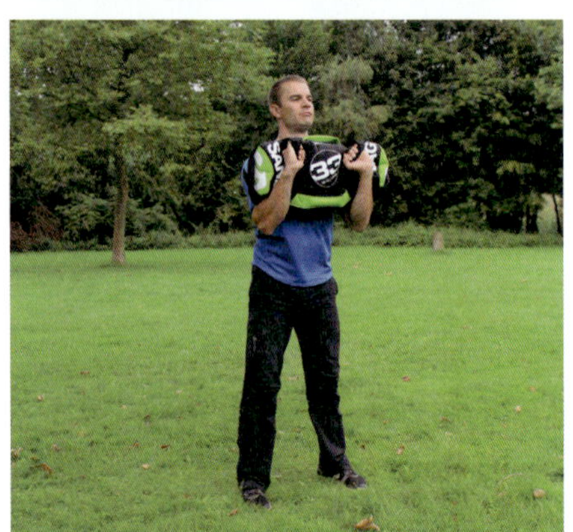

Wenn der Sandsack etwa auf Brusthöhe ist, bringen Sie die Arme unter den Sack, sodass er nun in den Armbeugen liegt (drittes Bild).

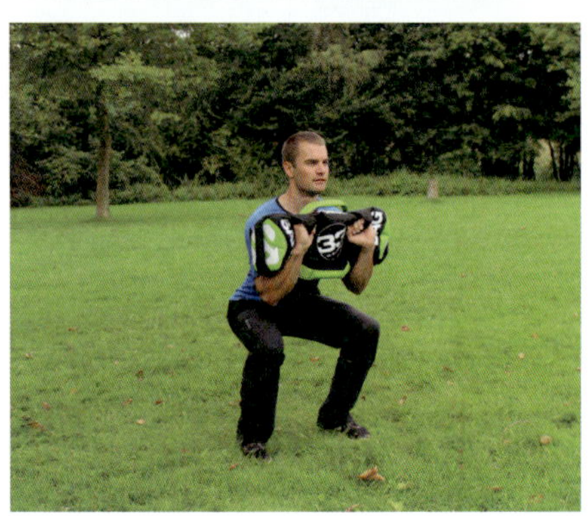

Mit dem Sandsack auf den Armen machen Sie nun eine ganz normale Kniebeuge (Bild unten). Wenn Sie die Beine wieder gestreckt haben, können Sie den Sandsack hinablassen und mit der nächsten Wiederholung beginnen.

***Anmerkung:*** *Hier ist es möglich, diese Übung mit der Langhantel durchzuführen. Allerdings ist das Umsetzen technisch anspruchsvoller und sollte vorher sehr gut beherrscht werden.*

### 3 Sandback-Shoulder-to-Shoulder-Press, 8 x in jede Richtung

Nehmen Sie den Sandsack mit beiden Händen vom Boden auf, ohne die Schlaufen zu nutzen, und legen Sie ihn auf einer Schulter ab (Bild oben).

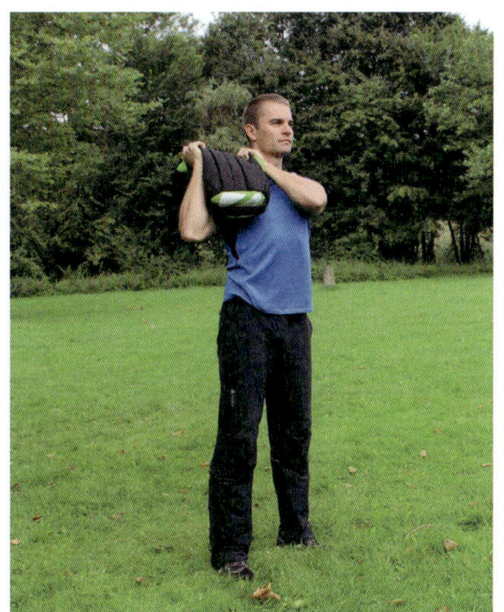

Nun drücken Sie den Sandsack mit beiden Händen über den Kopf und strecken dabei die Arme durch (Bild Mitte).

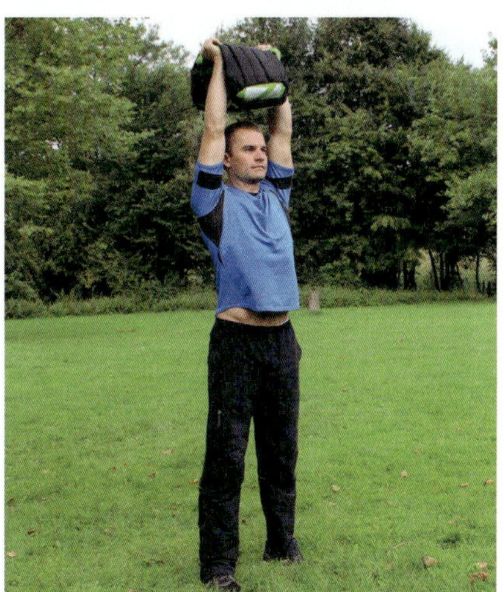

Lassen Sie den Sandsack danach wieder auf die andere Schulter ab. Legen Sie ihn dabei nicht auf die Schulter, sondern halten Sie die Spannung in der Arm- und Schultermuskulatur (Bild unten). Von hier aus machen Sie die Bewegung wieder zur anderen Schulter hin, sodass eine Wiederholung beendet ist, wenn der Sack wieder auf der Schulter ist, die zu Beginn ausgewählt wurde.

***Anmerkung:*** *Hier kann man kein anderes Gerät nehmen, ohne eine völlig unterschiedliche Übung zu kreieren. Der Anspruch entsteht durch die weiche Form des Sacks und die unvorhergesehene Gewichtsverlagerung im Inneren beim Anheben.*

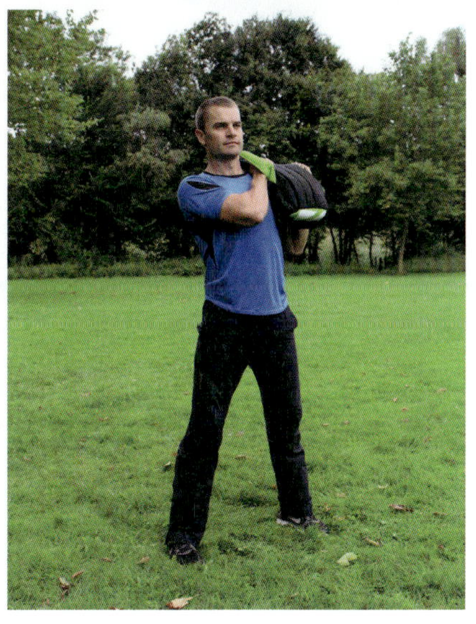

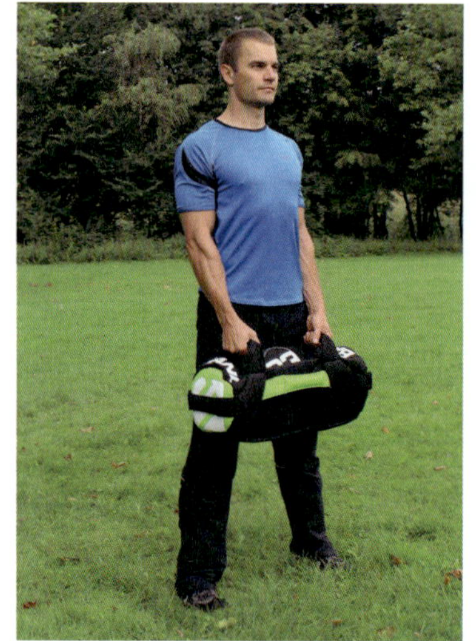

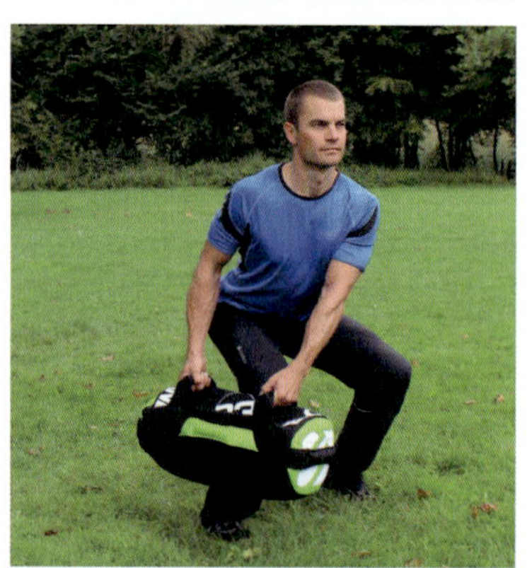

## 4 Rotational Deadlift, 7 x

Nehmen Sie den Sandsack an den Schlaufen und lassen Sie ihn an gestreckten Armen vor Ihrem Körper hängen. Die Füße sind etwa schulterbreit auseinander (Bild oben).

Beugen Sie nun die Knie, während der Oberkörper gerade und so aufrecht wie möglich bleibt. Führen Sie während des Absenkens den Sandsack zur rechten Seite (Bild unten). Richten Sie sich nun auf und wiederholen Sie diese Bewegung zur anderen Seite. Eine Wiederholung ist beendet, wenn beide Seiten 1 x ausgeführt wurden.

***Anmerkung:*** *Eine Langhantel ist eine mögliche Alternative, wird sich aber durch die Länge der Hantel schlechter zur Seite bewegen lassen.*

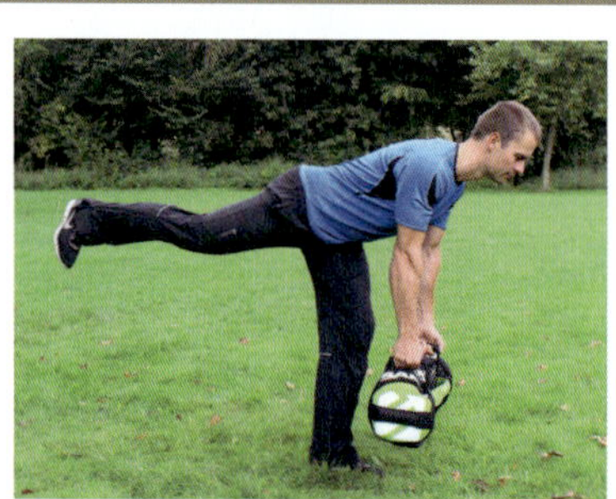

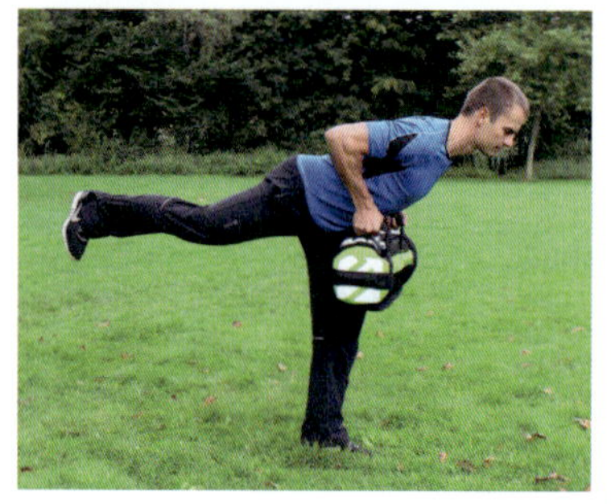

## 5 One Leg Row, 6 x jedes Bein

Nehmen Sie den Sandsack wieder an den Schlaufen und stehen Sie mit den Füßen schulterbreit auseinander. Der Sandsack hängt locker vor Ihrem Körper. Nun wird das rechte Bein vom Boden gehoben und gestreckt nach hinten geführt, während der Oberkörper im Hüftgelenk nach vorne kippt und gerade bleibt. Das rechte Bein und der Oberkörper bilden eine Linie. In der Endposition sollte der Oberkörper fast waagerecht sein. Der Sandsack hängt auch weiterhin an den gestreckten Armen und ist fast auf dem Boden (Bild oben).

Aus dieser Position wird nun gerudert, d. h., dass der Sandsack mit beiden Armen gleichzeitig zum Bauch geführt wird, während die Ellbogen eng am Körper entlanggehen (Bild unten). Senken Sie den Sandsack dann wieder kontrolliert ab. Die angegebene Wiederholungszahl wird auf beiden Seiten ausgeführt, bevor die nächste Übung beginnt.

***Anmerkung:*** *Diese Übung kann sowohl mit Langhantel, Kurzhanteln oder mit Kettlebells ausgeführt werden, ohne den Zweck der Übung zu verändern.*

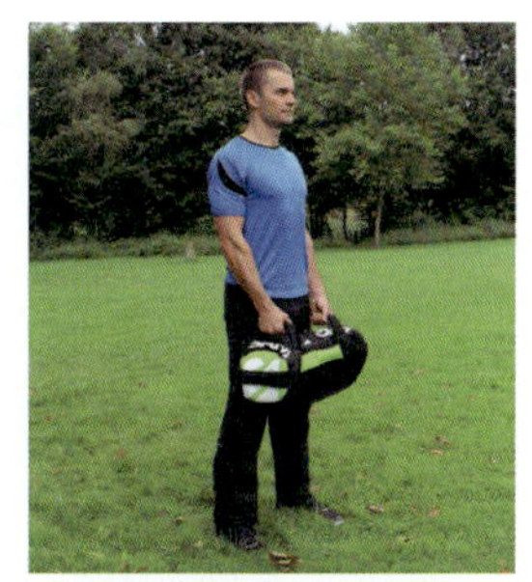

### 6 Burpee und Push, 5 x

Der Sandsack wird wieder an den Schlaufen festgehalten und hängt vor dem Körper. Die Füße sind ungefähr schulterbreit oder etwas weiter als schulterbreit auseinander (Bild oben).

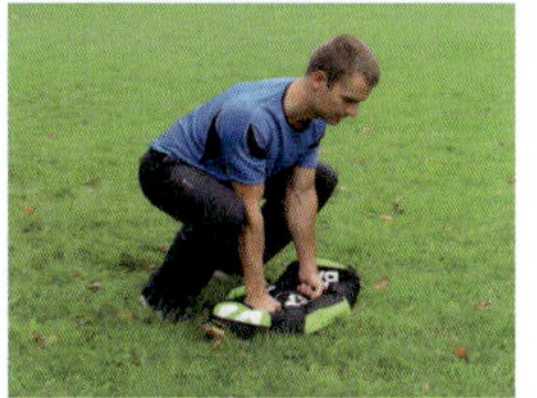

Nun wird in die Hocke gegangen und der Sandsack vor den Füßen abgelegt. Dabei bleibt der Rücken gerade und das Gewicht verlagert sich auf die Fußballen, während die Arme gestreckt werden (zweites Bild).

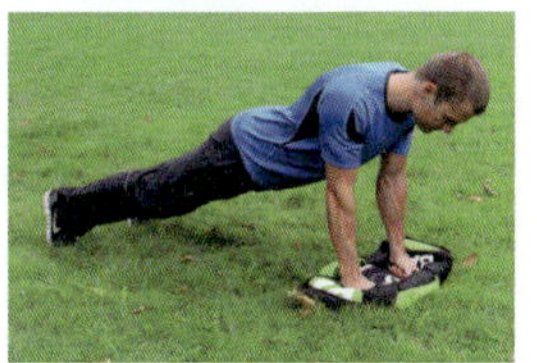

Stützen Sie sich nun auf dem Sandsack ab und verlagern Sie Ihr Gewicht komplett auf die Hände, sodass Sie mit den Füßen abspringen und diese nach hinten ausstrecken können. Landen Sie nun in der Liegestützposition mit durchgestreckten Armen und Beinen, Rücken und Beine bilden eine Linie (drittes Bild).

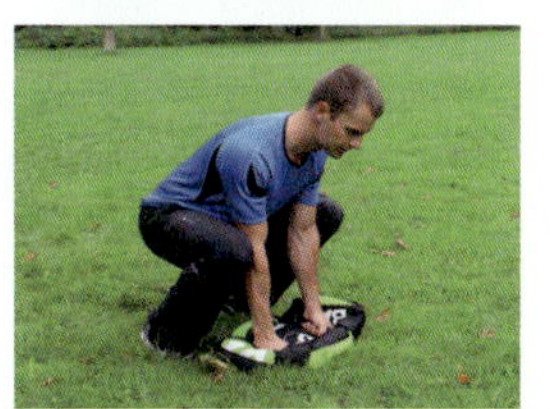

Jetzt wird wieder nach vorne in die Hockposition gesprungen, damit die Füße wieder vor dem Sandsack stehen (viertes Bild).

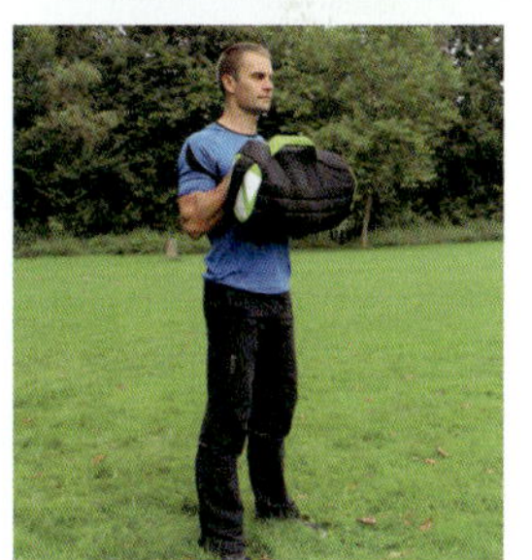

Richten Sie sich nun zügig auf und ziehen Sie durch den durch die Beine verursachten Schwung den Sandsack weiter nach oben, bis er etwa auf Brusthöhe ist (fünftes Bild).

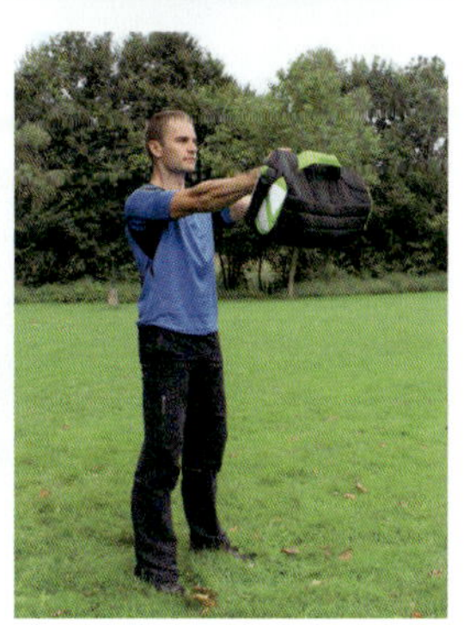

Jetzt werden die Hände hinter den Sack gebracht und der Sandsack nach vorne gestoßen (Bild unten). Ziehen Sie die Arme nun zum Körper zurück und bringen Sie den Sandsack wieder in die Ausgangsposition, um die nächste Wiederholung auszuführen.

***Anmerkung:*** *Auch hier lässt sich hervorragend eine Langhantel verwenden. Dies macht die Übung aber einfacher, denn der Sandsack ist beim Pushen schwieriger zu kontrollieren.*

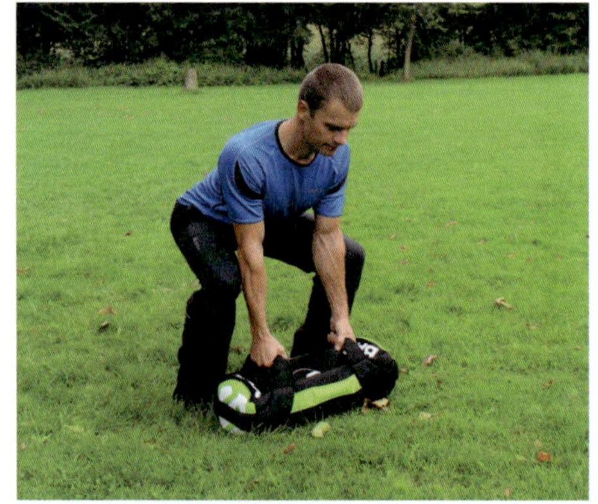

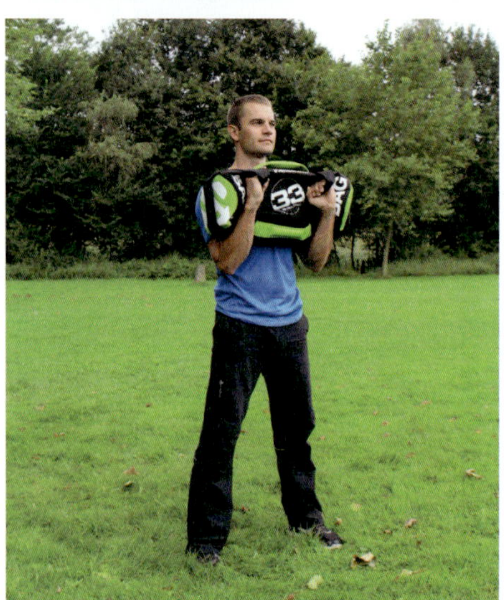

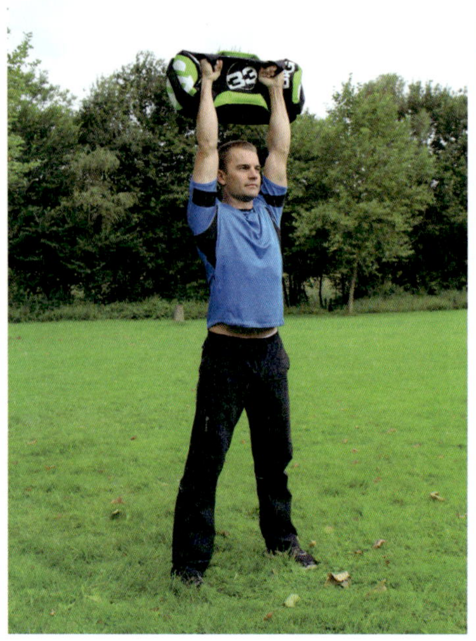

### 7 Clean und Press, 4 x

Zu Beginn liegt der Sandsack vor den Füßen auf dem Boden. Stehen Sie schulterbreit mit den Füßen auseinander und gehen nun in die Hocke, wobei Ihr Oberkörper nach vorne gebeugt wird, der Rücken dabei aber gerade bleibt (Bild oben).

Fassen Sie den Sandsack nun an den Schlaufen und richten Sie sich auf, bis der Rücken gerade und die Beine durchgestreckt sind. Nutzen Sie den Schwung der Bewegung und ziehen den Sack mit den Armen weiter nach oben, bis etwa auf Kinnhöhe. Bringen Sie nun durch eine schnelle Bewegung die Arme unter den Sandsack und laden ihn auf, ohne die Schlaufen loszulassen, denn die brauchen Sie gleich noch (Bild Mitte).

Von hier aus werden die Arme über den Kopf gestreckt und oben kurz gehalten (Bild unten). Lassen Sie den Sandsack wieder kontrolliert bis auf Schulterhöhe ab und bringen die Hände wieder über den Sack, sodass sie ihn nur noch an den Schlaufen halten. Nun wird der Sack wieder auf den Boden vor die Füße gelegt, wobei die Füße ganz stehen bleiben, der Rücken gerade ist und die Knie gebeugt sind. Beginnen Sie nun mit der nächsten Wiederholung.

***Anmerkung:*** *Wer eine Langhantel dafür nehmen möchte, kann das machen. Dafür sollte aber die Technik des Umsetzens sehr gut beherrscht werden.*

## 8 High Pull, 3 x

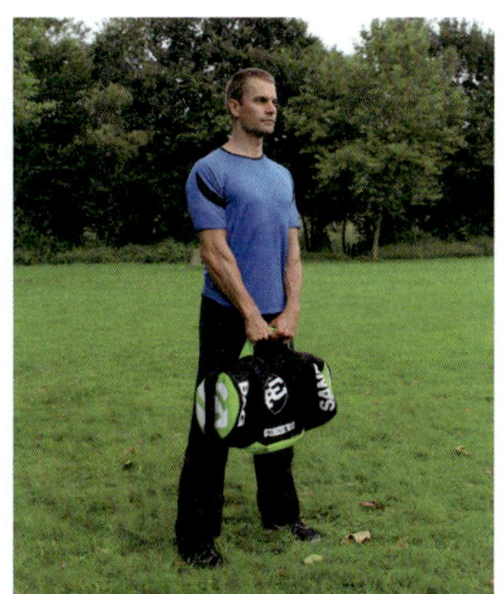


Der Sandsack wird an den Schlaufen einfach vor dem Körper hängen gelassen. Die Füße sind etwa schulterbreit auseinander und die Knie leicht gebeugt. Fassen Sie den Sandsack recht eng, spannen Sie die Bauchmuskeln bei der Übung an, damit Sie stabil bleiben (Bild oben).

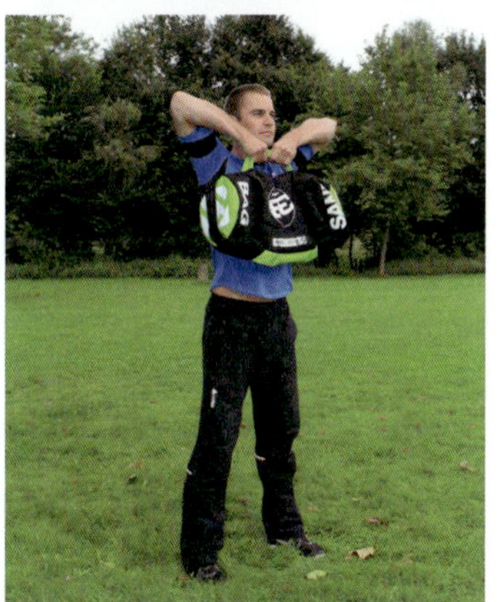

Heben Sie nun langsam den Sack in Richtung Kinn, wobei die Arme stark gebeugt werden und die Ellbogen am Ende der Bewegung höher als die Schultern sind (Bild unten). Nehmen Sie sich sowohl für das Anheben als auch für das Absenken 5 s Zeit.

***Anmerkung:*** *Wer diese Übung eng machen will, der kann dafür auch eine Langhantel oder eine schwere Kettlebell nutzen. Mit zwei Kurzhanteln bleiben die Hände weiter auseinander und die Belastung verschiebt sich vom Nacken zu den Schultern.*

## 9 Shouldering, 2 x auf jeder Seite

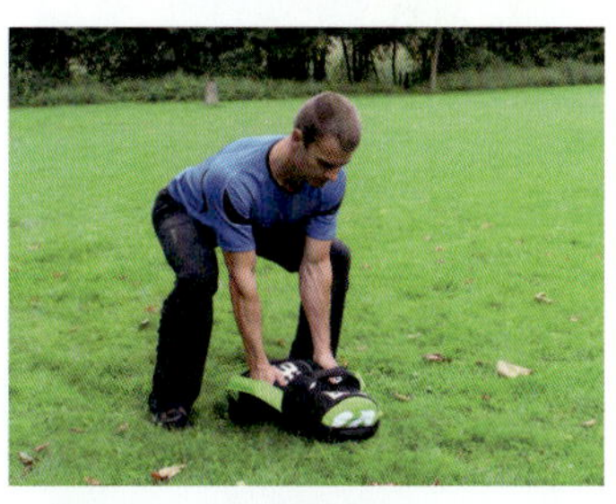

Legen Sie den Sandsack längs vor Ihren Körper und stellen Sie sich so hin, dass das eine Ende zwischen Ihren Füßen ist. Bücken Sie sich nun und fassen Sie den Sandsack mit beiden Händen, ohne eventuell vorhandene Schlaufen zu nutzen (Bild oben).

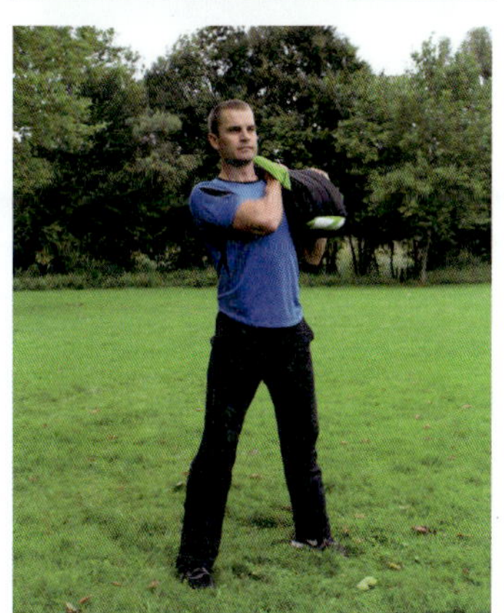

Nun heben Sie ihn hoch, bis er auf einer Schulter liegt (Bild unten). Danach legen Sie ihn wieder vor sich hin und machen das Gleiche mit der anderen Schulter, wobei erst dann eine Wiederholung beendet ist, wenn jede Schulter 1 x belastet wurde.

***Anmerkung:*** *Dafür gibt es keine sinnvolle Alternative.*

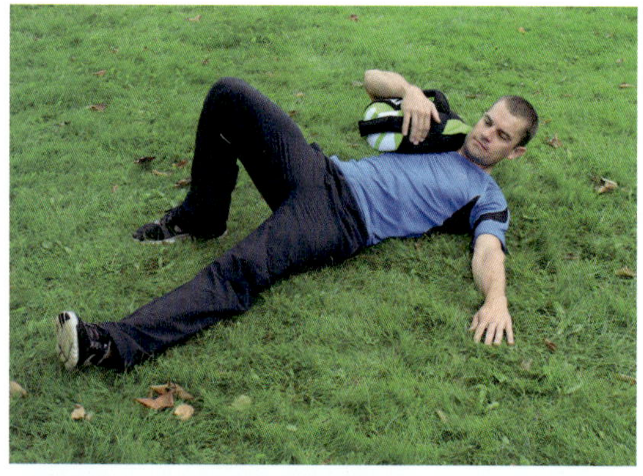

### 10 Turkish Get-up, 1 x auf jeder Seite

Legen Sie sich flach auf den Rücken und platzieren Sie den Sandsack auf der rechten Schulter und sichern Sie ihn mit der rechten Hand. Nun wird das rechte Bein angewinkelt und der linke, gestreckte Arm etwas abgespreizt (Bild oben).

Richten Sie nun Ihren Oberkörper auf, ohne dass der Sack von der Schulter rutscht und stützen Sie sich zuerst auf den linken Ellbogen (zweites Bild).

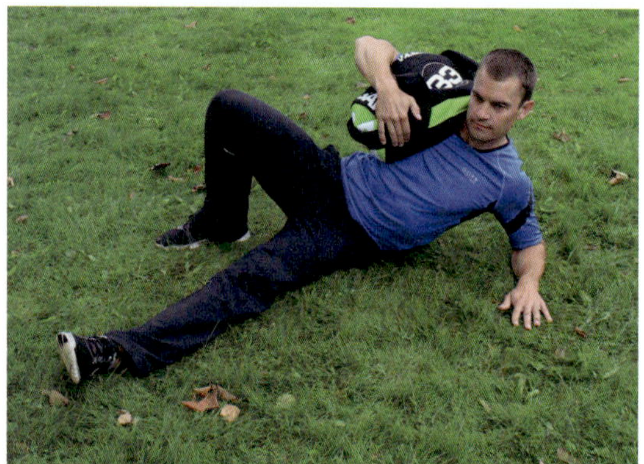

Heben Sie nun den Oberkörper weiter an und stützen Sie sich auf bei gestrecktem Arm auf die linke Hand (drittes Bild).

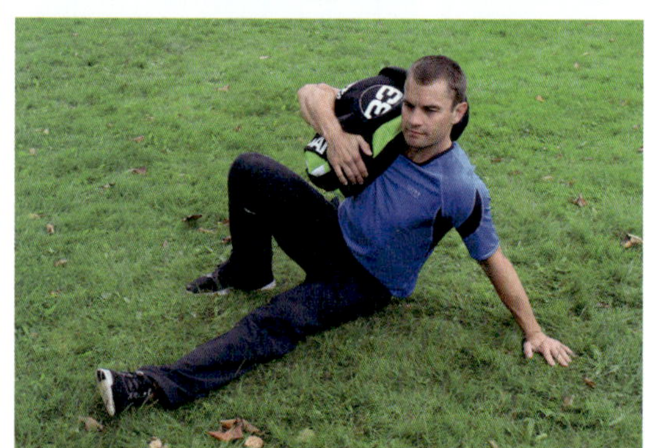

Nun wird die Hüfte stark vom Boden angehoben, bis das linke Bein und der Oberkörper eine Linie bilden und Sie nur noch auf den beiden Füßen und der linken Hand stehen. Der rechte Fuß steht mit der kompletten Sohle auf dem Boden (viertes Bild).

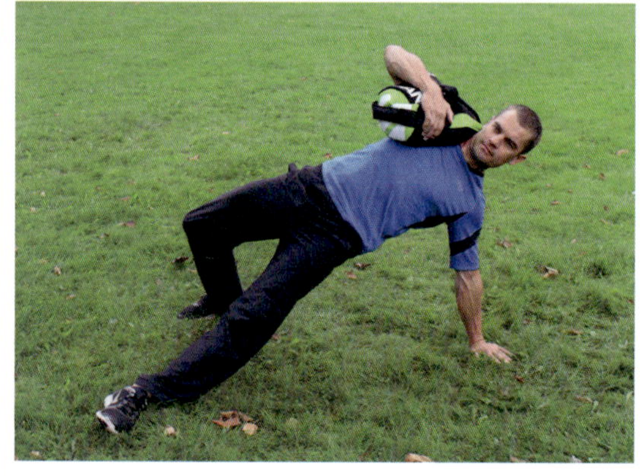

Führen Sie nun Ihr linkes Bein unter dem Körper hindurch unter sich, sodass Sie sich darauf knien können. Die linke Hand, das linke Knie und der linke Fuß sollte eine Linie bilden (fünftes Bild).

Richten Sie sich nun auf, bis Sie nur noch auf dem linken Knie und Fußballen und dem rechten Fuß stehen (sechstes Bild).

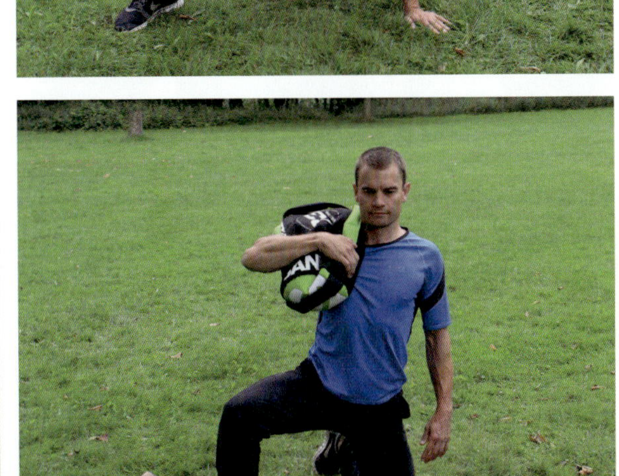

Abschließend müssen Sie nur noch aufstehen (siebtes Bild). Der Rückweg ist entsprechend und die Wiederholung ist beendet, wenn Sie beide Seiten 1 x ausgeführt haben.

***Anmerkung:*** *Der Turkish Get-up wurde schon bei den Kettlebellübungen mit einem Gegenstand in der Hand gezeigt. Die Belastung ist hier aber etwas anders, denn das Gewicht ist nun näher am Körper.*

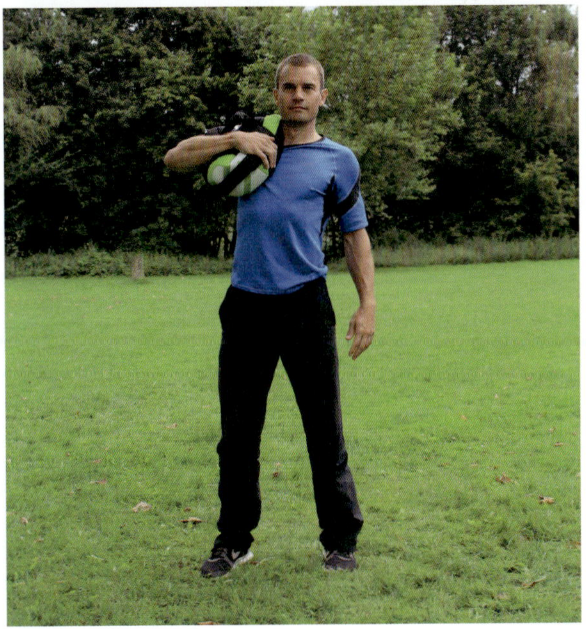

## 11.3.2 Sandbag Lower Body

Beim Sandsack ist es wie bei einer Kettlebell, es ist nicht möglich, Muskeln isoliert zu trainieren, sondern nur in einem Verbund. Aber genau das ist der Vorteil dieser Trainingsgeräte. Somit sind die folgenden Übungen sehr beinlastig, trainieren aber ebenso den Core-Bereich und den Oberkörper mit. Machen Sie von jeder Übung 10 Wiederholungen, bevor Sie zur nächsten übergehen.

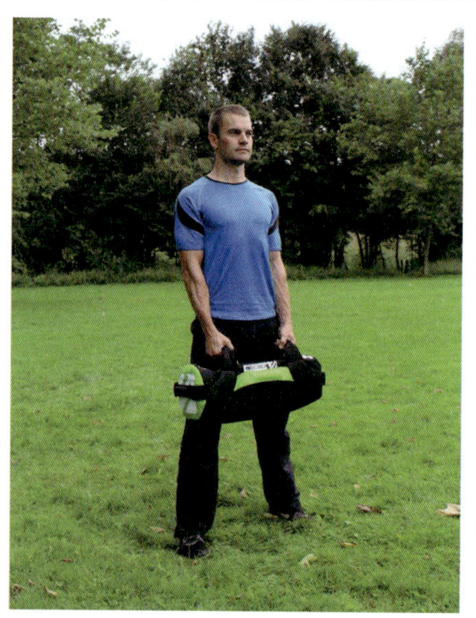

### 1 Power Cleans

Halten Sie den Sandsack an den Schlaufen locker vor Ihrem Körper, die Füße sind dabei schulterbreit auseinander (Bild oben).

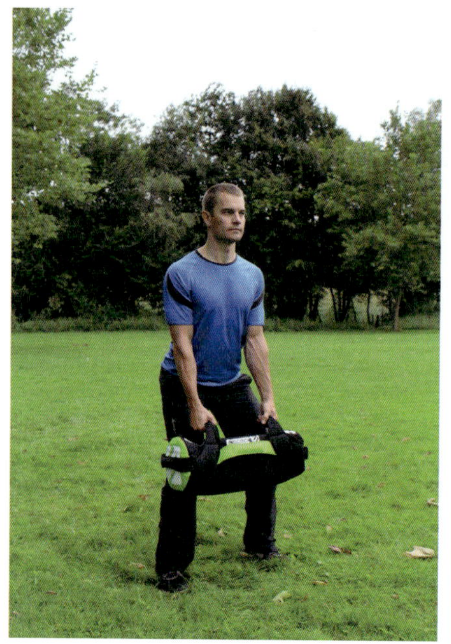

Gehen Sie nun leicht in die Knie, um Schwung zu holen (zweites Bild).

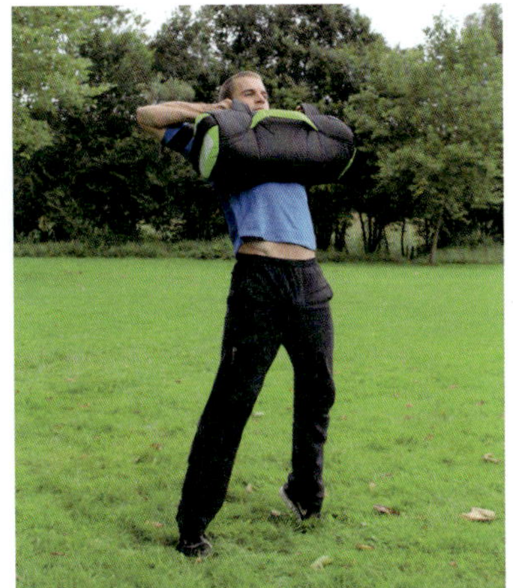

Nun strecken Sie die Hüfte und Kniegelenke kraftvoll durch. Nehmen Sie den Schwung auf, um mit den Armen den Sack höher zu ziehen, bis er sich etwa auf Brusthöhe befindet (drittes Bild).

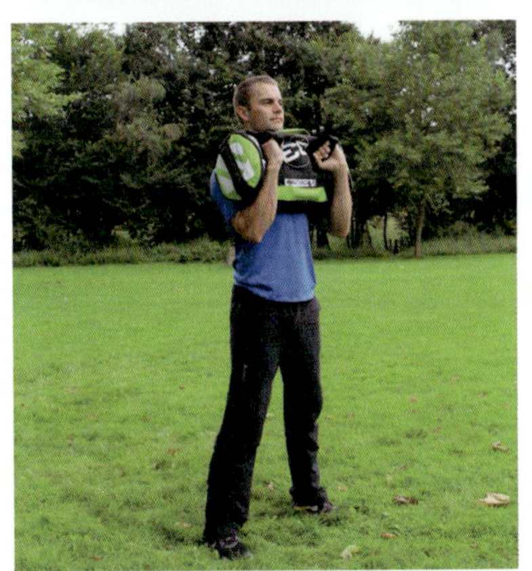

Bringen Sie dann mit einer schnellen Bewegung die Arme unter den Sandsack, sodass er dann in den Armbeugen liegen bleibt (viertes Bild). Von hier aus lassen Sie den Sandsack wieder ab, bis er an gestreckten Armen vor Ihrem Körper hängt und beginnen die nächste Wiederholung.

***Anmerkung:*** *Sie können auch eine Langhantel nutzen, sollten aber die Technik dafür sehr gut beherrschen.*

## 2 Kneeling Jumps

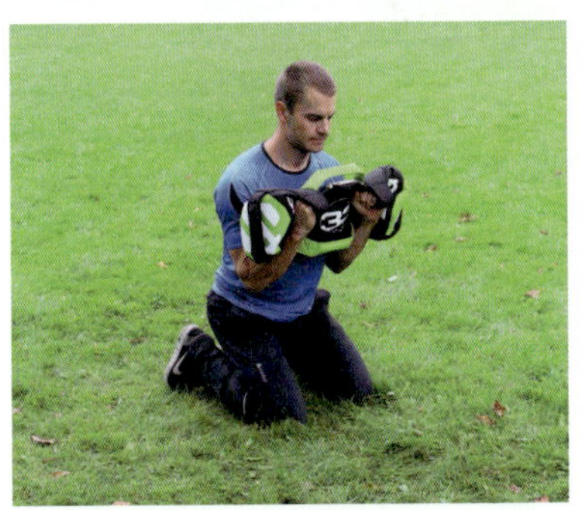

Legen Sie den Sandsack in Ihre Armbeugen und knien Sie sich auf den Boden, sodass sie auf Ihren Fersen sitzen (Bild oben).

Holen Sie nun aus Oberkörper und vor allem durch die Streckung des Hüftgelenks so viel Schwung, dass sie dynamisch auf Ihre Füße springen können und in einer Kniebeugenposition landen (Bild unten). Richten Sie sich auf, bis die Beine fast durchgestreckt sind und gehen Sie dann wieder zurück auf die Knie, indem Sie zuerst eines und dann das andere Knie aufsetzen.

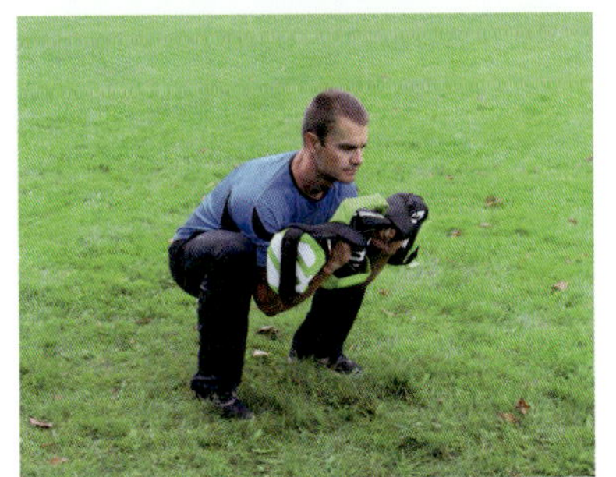

***Anmerkung:*** *Eine Langhantel in den Armbeugen ist ebenfalls zielführend, kann aber bei der Belastung schmerzhaft sein. Probieren Sie es im Zweifelsfall aus, nutzen Sie dafür aber ein leichtes Gewicht.*

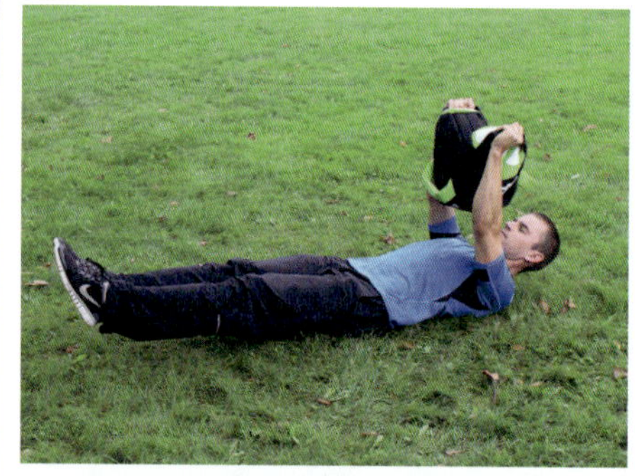

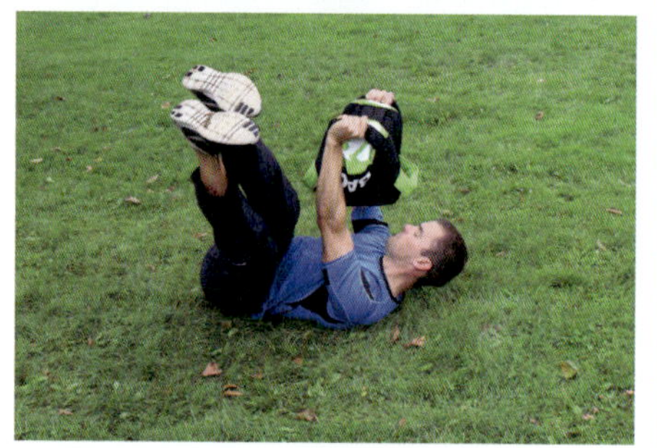

### 3 Floor Wiper

Bei dieser Übung legen Sie sich flach auf den Rücken mit gestreckten Beinen und den Füßen etwa handbreit über dem Boden und drücken den Sandsack nach oben wie beim Bankdrücken, wo er auch während der gesamten Übung bleibt (Bild oben).

Heben Sie nun die Beine gestreckt vom Boden und führen Sie die Füße zu einer Seite des Sandsacks (Bild unten). Danach strecken Sie das Hüftgelenk wieder und heben die Füße erneut zur anderen Seite des Sandsacks. Damit ist eine Wiederholung beendet und Sie können mit der nächsten beginnen.

***Anmerkung:*** *Es ist kein Problem, hierbei eine Langhantel zu nutzen.*

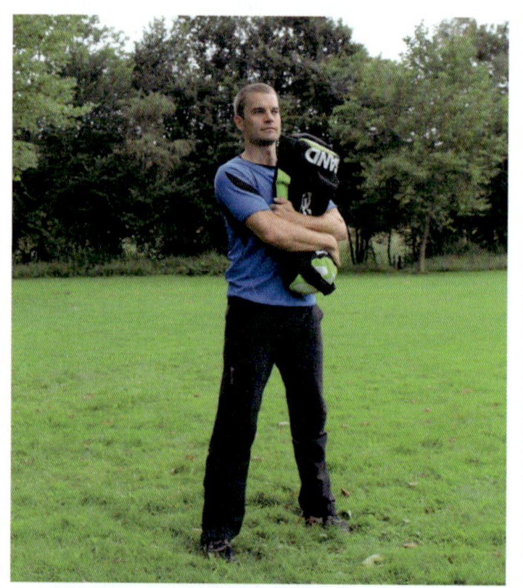

### 4 Bear Hug Squat

Stehen Sie aufrecht und umarmen Sie den Sandsack direkt vor Ihrem Körper. Die Füße sind dabei schulterbreit auseinander und der Rücken ist gerade (Bild oben).

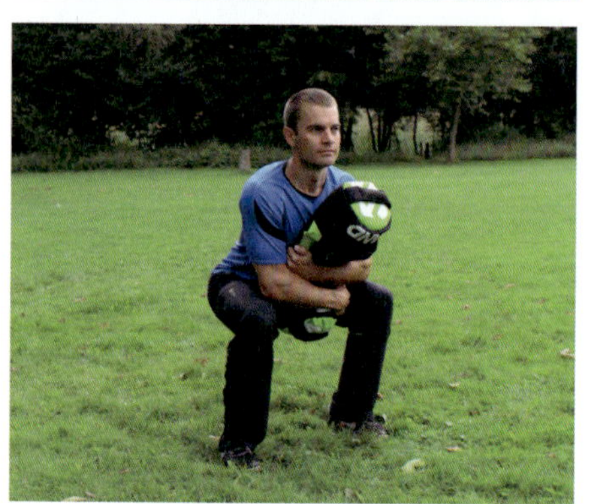

Gehen Sie nun in die Kniebeuge, bis das Gesäß etwas tiefer ist als die Knie (Bild unten), und drücken Sie sich von hier aus wieder nach oben. Der Rücken bleibt während der gesamten Bewegung gerade.

***Anmerkung:*** *Diese Übung lässt sich auch mit einem schweren Medizinball ausführen, andere Trainingsgeräte hingegen sind ungeeignet.*

## 5 One Leg Straight Deadlift

Halten Sie den Sandsack an den Schlaufen fest und stehen Sie dabei aufrecht (Bild oben).

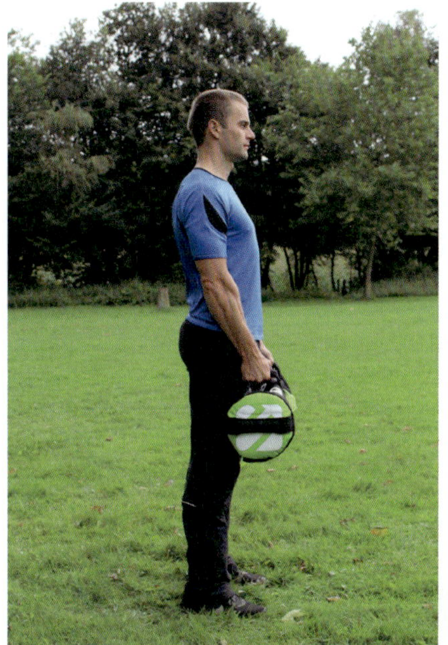

Verlagern Sie nun das Gewicht auf das linke Bein und beugen Sie sich im Hüftgelenk nach vorne, sodass der Rücken und das rechte Bein weiterhin eine Linie bilden (Bild Mitte).

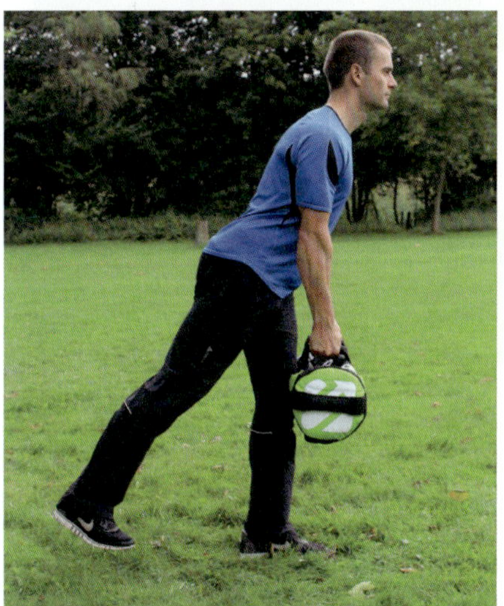

Senken Sie den Sandsack dabei so weit ab, dass er fast den Boden berührt (Bild unten). Von hier aus richten Sie sich wieder langsam und kontrolliert auf, allerdings ohne den rechten Fuß abzusetzen, und machen eine weitere Wiederholung mit der gleichen Seite. Wiederholen Sie erst 10 x die eine und dann 10 x die andere Seite.

***Anmerkung:*** *Sowohl eine Langhantel, zwei Kurzhanteln oder eine oder zwei Kettlebells können hier den Sandsack substituieren.*

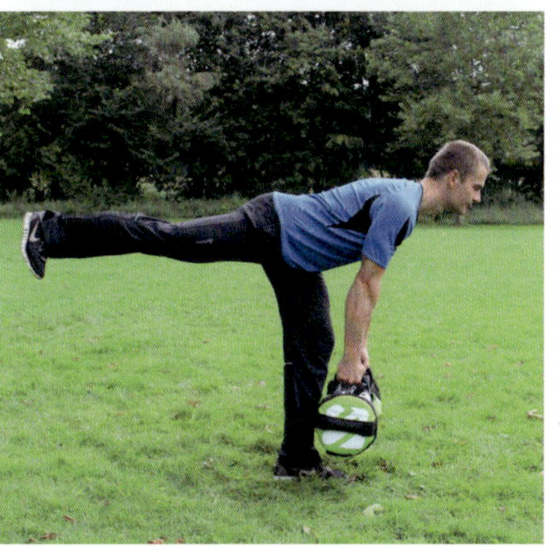

## 11.3.3 Sandbag Full Body

Wenn man, wie hier, ein Ganzkörpertraining ausführt, bei dem alle Übungen den gesamten Körper trainieren, hat man den Vorteil, dass das Herz-Kreislauf-System gleich mittrainiert wird. Machen Sie die Wiederholungszahlen so, wie bei den Übungen angegeben und zwar ohne Pause zwischen den Übungen.

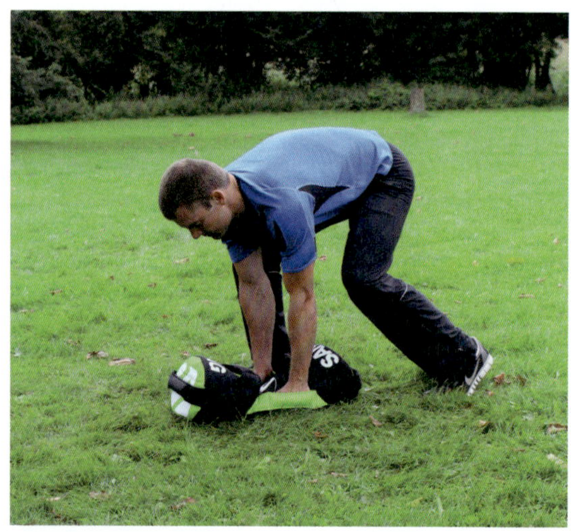

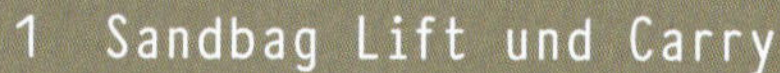

### 1 Sandbag Lift und Carry

Für diese Übung wird der Sandsack vom Boden gehoben, ohne dass vorhandene Schlaufen genutzt werden (Bild oben).

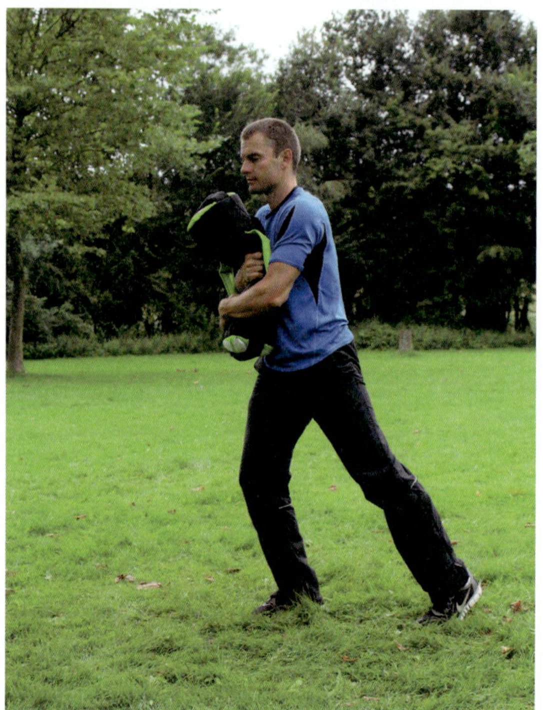

Halten Sie den Sandsack vor dem Bauch und umarmen Sie ihn (Bild unten). Nun werden 30 m bis zu einem Wendepunkt schnell gelaufen und der Sandsack abgelegt. Richten Sie sich kurz auf, bis Sie aufrecht stehen und heben Sie danach den Sandsack wieder auf und laufen Sie die 30 m zurück. Wenn der Sandsack abgelegt ist, ist eine Wiederholung beendet. Nach drei Wiederholungen gehen Sie zur nächsten Übung über.

***Anmerkung:*** *Diese Übung kann auch mit einem schweren Medizinball ausgeführt werden.*

## 2 Shouldering

Der Sandsack liegt längs vor Ihnen auf dem Boden (Bild oben).

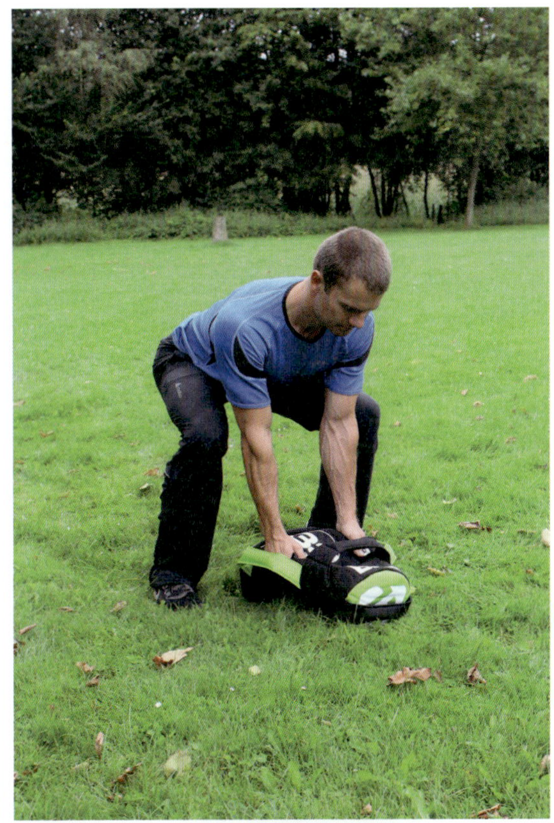

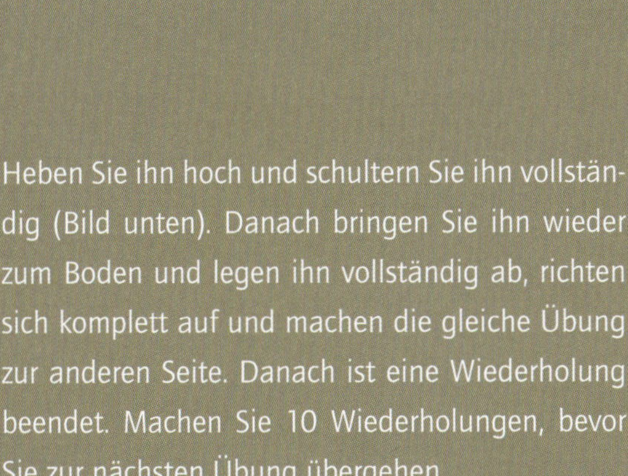

Heben Sie ihn hoch und schultern Sie ihn vollständig (Bild unten). Danach bringen Sie ihn wieder zum Boden und legen ihn vollständig ab, richten sich komplett auf und machen die gleiche Übung zur anderen Seite. Danach ist eine Wiederholung beendet. Machen Sie 10 Wiederholungen, bevor Sie zur nächsten Übung übergehen.

***Anmerkung:** Hier ist es nicht sinnvoll, den Sandsack durch ein anderes Trainingsgerät zu ersetzen.*

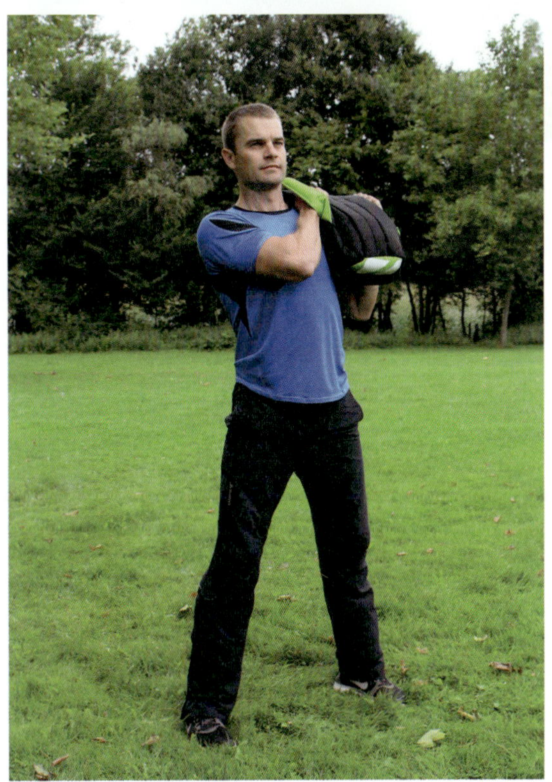

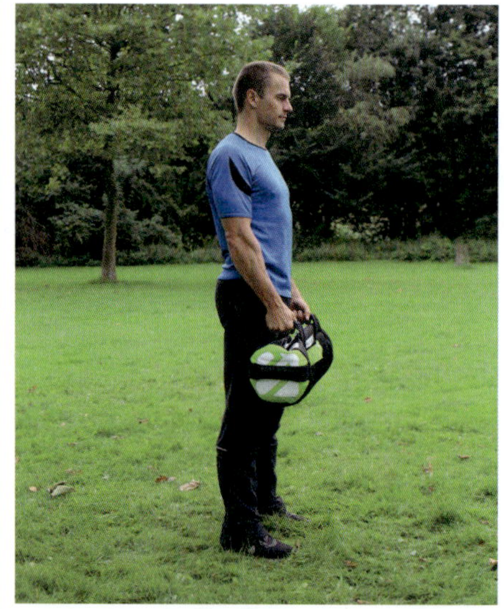

### 3 Rotational Lunge und Snatch

Lassen Sie den Sandsack vor dem Körper locker an gestreckten Armen hängen. Die Füße sind etwa schulterbreit auseinander (Bild open).

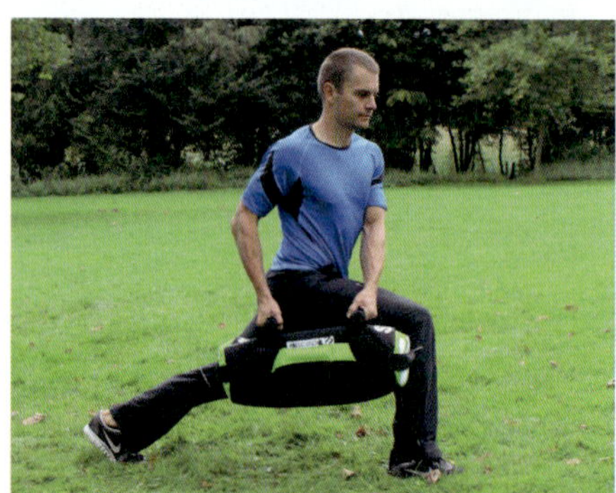

Machen Sie nun mit dem rechten Bein einen Ausfallschritt nach vorne, während Sie Ihren Oberkörper nach rechts drehen und damit den Sandsack zur rechten Seite führen (Bild Mitte).

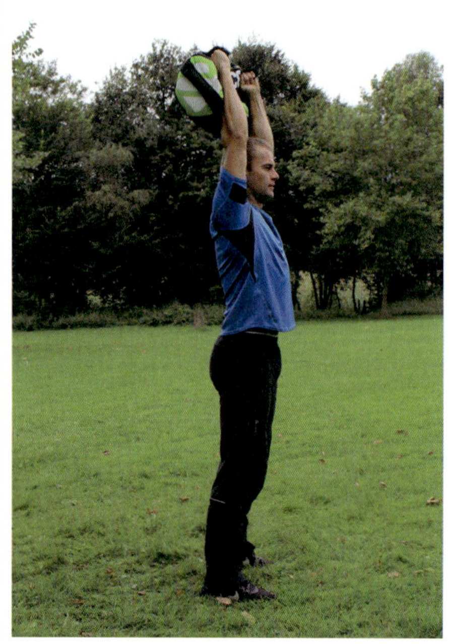

Von hier aus stoßen Sie sich mit dem rechten Bein hart ab und nutzen den Schwung nach oben, um den Sandsack mit den Armen weiter hochzuziehen, bis er sich über dem Kopf befindet. Führen Sie nun in einer schnellen Bewegung die Hände vor den Sandsack und strecken Sie die Arme, sodass in der Endposition der Sack direkt über Ihrem Kopf ist (Bild unten). Lassen Sie ihn nun herunter und gehen Sie nun mit dem linken Bein einen Schritt nach vorne, während Sie nun den Oberkörper nach links drehen. Beenden Sie die Übung entsprechend. Eine Wiederholung ist beendet, wenn ein Ausfallschritt je Bein gemacht wurde. Machen Sie 10 Wiederholungen, bevor Sie zu nächsten Übung übergehen.

***Anmerkung:*** *Hier ist es nicht sinnvoll, den Sandsack durch ein anderes Trainingsgerät zu ersetzen.*

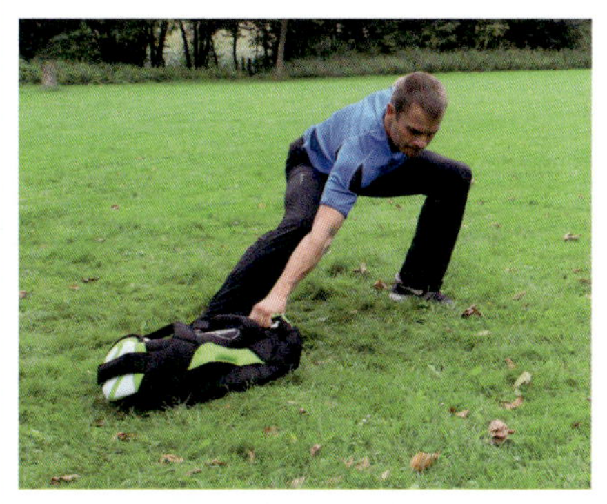

## 4 Sandbag Drag

Legen Sie den Sandsack vor sich auf den Boden und fassen Sie ihn an einem Ende, aber nicht an den Schlaufen (Bild oben). Ziehen Sie ihn nun über eine Strecke von 30 m über den Boden und wechseln Sie dann die Hand, um ihn zurückzuziehen. Danach gehen Sie zur nächsten Übung über.

***Anmerkung:*** *Hier ist es nicht sinnvoll, den Sandsack durch ein anderes Trainingsgerät zu ersetzen.*

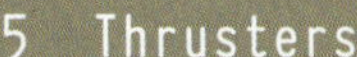

## 5 Thrusters

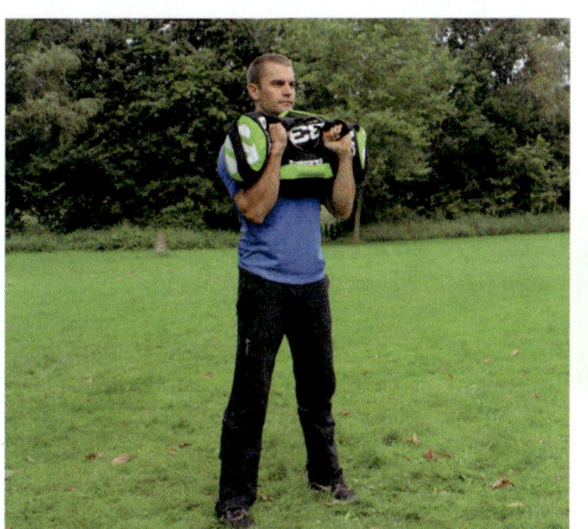

Der Sandsack wird an den Schlaufen gefasst und in die Armbeugen gelegt. Die Füße sind schulterbreit auseinander und der Rücken ist gerade (Bild oben).

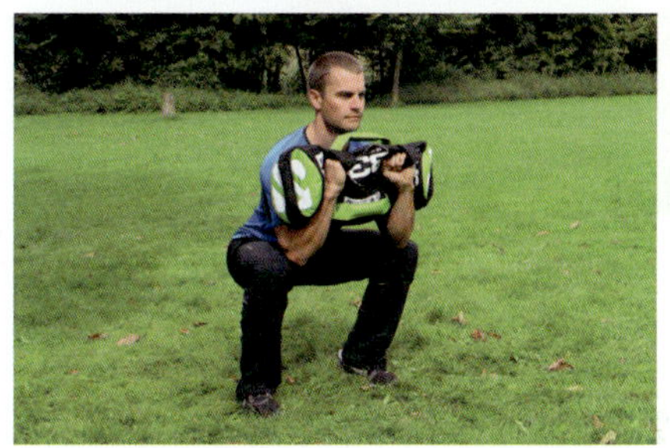

Machen Sie nun eine Kniebeuge, bis das Gesäß tiefer ist als die Knie. Die Füße bleiben dabei vollständig auf dem Boden (Bild Mitte).

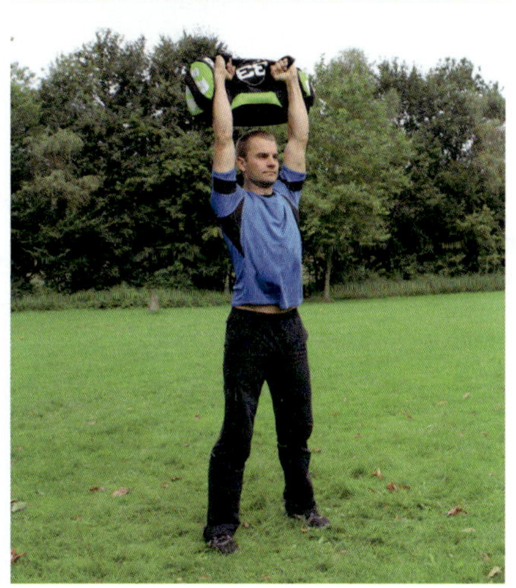

Strecken Sie nun die Beine und nehmen Sie den Schwung auf, um die Arme über den Kopf zu strecken. In der Endposition sind die Arme vollständig gestreckt (Bild unten). Lassen Sie nun den Sandsack wieder in Ihre Armbeugen ab und beginnen Sie die nächste Wiederholung. Nach 20 Wiederholungen ist die Übung beendet.

***Anmerkung:*** *Eine Langhantel zu nutzen, würde bei dieser Übung keine großen Belastungsunterschiede verursachen.*

# 11.4 Übungen mit dem Medizinball

## 11.4.1 Med-Ball Full Body

Ein *Medizinball* ist hervorragend dafür geeignet, ein Ganzkörperworkout zu machen. Dabei wird der Medizinball hauptsächlich genutzt, um Körpergewichtsübungen anspruchsvoller zu gestalten. Machen Sie von jeder Übung 15 Wiederholungen, bevor Sie mit der nächsten beginnen. Bei Übungen, die zu beiden Seiten ausgeführt werden, ist eine Wiederholung erst vollendet, wenn man auch beide Seiten ausgeführt hat.

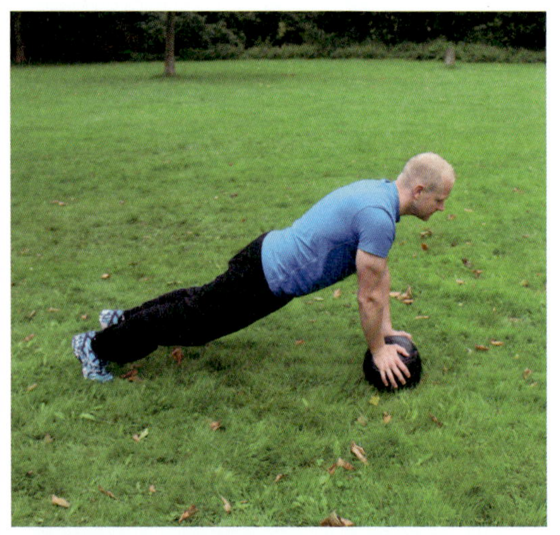

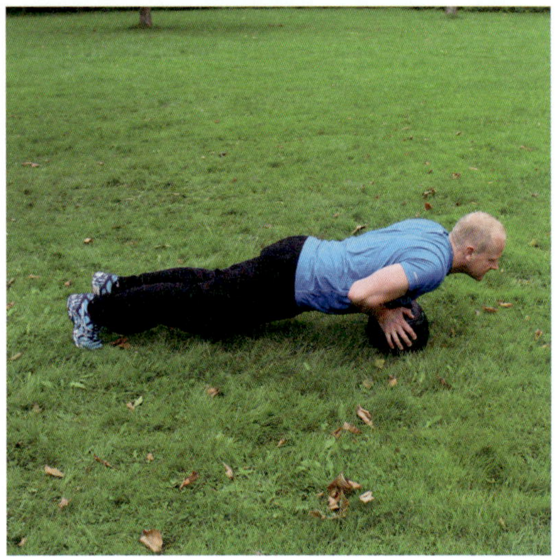

### 1 Push-up mit beiden Händen auf dem Medizinball

Legen Sie den Medizinball auf den Boden und stützen Sie sich mit beiden Händen darauf ab. Gehen Sie dabei in die Liegestützposition mit gestreckten Beinen und Rücken, die eine Linie bilden. Die Arme sind dabei durchgestreckt und die Füße schulterbreit auseinander (Bild oben). Durch die Hinzunahme des Medizinballs werden die engen Liegestütze schwieriger, denn durch den Ball wird die Angelegenheit wackeliger und es wird ein erhöhter Anspruch ans Gleichgewicht gestellt.

Beugen Sie nun Ihre Arme, bis die Brust fast die Hände berührt (Bild unten) und drücken Sie sich von hier aus wieder nach oben.

## 2 Toe-Touch mit Medizinball

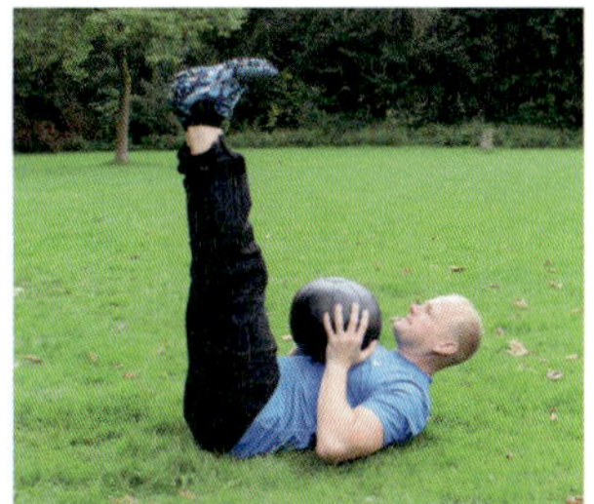

Legen Sie sich auf den Rücken und halten Sie den Medizinball mit beiden Händen vor der Brust. Die Beine sind eng zusammen und stehen senkrecht zum Boden (Bild oben).

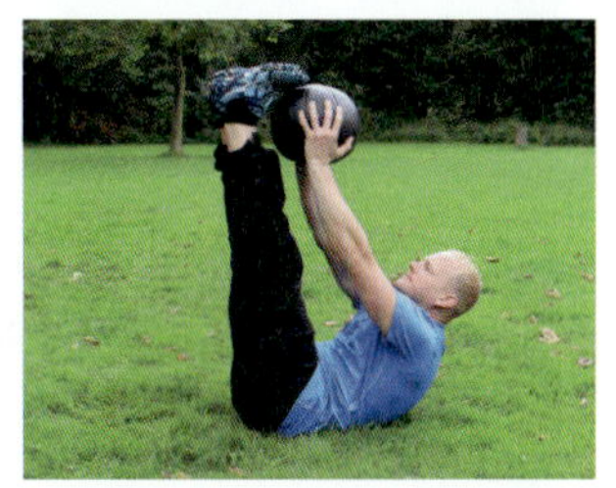

Führen Sie nun kontrolliert und ohne Schwung zu holen den Ball in Richtung Zehenspitzen, wobei die Arme ausgestreckt werden (Bild unten). Senken Sie den Oberkörper nun wieder ab und führen Sie den Ball zur Brust, ohne die Spannung im Bauch zu verlieren. Während der ganzen Übung verlässt der untere Rücken nicht den Boden.

## 3 Squat und Jerk

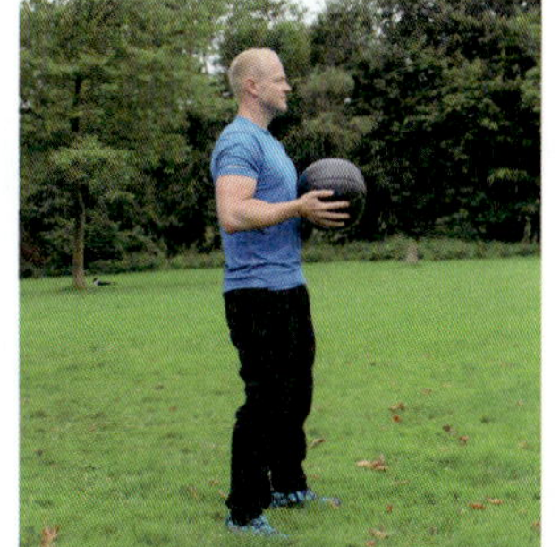

Stehen Sie aufrecht und halten Sie mit beiden Händen den Ball vor Ihrer Brust. Die Füße sind schulterbreit auseinander und die Zehen sind leicht nach außen gedreht (Bild oben).

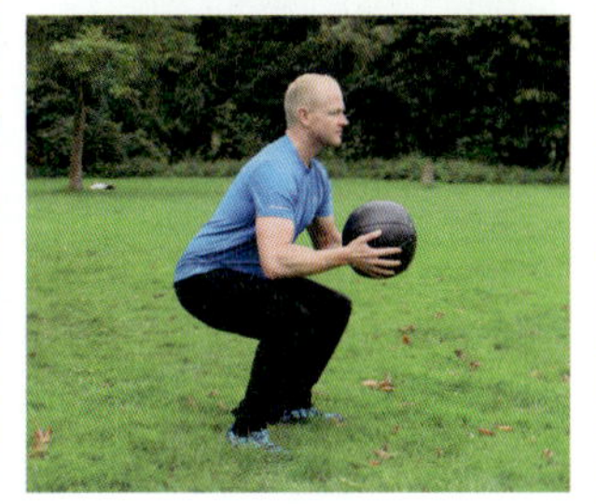

Machen Sie nun eine tiefe Kniebeuge, der Rücken ist dabei gerade (Bild Mitte).

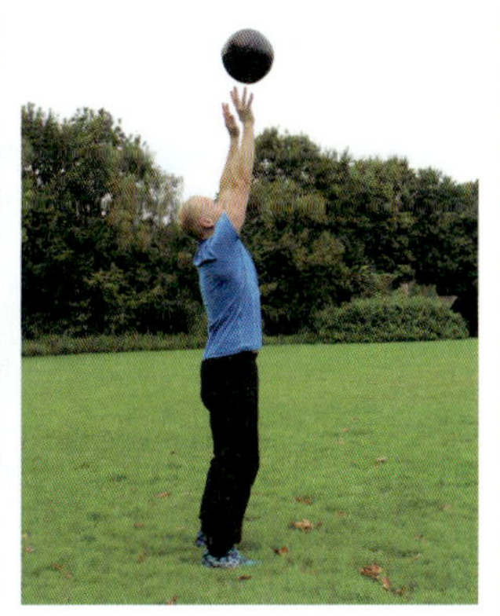

Strecken Sie nun die Beine schnell durch und nutzen Sie den Schwung, um den Ball mithilfe der Arme weiter nach oben zu drücken. In dem Moment, wenn die Arme gestreckt sind, wird der Ball losgelassen, sodass er etwa 2 m hoch fliegt (Bild unten). Fangen Sie den Ball dann auf und führen Sie ihn zurück zur Brust. Dann wird die nächste Wiederholung begonnen. Diese Übung ist koordinativ recht anspruchsvoll, denn der Ball muss wirklich senkrecht nach oben fliegen, damit Sie ihn sicher fangen können.

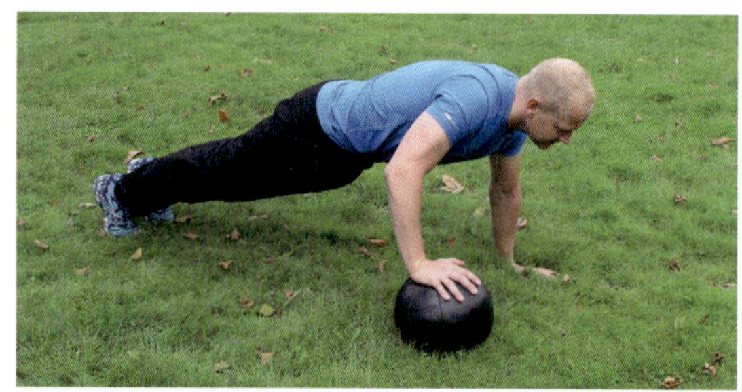

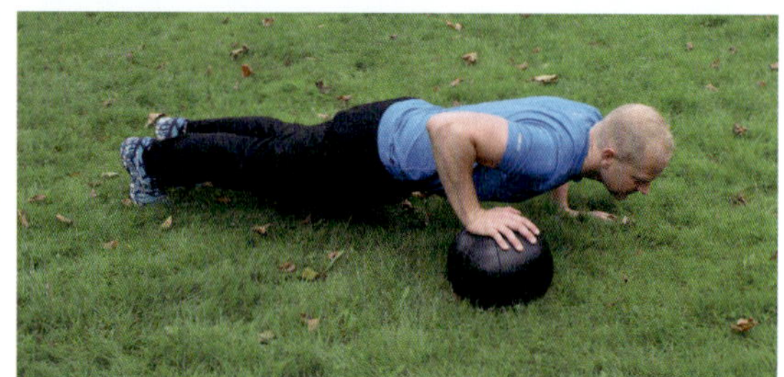

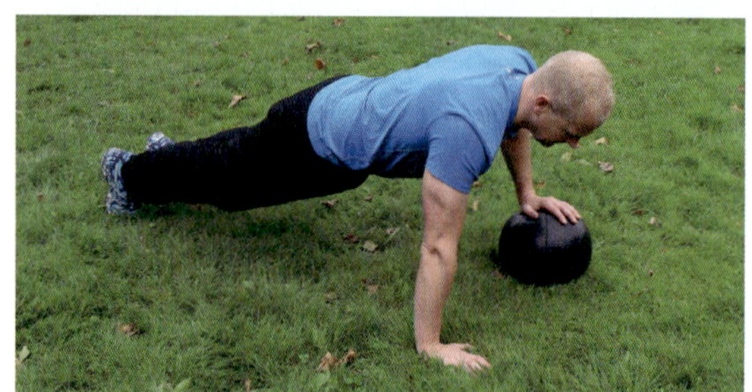

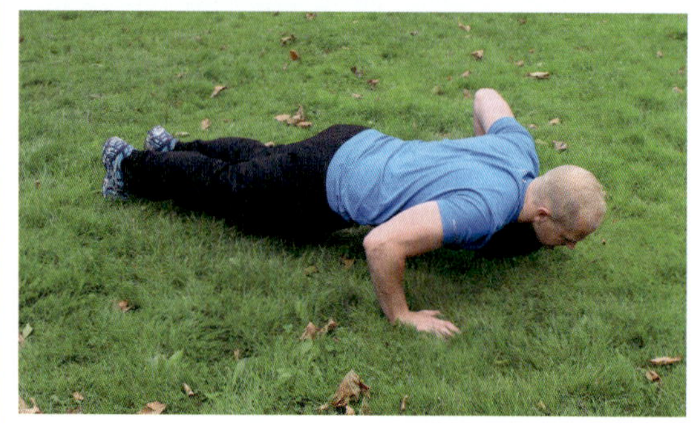

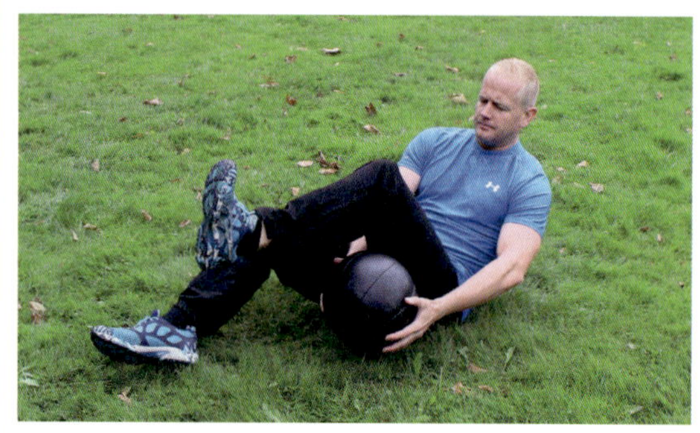

### 4 Push-up mit abwechselnd einer Hand auf dem Ball

Legen Sie den Ball vor sich auf den Boden und gehen Sie in die Liegestützposition, bei der die Beine gestreckt sind und eine Linie mit dem Rücken bilden. Die rechte Hand ist zu Beginn auf dem Ball (Bild oben).

Führen Sie nun einen Liegestütz aus (zweites Bild).

Gehen Sie dann mit den Händen nach rechts, bis die linke Hand auf dem Ball ist (drittes Bild).

Machen Sie dann den nächsten Liegestütz (Bild unten). Wenn Sie fortgeschritten sind, können Sie den Handwechsel auch im Sprung erledigen, sich also hart abstoßen und beim erneuten Absetzen schon die Hände gewechselt haben.

### 5 Med-Ball-Figure-8-Drill

Setzen Sie sich auf das Gesäß und strecken Sie die Beine lang nach vorne. Den Ball haben Sie zu Beginn in der rechten Hand. Heben Sie nun beide Beine vom Boden ab und spannen Sie den Bauch an. Nun wird das linke Bein höher gehoben und der Ball mit der rechten Hand unter dem linken Bein hindurch auf die linke Seite geführt, wo er von der linken Hand übernommen wird (Bild unten). Das linke Bein wird nun abgesenkt, aber ohne es abzusetzen, und das rechte Bein angehoben. Nun führt die linke Hand den Ball unter dem rechten Bein hindurch auf die rechte Seite.

## 11.4.2 Med-Ball Cardio

Weil ein Medizinball in den meisten Fällen nicht sehr schwer ist – es gibt Ausnahmen, die bis über 30 kg schwer sind, aber dadurch auch nur eingeschränkt nutzbar –, ist er hervorragend für hohe Wiederholungszahlen geeignet, durch die sowohl die Kraftausdauer als auch das Herz-Kreislauf-System trainiert werden können. Machen Sie 20 Wiederholungen von jeder Übung, wenn die Übung zu jeder Seite gemacht werden muss, machen Sie 10 Wiederholungen pro Seite, bevor Sie zur nächsten Übung übergehen. Nur bei der letzten Übung legen Sie 30 m zurück und wechseln dann die Richtung, um erneut 30 m zurückzulegen.

### 1 Scissor Jumps mit Medizinball vor der Brust

Nehmen Sie den Medizinball mit beiden Händen vor Ihre Brust und stellen Sie sich aufrecht hin. Nun machen Sie einen Ausfallschritt nach vorne und gehen so weit runter, bis das hintere Knie fast den Boden berührt (Bild oben). Das vordere Knie darf nicht weiter vorragen als die Zehen des vorderen Fußes. Der Oberkörper bleibt dabei aufrecht.

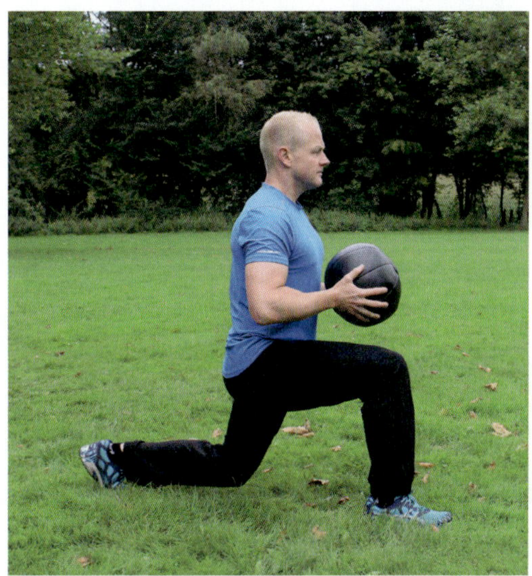

Stoßen Sie sich nun nach oben ab, indem Sie beide Beine strecken und springen Sie so hoch, dass sie leicht die Auslage wechseln können, also das andere Bein nach vorne nehmen und sofort wieder in den Ausfallschritt gehen können (Bild unten).

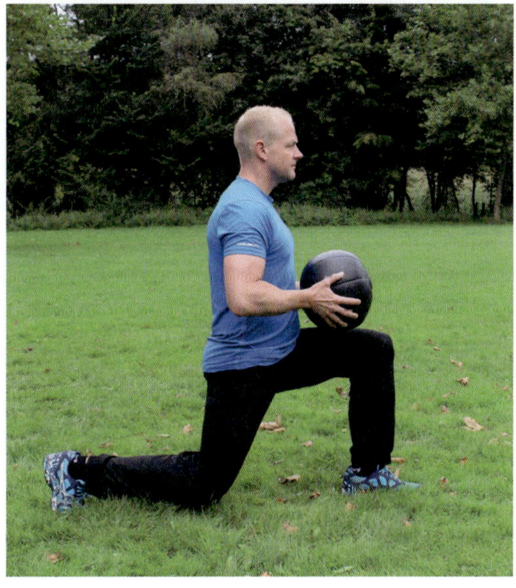

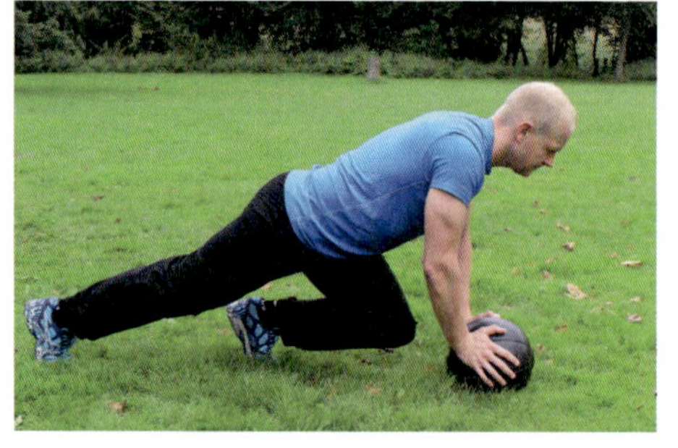

## 2 Mountain Climbers auf dem Medizinball

Legen Sie den Medizinball vor sich auf den Boden und stützen Sie sich mit beiden Händen darauf ab. Die Arme sind dabei durchgestreckt und der Körper befindet sich in der Liegestützposition mit gestreckten Beinen, die mit dem Rücken eine Linie bilden. Nun wird das linke Bein angewinkelt und nach vorne geführt, das Knie ist dabei zwischen den Armen (Bild oben). Wechseln Sie nun springend die Auslage und führen Sie immer abwechselnd ein Bein nach vorne und eines gestreckt nach hinten. Heben Sie dabei das Gesäß nicht höher als nötig.

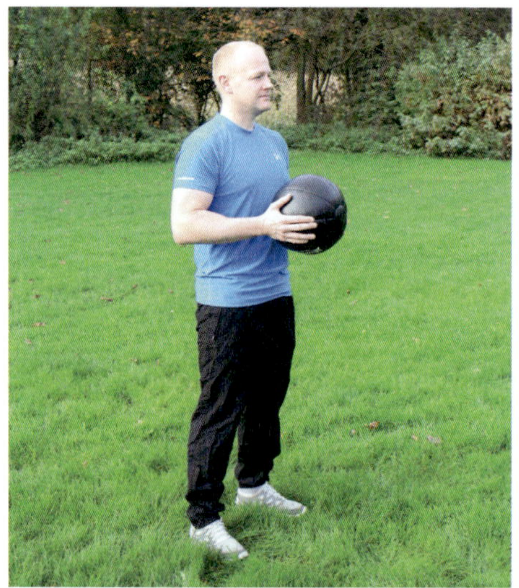

## 3 Burpees mit Medizinball

Der Burpee lässt sich durch einen Medizinball deutlich anspruchsvoller gestalten.

Nehmen Sie den Ball in beide Hände und halten Sie ihn vor Ihren Körper (Bild oben).

Gehen Sie nun in die Hocke und verlagern Sie das Gewicht auf die Fußballen, während Sie den Ball vor sich auf dem Boden ablegen und sich mit den Händen darauf abstützen (Bild Mitte).

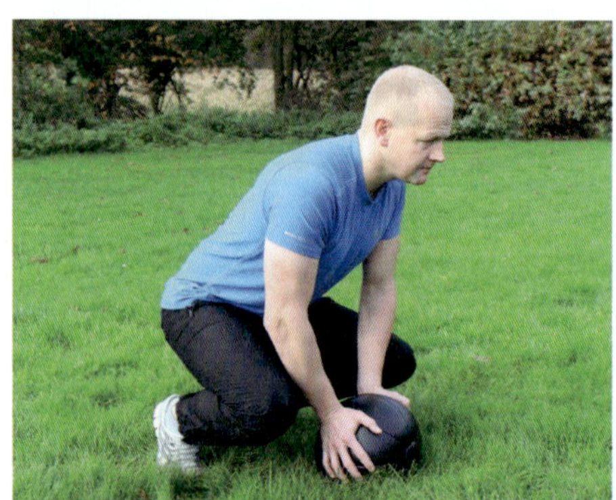

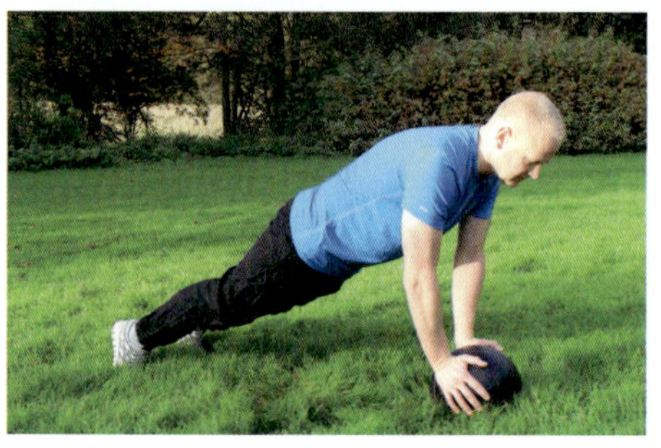

Das Körpergewicht wird nun auf die Hände verlagert, während die Arme durchgestreckt sind, sodass Sie mit beiden Beinen gleichzeitig nach hinten springen können, bis die Beine gestreckt sind. Sie stehen jetzt in einer Liegestützposition (Bild unten). Beachten Sie dabei, dass diese Position nicht so stabil ist, wie die ohne den Ball, sodass erhöhte Anforderungen an das Gleichgewicht und die Core-Muskulatur gestellt werden.

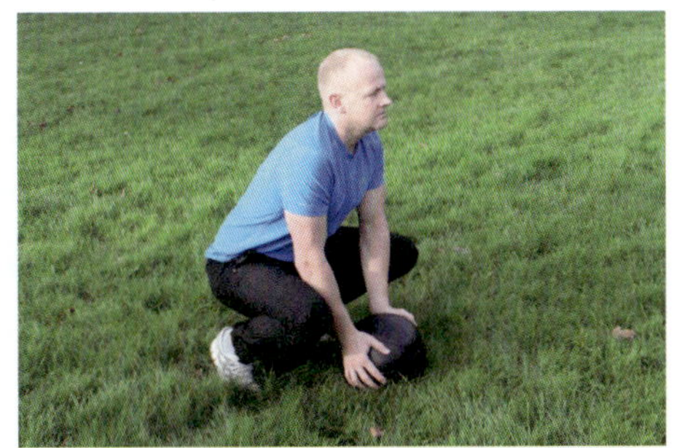

Von hier aus springen Sie, ohne einen Liegestütz zu machen, sofort wieder nach vorne in die Hocke und verlagern das Gewicht auf die Fußballen (Bild oben).

Richten Sie sich nun wieder auf und halten Sie dabei den Ball direkt vor der Brust. Wenn die Beine durchgestreckt sind und der Rücken aufrecht ist, wird der Ball beidarmig nach oben gestoßen und anschließend wieder aufgefangen (Bild unten). Jetzt kann die nächste Wiederholung beginnen.

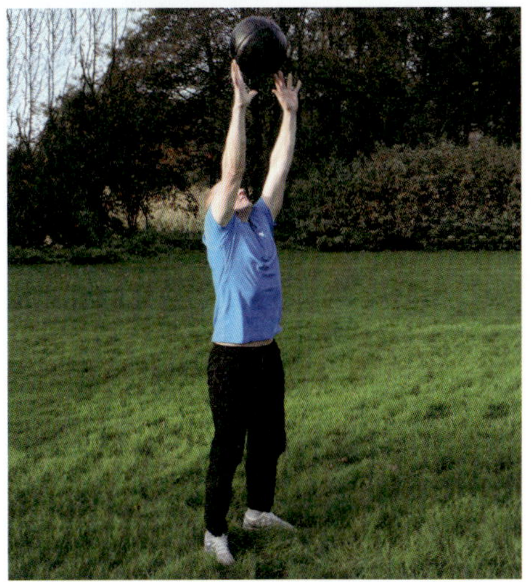

## 4 Slams

Stellen Sie sich breiter als Schulterbreite hin und nehmen Sie den Ball in beide Hände. Führen Sie ihn nun über und hinter den Kopf (Bild oben).

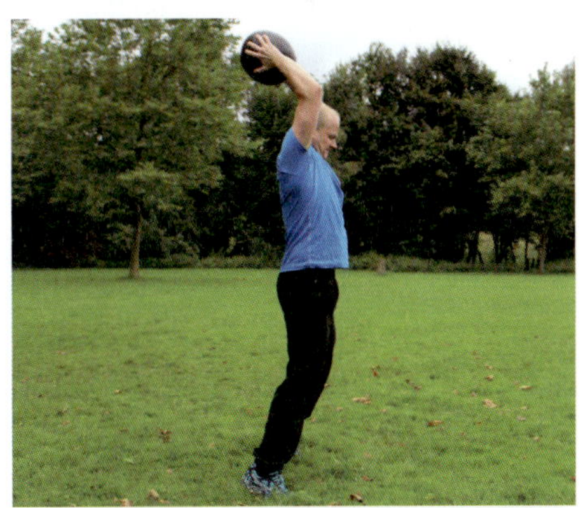

Jetzt schleudern Sie ihn, so hart Sie können, vor sich auf den Boden, während Sie dabei in die Hocke gehen (Bild unten). Werfen Sie ihn senkrecht dorthin, damit er da liegen bleibt und Sie ihn sofort wieder aufnehmen können, um die nächste Wiederholung auszuführen.

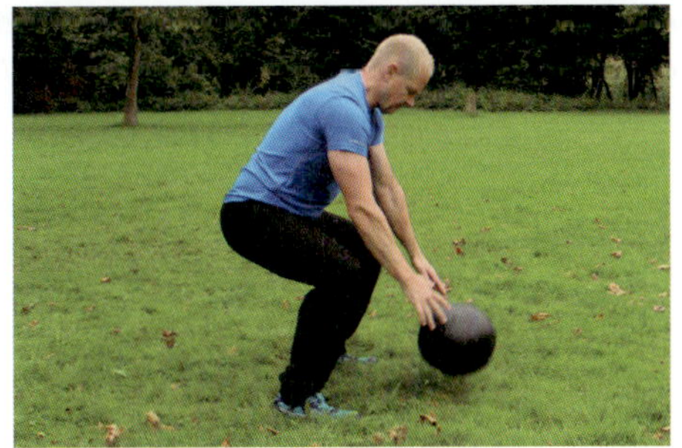

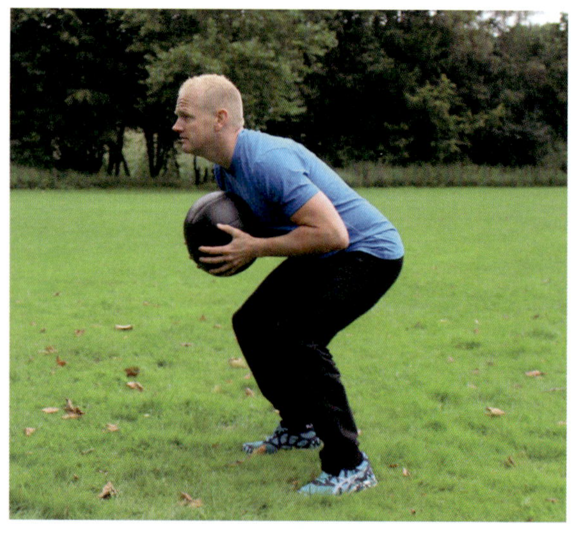

### 5 Long Jumps mit Ball

Der Ball wird beidhändig vor der Brust gehalten, während Sie aufrecht stehen. Gehen Sie nun in die Hocke und verlagern Sie das Körpergewicht auf die Fußballen (Bild oben). Springen Sie nun durch das dynamische Strecken der Beine so weit nach vorne, wie es geht und landen Sie auf den Fersen bzw. Mittelfuß. Von hier aus nehmen Sie sofort wieder die Hockposition ein und starten die nächste Wiederholung.

## 11.4.3 Med-Ball with Partner I

Obwohl es sich hier um ein Partnerworkout handelt, ist es auch möglich, die Übungen alleine auszuführen. In diesem Fall sucht man sich einfach eine stabile Wand – eine Rigipswand ist nicht ausreichend – und macht die Übungen alleine. Wer einen Partner hat, stellt sich einige Meter von ihm entfernt hin, der Abstand wird bestimmt durch die Wurfweite, die man erreichen kann. Machen Sie jede der Übungen 20 x bzw. 20 x pro Seite, bevor Sie zur nächsten übergehen.

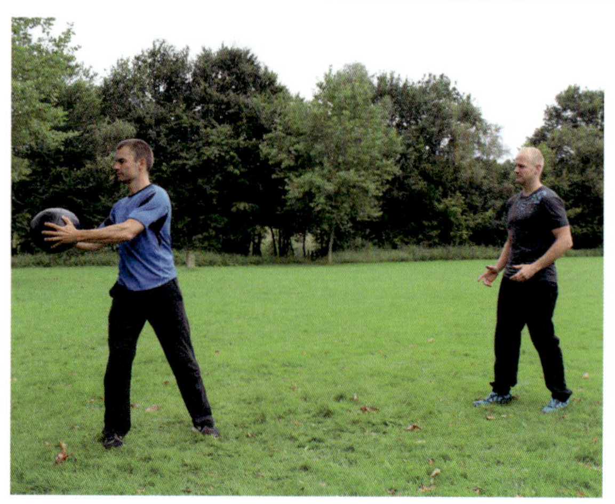

### 1 Straight Side Pass

Stellen Sie sich seitlich hin, mit der linken Seite in Richtung des Partners, und nehmen Sie den Medizinball in beide Hände mit gestreckten Armen. Drehen Sie sich zum Schwungholen mit dem Oberkörper nach rechts (Bild unten).

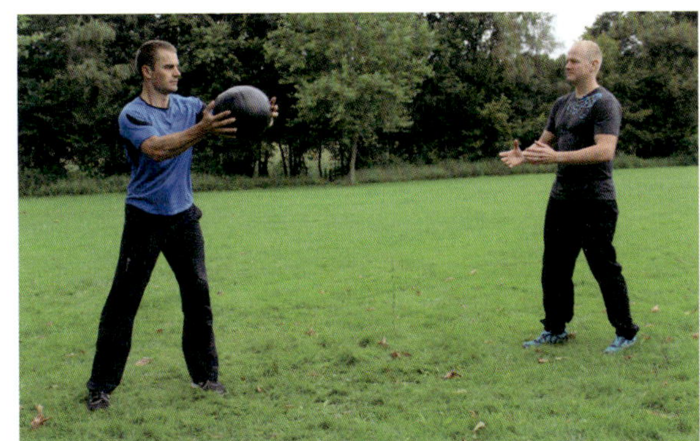

Nun wird eine schnelle Drehung des Oberkörpers nach links ausgeführt, wobei die Arme gestreckt bleiben und der Schwung für den Wurf allein durch die Drehung entsteht (Bild oben).

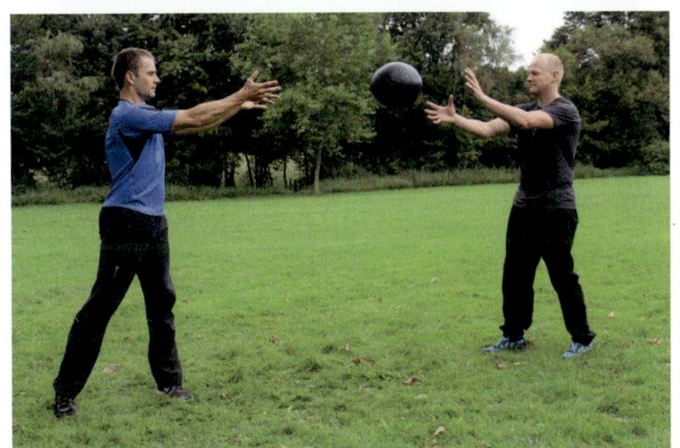

Der Partner fängt den Ball (Bild unten) und macht nun seinerseits einen Wurf in Ihre Richtung.

## 2 Overhead Pass

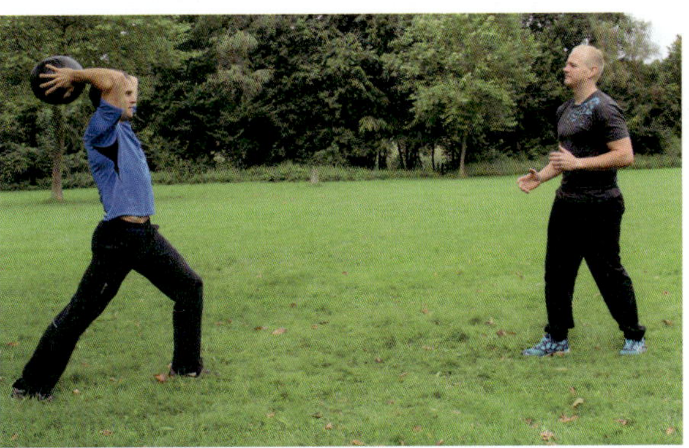

Diese Bewegung hat jeder schon gesehen, denn prinzipiell handelt es sich um einen Einwurf, wie er beim Fußball ausgeführt wird. Nehmen Sie den Ball in beide Hände und führen Sie den Ball über und hinter den Kopf (Bild oben). Machen Sie nun einen Ausfallschritt und spannen Sie den Bauch an, um den Oberkörper zu stabilisieren. Das ist wichtig, denn die Bewegung bringt es mit sich, dass man schnell ein leichtes Hohlkreuz macht. Ohne eine angespannte Körpermitte kann das schnell zu Schmerzen im Rücken führen.

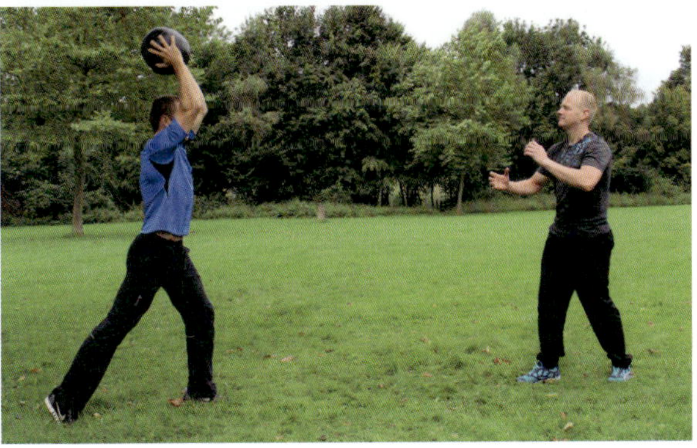

Verlagern Sie das Gewicht weiter nach vorne, während Sie mit den Armen den Wurf einleiten (Bild unten).

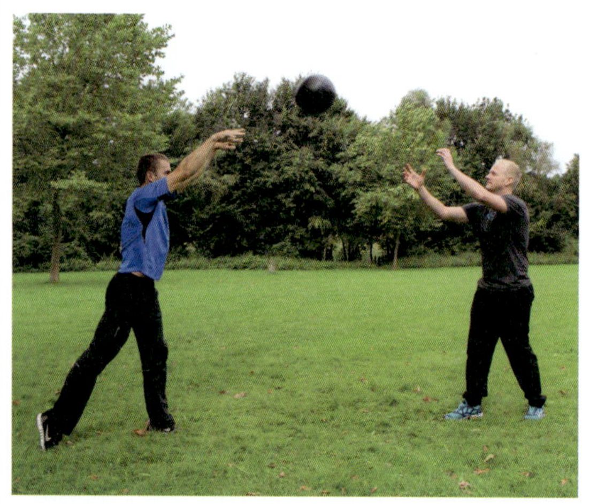

Nun werfen Sie den Ball zu Ihrem Partner (Bild oben), der ihn fängt und auf die gleiche Art zurückwirft.

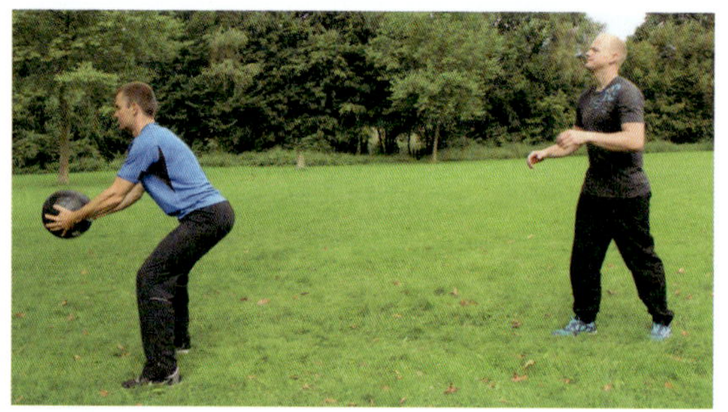

### 3 Backward Throw

Stellen Sie sich mit dem Rücken zu Ihrem Partner, der Sie natürlich ansehen muss, um den Ball fangen zu können. Nehmen Sie den Ball in beide Hände und bücken Sie sich mit gestreckten Armen nach vorne, während Sie den Ball zwischen Ihre Beine führen (Bild oben).

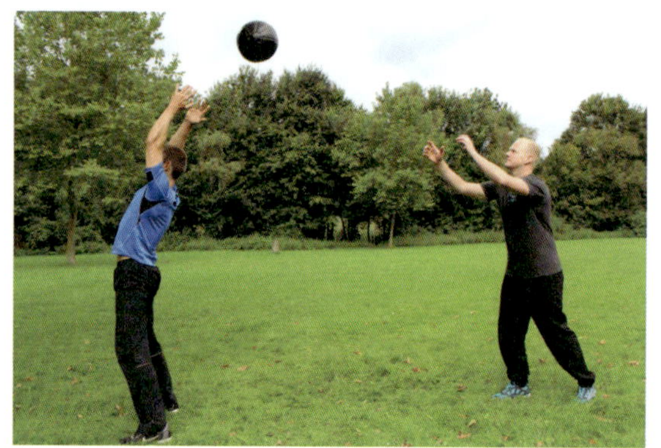

Von hier aus werfen Sie den Ball mit gestreckten Armen nach hinten über Ihren Kopf, wobei Sie deutlich ins Hohlkreuz gehen, wenn Sie den Ball loslassen (Bild unten). Drehen Sie sich dann um, denn Sie müssen ja den Ball fangen, den Ihr Trainingspartner gleich zu Ihnen zurückwirft.

### 4 Med-Ball Backward Wraparound Throw

Stehen Sie mit dem Rücken zu Ihrem Partner und nehmen Sie den Ball in beide Hände und strecken Sie die Arme (Bild oben).

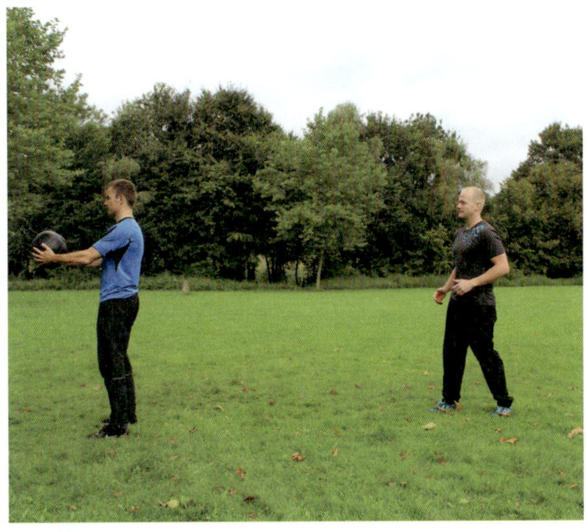

Drehen Sie sich nun nach rechts, um Schwung zu holen. Der Oberkörper wird nun zur Einleitung des Wurfs schnell nach links gedreht (Bild Mitte).

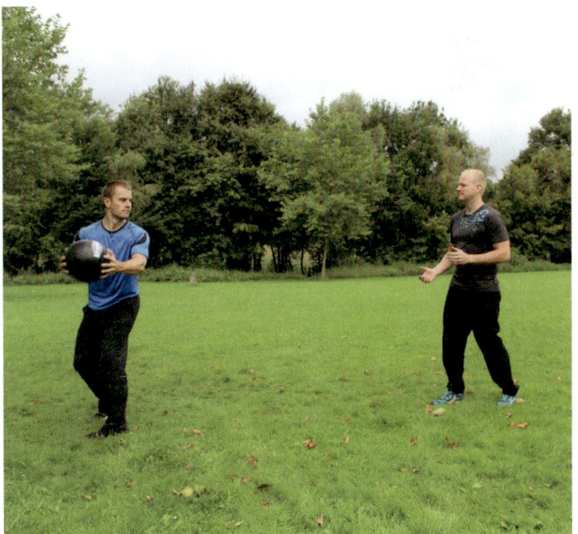

Durch die schnelle Drehung des Oberkörpers wird der Ball nun nach links hinten geschleudert (Bild unten). Danach drehen Sie sich um, um den Ball von Ihrem Trainingspartner zu fangen.

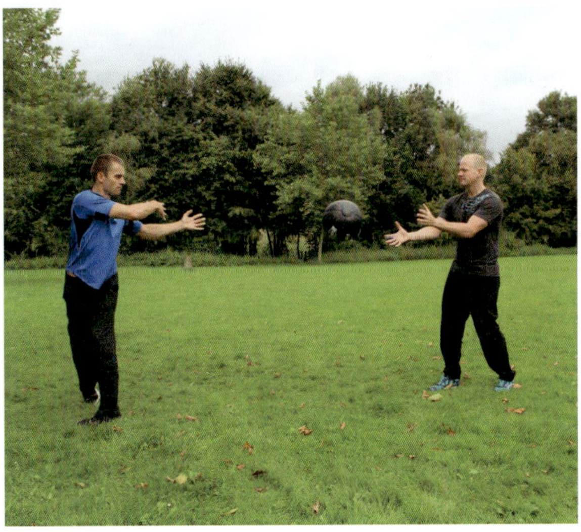

## 11.4.4 Med-Ball with Partner II

Für diese Übungen benötigen Sie zwingend einen Partner. Alle Übungen werden 1 min ausgeführt, bevor gewechselt wird. Bei Übungen, bei denen ein Partner nur unterstützt, wird erst in der nächsten Runde gewechselt, sodass man mindestens zwei Runden, eine harte und eine mit Pausen, macht. Dieser Zirkel trainiert hauptsächlich die Bauchregion bzw. die Körpermitte.

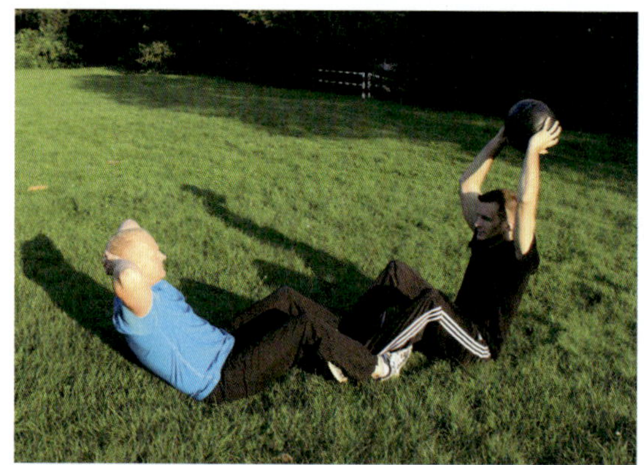

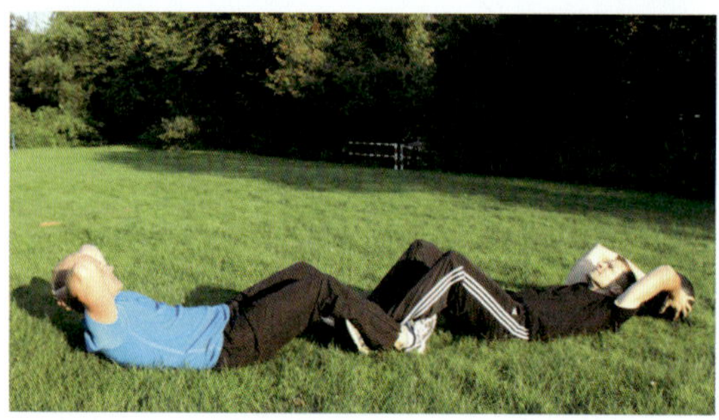

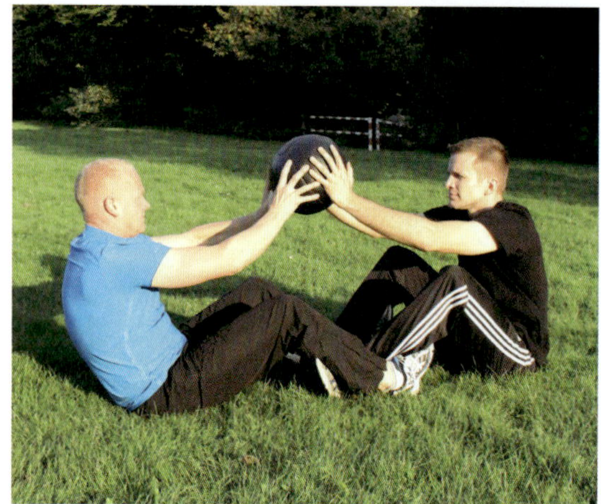

### 1 Partner Med-Ball Exchange

Beide Trainingspartner sitzen sich gegenüber mit angewinkelten Beinen. Die Beine werden ineinander verhakt, sodass die Füße nicht abheben können, wenn man sich mit dem Oberkörper weit nach hinten legt. Ein Partner nimmt den Medizinball in beide Hände und hält ihn über den Kopf (Bild oben).

Nun machen beide einen Situp, wobei sie so weit runtergehen, dass die Schulterblätter kurz den Boden berühren und der Ball ebenfalls auftickt (Bild Mitte).

Kommen Sie wieder nach oben. In der oberen Position wird der Ball nach vorne gebracht und an den Partner übergeben (Bild unten), wobei dann die nächste Wiederholung beginnt.

Wer Rückenschmerzen hat und wessen Körpermitte noch nicht stark genug ist, sollte auf Situps verzichten, denn die Belastung auf den Lendenwirbelbereich ist groß. Gerade Menschen mit einer Tendenz zum Hohlkreuz sollten diese Übung meiden.

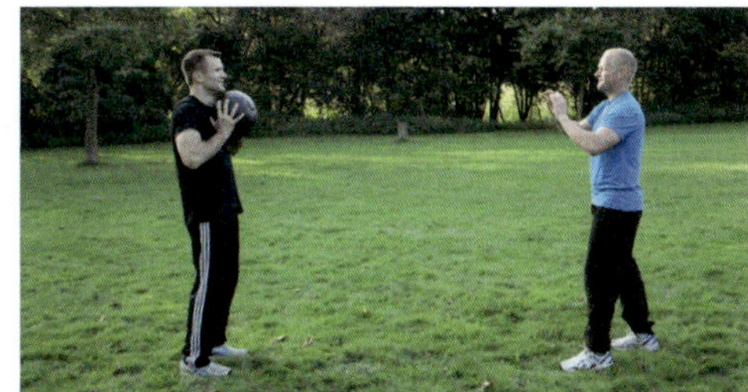

## 2 Med-Ball Push Throw und Burpee

Stellen Sie sich gegenüber auf und schauen Sie sich an. Einer hält den Ball mit beiden Händen vor der Brust und baut im Oberkörper und vor allem im Schultergürtel Spannung auf (Bild oben).

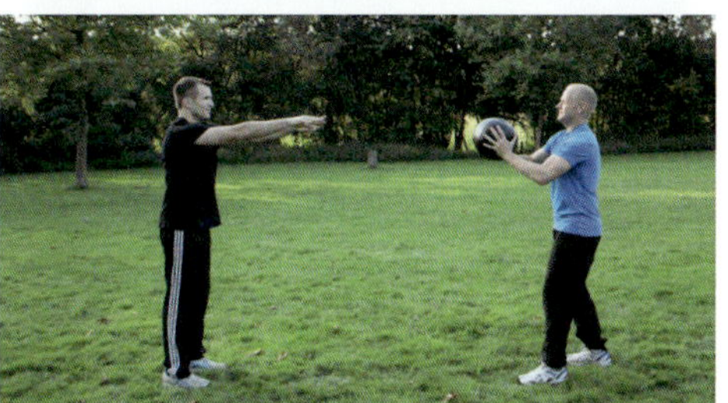

Dann stößt er mit beiden Händen den Ball nach vorne, sodass er möglichst parallel zum Boden fliegt (zweites Bild).

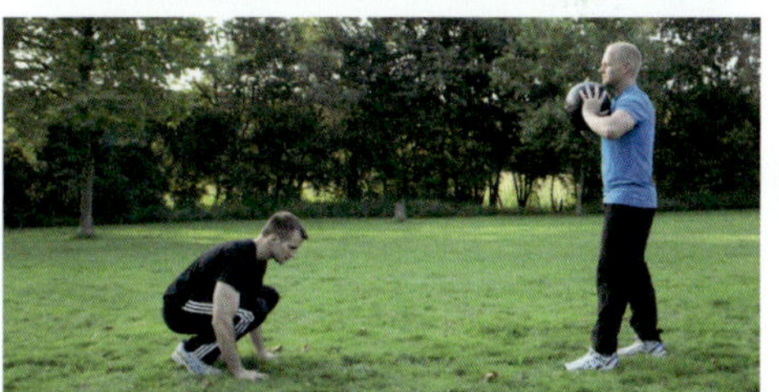

Während der Ball fliegt und der Partner ihn fängt, macht der Werfer einen Burpee, bei dem er schnell abhockt und die Hände auf den Boden aufstellt (drittes Bild).

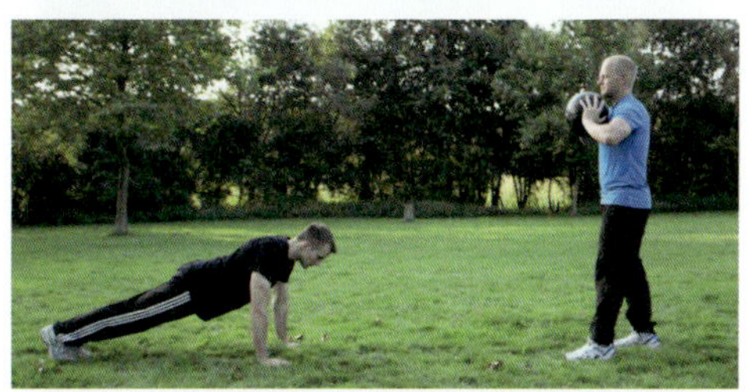

Das Gewicht wird nun auf die Hände verlagert, sodass mit beiden Füßen nach hinten abgesprungen werden kann und der Werfer landet in der Liegestützposition mit gestreckten Beinen und dem Ober- und Unterkörper auf einer Linie (viertes Bild).

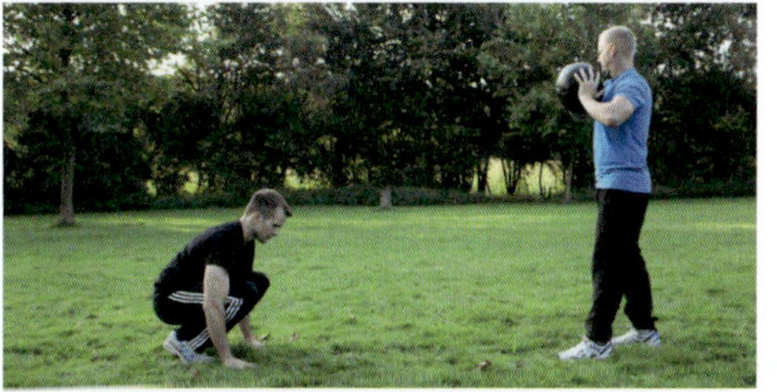

Nachdem der Werfer in der Liegestützposition gelandet ist, springt er wieder mit beiden Beinen nach vorne und verlagert das Gewicht wieder auf die Fußballen (fünftes Bild).

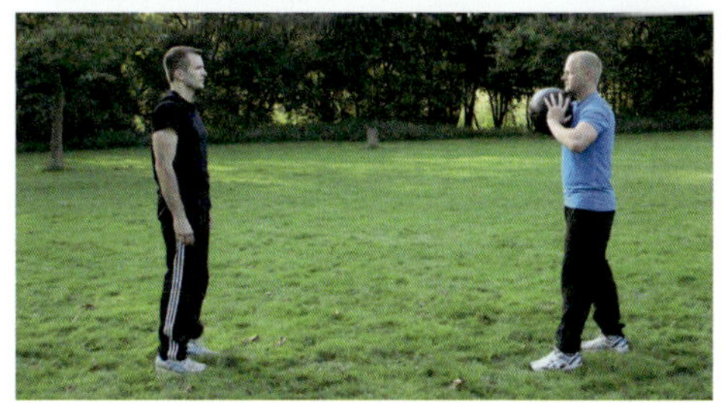

Richten Sie sich dann auf (Bild unten). Das muss recht schnell gehen, denn der Partner wirft den Ball möglichst schnell zurück.

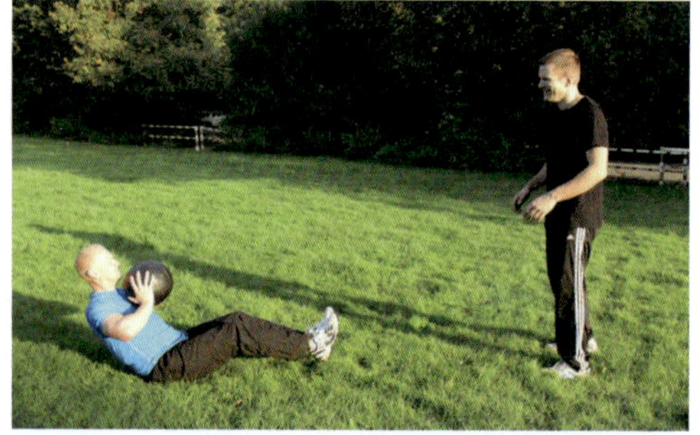

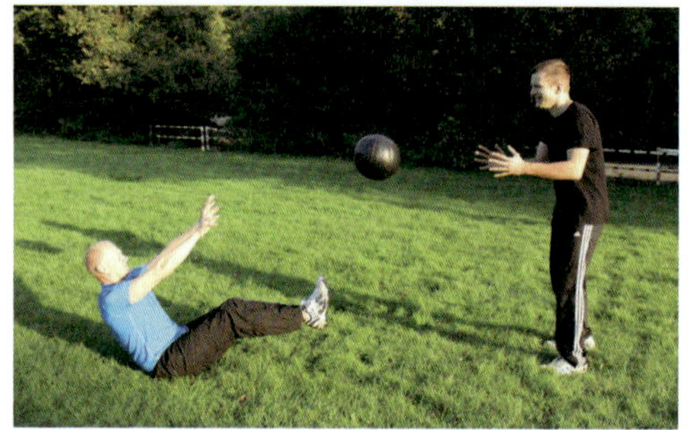

### 3 Partner Seated Chest Throws

Setzen Sie sich auf den Boden, während der Partner in einem Abstand von etwa 2 m vor Ihnen steht. Halten Sie den Ball mit beiden Händen vor Ihrer Brust und heben Sie die Beine vom Boden an (Bild oben).

Stoßen Sie nun den Ball beidhändig nach vorne oben zu Ihrem Partner, ohne die Beine abzusetzen (Bild unten). Ihr Trainingspartner wird nun den Ball zu Ihnen zurückstoßen, den Sie dann fangen und die nächste Wiederholung einleiten.

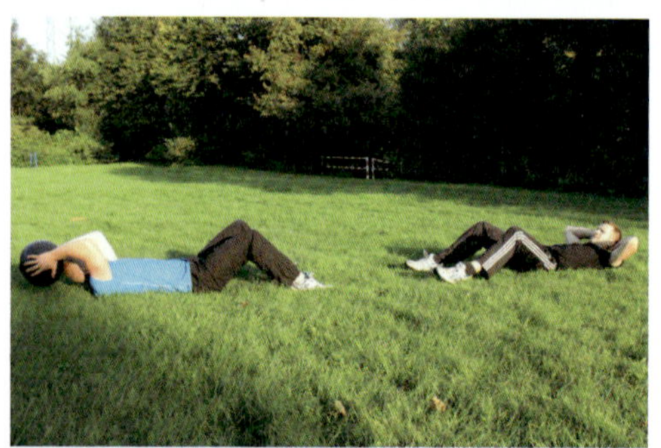

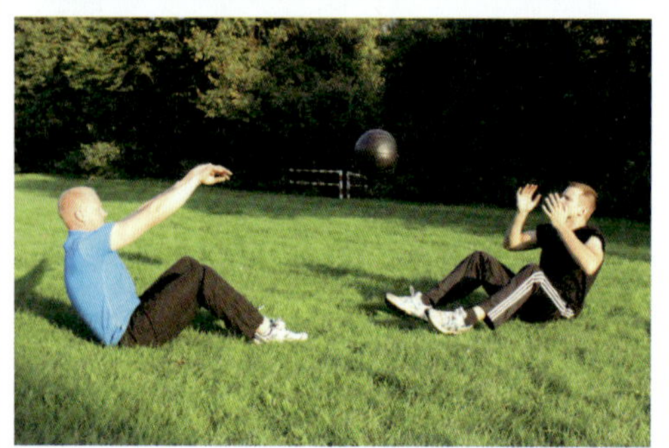

### 4 Partner Lying Overhead Throws

Setzen Sie sich wieder gegenüber in etwa 2 m Abstand hin und stellen Sie die Fußsohlen auf dem Boden auf, wozu Sie die Beine anwinkeln müssen. Schauen Sie sich dabei an. Einer nimmt den Medizinball über den Kopf, während beide gleichzeitig einen Situp machen. Gehen Sie so weit runter, bis die Schulterblätter kurz den Boden berühren und der Ball auch kurz auftickt (Bild oben).

Danach kommen beide wieder hoch und wer den Ball hat, nutzt den Schwung des Aufrichtens und wirft den Ball zu seinem Trainingspartner (Bild unten). Dies geschieht aus der Bewegung und wird wie bei einem Einwurf über Kopf ausgeführt.

# 11.5 Übungen mit TRX

## 11.5.1 TRX Front Torso

Beim *TRX* ist es quasi unmöglich, einzelne Partien des Körpers isoliert zu trainieren. Es ist immer Körperspannung gefragt, was den großen Vorteil des TRX-Trainings darstellt. So lernen Sie, den Körper auch unter Belastung immer stabil zu halten, was Ihnen nicht nur im Alltag, sondern auch bei sämtlichen sportlichen Wettkämpfen zu Leistungverbesserungen verhilft. Mit diesem Zirkel trainieren Sie hauptsächlich die vordere Seite Ihres Oberkörpers und da vor allem die Brust, aber auch sehr intensiv den Bauchbereich. Machen Sie die Übungen sehr langsam und kontrolliert und nicht auf Zeit, den Letzteres führt in den meisten Fällen zu einer schlechten Technik.

### 1 Liegestütz

Stützen Sie sich mit den Händen auf die Griffe des TRX. Je nach Kraft können die Griffe knapp über dem Boden sein oder höher, sodass der Winkel, in dem Ihr Körper zum Boden steht, größer wird. Je schräger Sie stehen, desto leichter wird die Übung. Die Hände sind etwa schulterbreit auseinander, die Beine gestreckt und Ober- und Unterkörper bilden eine Linie (Bild oben).

Nun führen Sie einen Liegestütz aus, indem Sie die Oberarme im rechten Winkel seitlich zu Ihrem Körper führen und die Hände auseinandergehen, während Sie die Arme beugen (Bild unten). Sie können so weit heruntergehen, bis Sie eine leichte Dehnung in der Brust spüren. Von da aus drücken Sie sich wieder hoch und beginnen die nächste Wiederholung. Machen Sie diese Übung 25 x, bevor Sie zur nächsten übergehen.

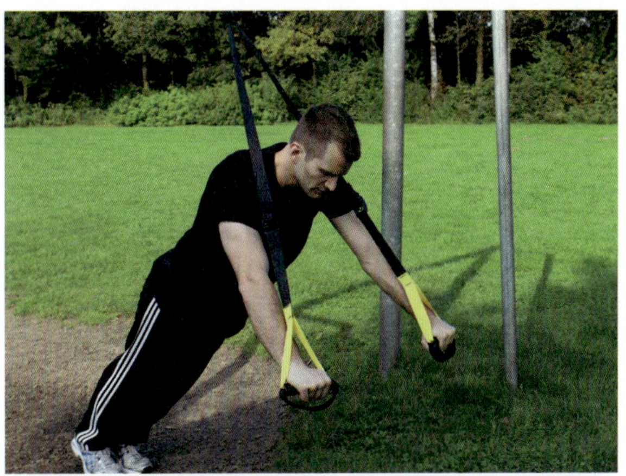

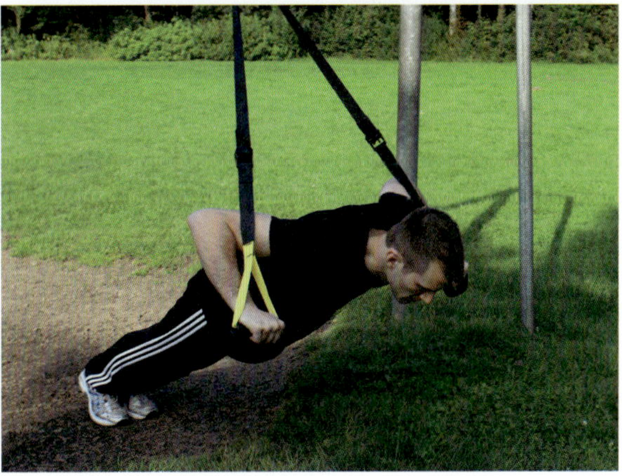

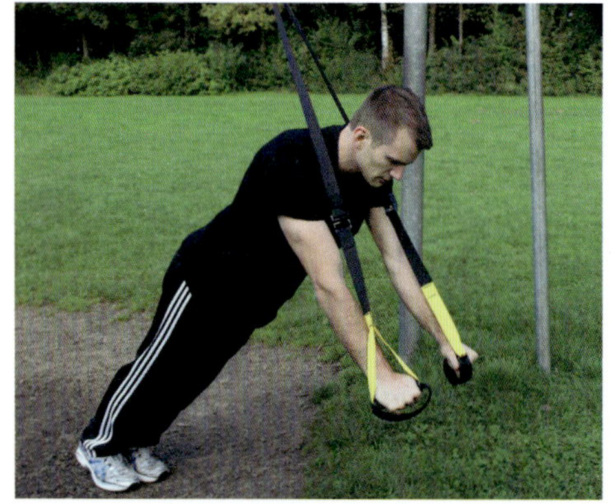

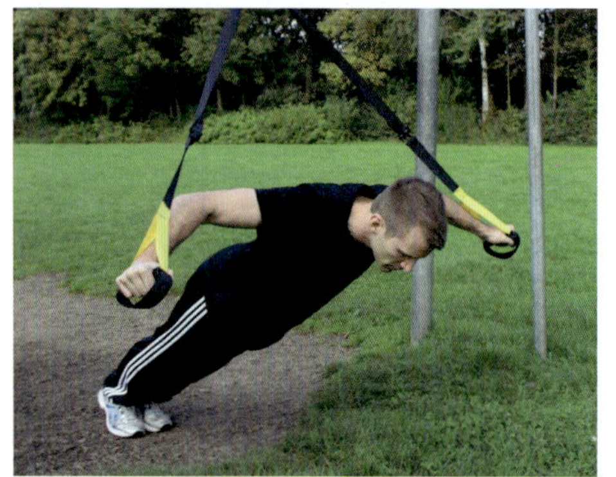

## 2 Fliegende

Die Ausgangsposition ist die Gleiche wie bei einem Liegestütz. Die Hände sind auf den Griffen abgestützt und die Arme fast gestreckt. Oberkörper und Beine bilden eine Linie (Bild oben).

Nun werden die Hände zur Seite geführt, wobei darauf zu achten ist, dass sich die Arme etwas beugen, allerdings nicht so weit wie bei einem Liegestütz. Wenn es Ihnen zu schwer wird, dann vergrößern Sie einfach den Winkel zwischen sich und dem Boden. In der unteren Position sollte eine leichte Dehnung in der Brust zu spüren sein (Bild unten). Aus dieser Position drücken Sie sich mit fast gestreckten Armen wieder nach oben und beginnen die nächste Wiederholung. Auch diese Übung wird 25 x ausgeführt.

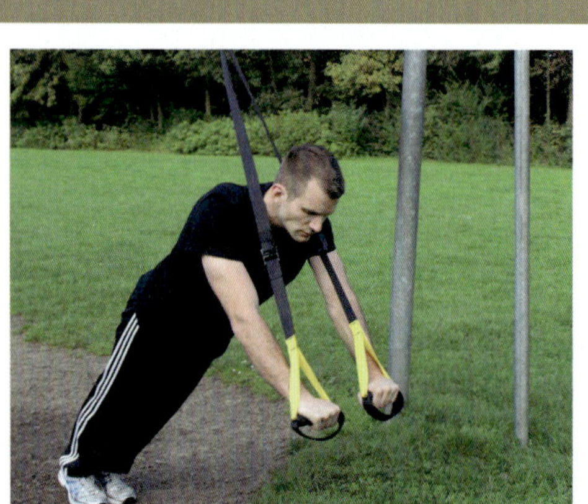

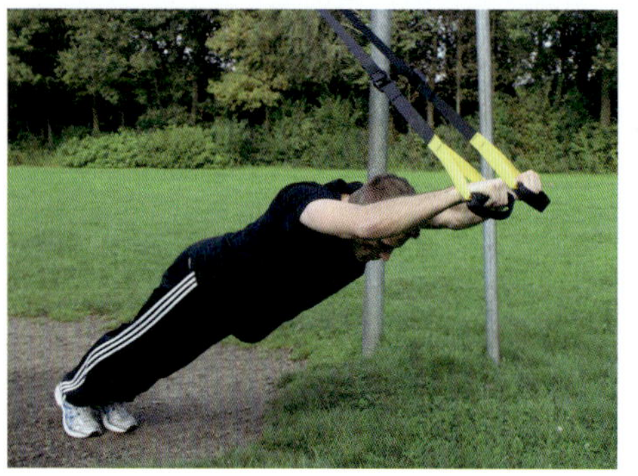

## 3 Dynamische Plank

Startposition ist wieder die Liegestützposition, bei der die Hände die Griffe umklammern und die Arme gestreckt sind (Bild oben).

Anstatt nun einen Liegestütz zu machen, werden nun die Arme gestreckt nach vorne geführt, bis der ganze Körper eine Linie bildet (Bild unten). Drücken Sie sich aus dieser Position mit gestreckten Armen wieder in die Ausgangslage zurück. Nach 25 Wiederholungen haben Sie sich die Pause verdient.

## 11.5.2 TRX Back Torso

Die TRX-Bänder können ebenso gut genutzt werden, um den Rücken und die hintere Schulterpartie zu trainieren. Aber auch hier gilt, dass die Körpermitte immer stabilisierend arbeiten muss, hier vor allem der untere Rücken und das Gesäß. Machen Sie jede Übung 20 x, bevor Sie zur nächsten wechseln.

### 1 Rudern

Nehmen Sie die Griffe in die Hände und strecken Sie Ihre Arme durch, während Sie sich bei gestrecktem Körper nach hinten legen (Bild oben). Wählen Sie dabei den Winkel zwischen Körper und Boden Ihrem Kraftniveau entsprechend. Je stärker Sie sind, desto kleiner sollte der Winkel sein, bis Sie am Ende fast parallel zum Boden sind.

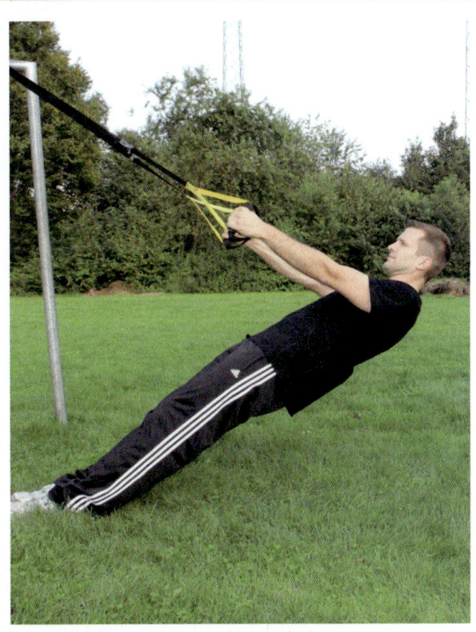

Ziehen Sie sich nun an den Griffen hoch, bis die Hände neben den Rippen sind. Während der Bewegung bleiben die Ellbogen eng am Körper (Bild unten). Arbeiten Sie dabei ohne Schwung, auch wenn Sie in Versuchung geraten, mit der Hüfte zu arbeiten. Wenn das der Fall ist, stellen Sie sich einfach aufrechter hin.

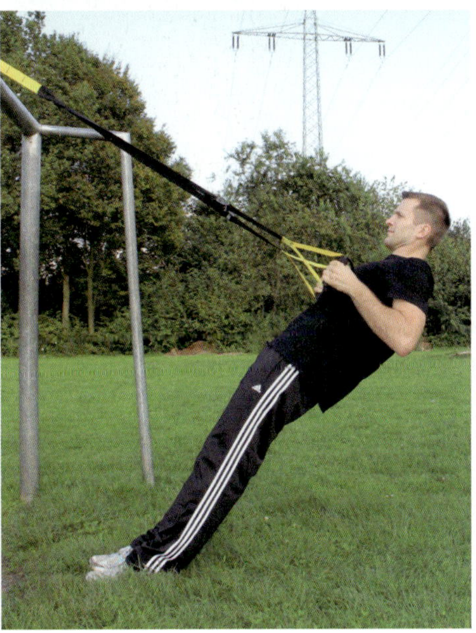

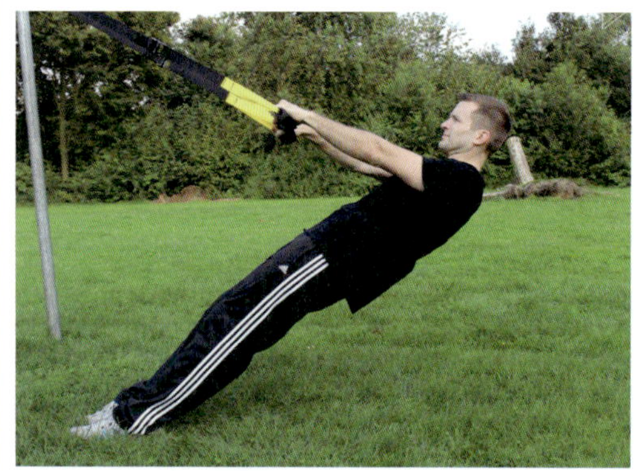

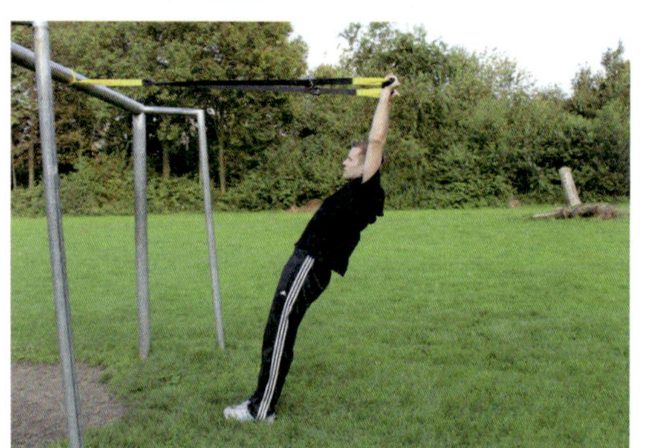

## 2 I-Deltoid Raise

Fassen Sie beide Griffe des TRX und strecken Sie Ihre Arme durch, während Sie den Körper gerade halten und sich nach hinten lehnen (Bild oben).

Ziehen Sie nun beide Arme gestreckt nach oben, bis sie in einer Linie mit Ihrem Oberkörper und Ihren Beinen sind (Bild unten). Senken Sie die Arme dann wieder kontrolliert ab.

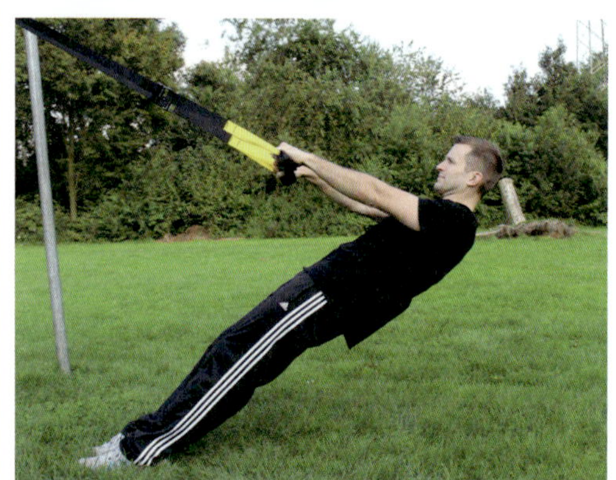

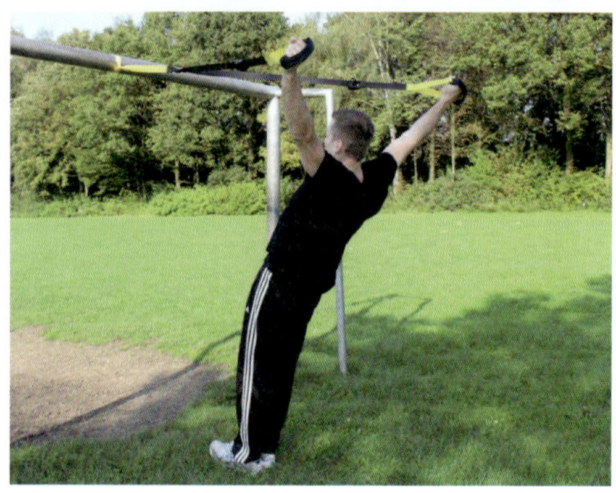

## 3 Y-Deltoid Raise

Fassen Sie beide Griffe des TRX und strecken Sie Ihre Arme durch, während Sie den Körper gerade halten und sich nach hinten lehnen (Bild oben).

Ziehen Sie nun beide Arme gestreckt in einem 45°-Winkel zum Boden (Bild unten). Senken Sie die Arme dann wieder kontrolliert ab.

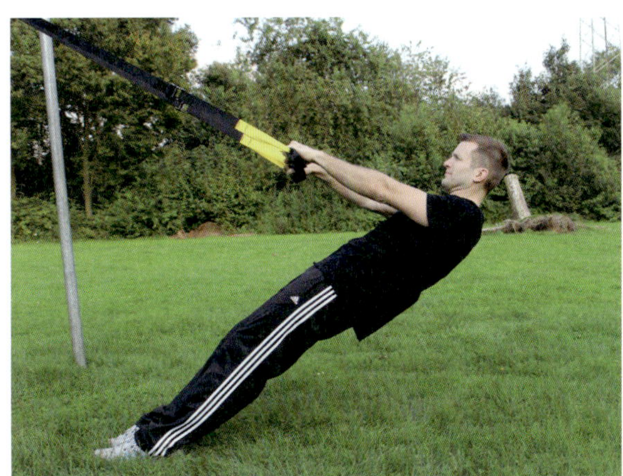

### 4 T-Deltoid Raise

Fassen Sie beide Griffe des TRX und strecken Sie Ihre Arme durch, während Sie den Körper gerade halten und sich nach hinten lehnen (Bild oben).

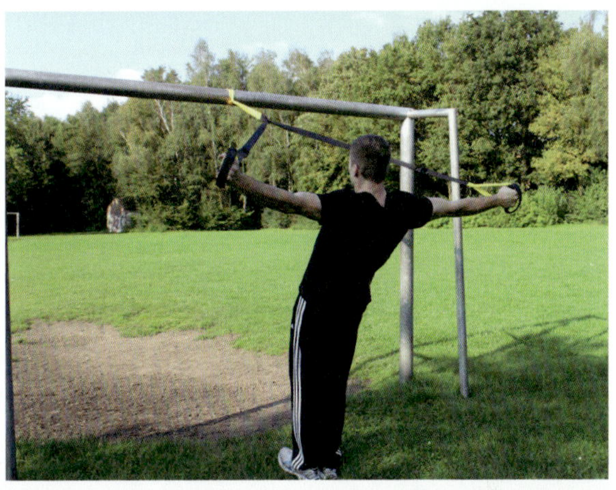

Ziehen Sie nun beide Arme gestreckt waagerecht zur Seite (Bild unten). Bringen Sie die Arme dann wieder kontrolliert nach vorne.

## 11.5.3 TRX Lower Body

Beim Training des Unterkörpers können die TRX entweder unterstützend eingesetzt werden, sodass die Übung leichter wird, oder als zusätzlicher Schwierigkeitsgrad. So sind die Pistols mit TRX deutlich leichter, weil man das Gleichgewicht besser halten kann, während die Ausfallschritte schwerer werden, denn der hintere Fuß ist nicht mehr auf festem Boden und die Ansprüche an die Gleichgewichtsfähigkeit werden deutlich erhöht. Machen Sie von den ersten beiden Übungen 10 Wiederholungen pro Seite und von der dritten 15 Wiederholungen insgesamt. Achten Sie auf die Technik und machen Sie alle Übungen kontrolliert und ohne Schwung.

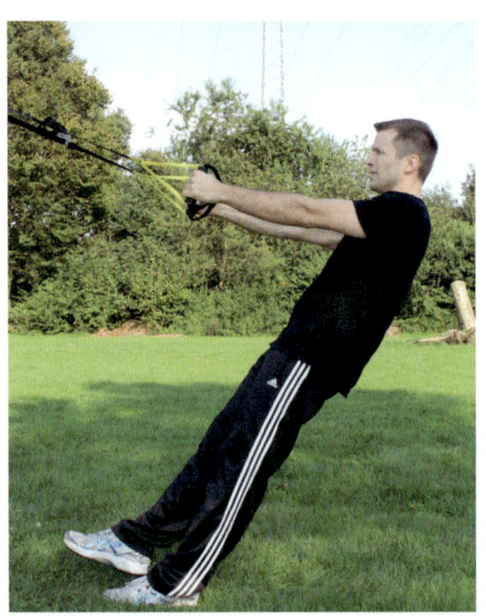

### 1 Pistols

Stellen Sie sich mit den Griffen des TRXs, die Sie in den Händen halten, so hin, dass die Arme fast gestreckt sind. Verlagern Sie nun das Gewicht auf den linken Fuß und heben Sie das rechte Bein gestreckt leicht nach vorne an (Bild oben).

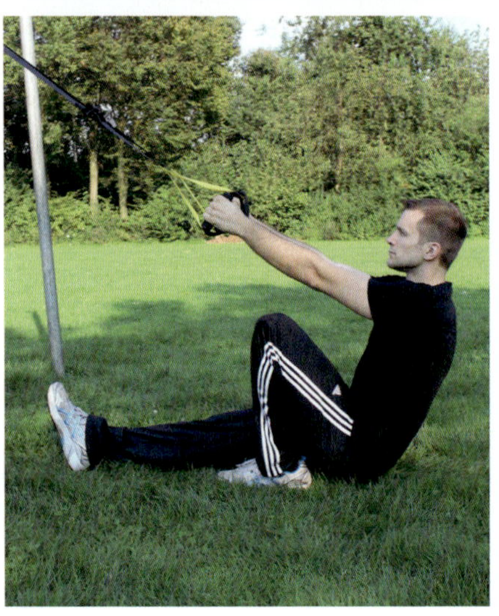

Machen Sie nun eine Kniebeuge mit dem linken Bein, während Sie sich nach hinten lehnen und sich weiterhin am TRX festhalten. Gehen Sie ganz runter, bis Ihr Gesäß fast die Ferse berührt, aber heben Sie die Ferse nicht vom Boden an. Auch in der unteren Position berührt das rechte Bein nicht den Boden und ist parallel dazu (Bild unten). Drücken Sie sich nun wieder hoch. Wenn das noch sehr schwer fällt, können Sie durch den Armzug die Bewegung unterstützen. In der oberen Position ist das Bein nicht ganz gestreckt, sodass noch Spannung auf dem Muskel ist. Die andere Seite ist entsprechend.

### 2 Lunges mit einem Fußgelenk im TRX

Stellen Sie sich mit dem Rücken zum TRX und fädeln Sie den rechten Fuß oder das Fußgelenk in beide Schlaufen ein. Ihr Gewicht befindet sich jetzt hauptsächlich auf dem linken Fuß (Bild oben).

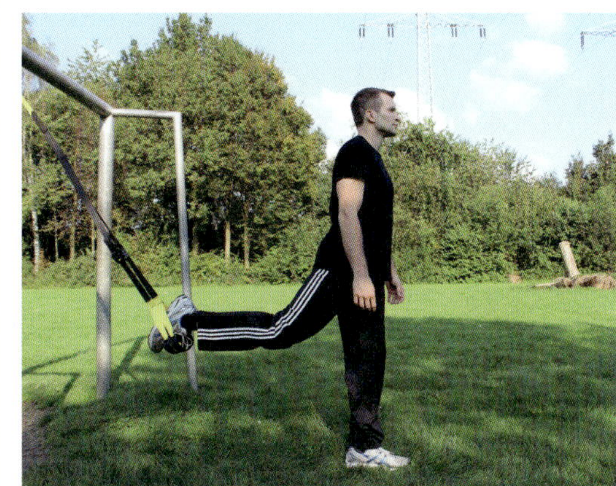

Beugen Sie nun das linke Bein und schieben Sie das rechte weit nach hinten, sodass Sie in der unteren Position im Ausfallschritt stehen. Der Oberschenkel des linken Beins sollte nun parallel zum Boden sein (Bild unten). Drücken Sie sich nun wieder hoch und beginnen sofort die nächste Wiederholung. Die andere Seite ist entsprechend.

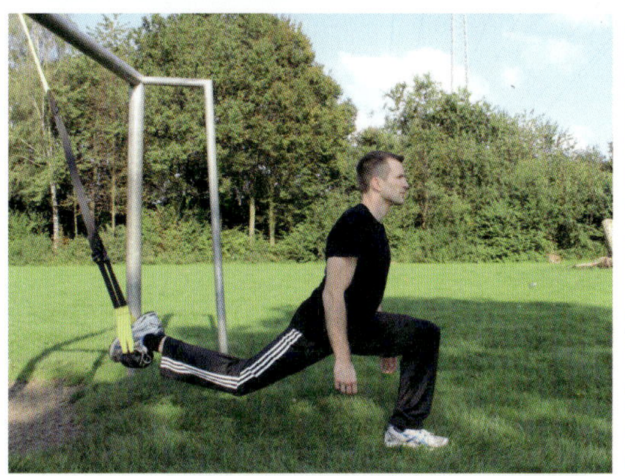

### 3 Beckenlift mit den Fersen in den Schlaufen

Legen Sie sich auf den Rücken und positionieren Sie Ihre Fersen in den Schlaufen des TRX (Bild oben).

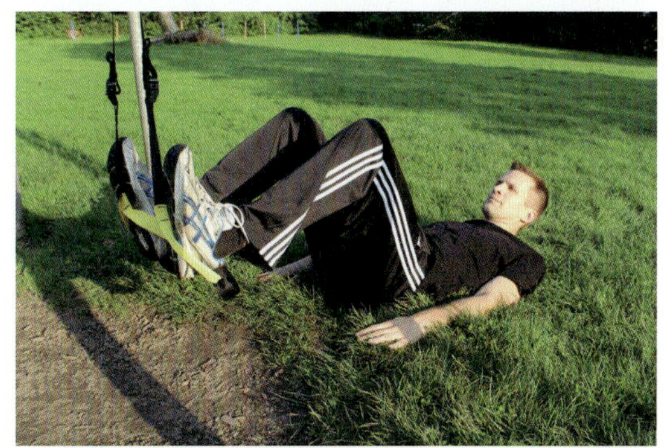

Heben Sie nun mit gebeugten Beinen Ihr Gesäß vom Boden hoch. Dabei bilden Oberkörper und Oberschenkel in der oberen Position eine Linie und das Körpergewicht ruht nun auf den Schulterblättern und den Fersen in den Schlaufen (Bild unten). Senken Sie danach das Gesäß wieder ab, ohne es abzusetzen und beginnen Sie die nächste Wiederholung.

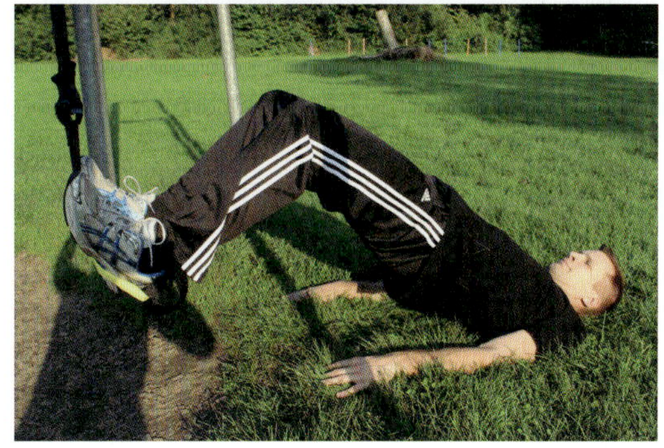

## 11.5.4 TRX Full Body

TRX ist gerade für ein Ganzkörpertraining sehr gut geeignet, denn gleichgültig, welche Muskelpartie man primär belastet, der restliche Körper ist dabei immer unter Spannung, um stabil zu bleiben. Machen Sie von jeder Übung 10 Wiederholungen bzw. 10 Wiederholungen pro Seite, bevor Sie zur nächsten übergehen. Die Übungen sollen dabei kontrolliert ausgeführt werden und achten Sie darauf, dass Sie bewusst die Körpermitte anspannen, um sich zu stabilisieren.

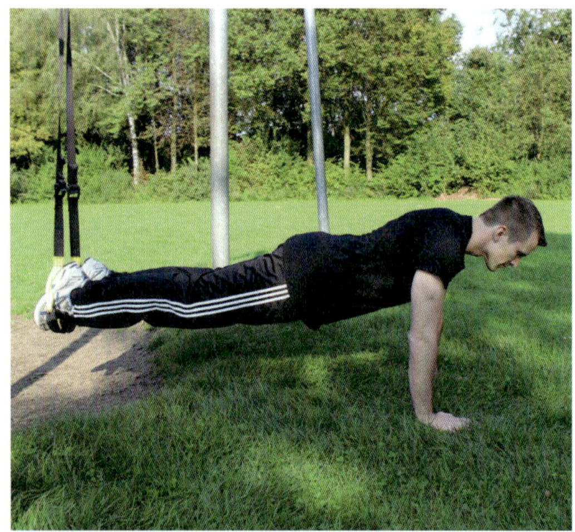

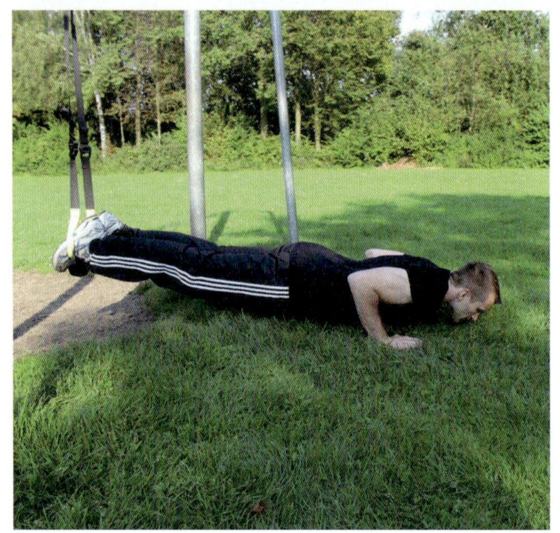

### 1 Liegestütz mit den Fußgelenken in den Schlaufen

Platzieren Sie beide Knöchel in den Schlaufen des TRX und gehen Sie in die Liegestützposition. Dabei sind die Arme durchgestreckt und etwa schulterbreit auseinander. Oberkörper und Beine bilden eine Linie (Bild oben).

Beugen Sie nun die Arme und führen Sie dabei die Ellbogen eng am Körper. Je nach Höhe der Füße endet die Bewegung, wenn entweder die Brust oder die Stirn knapp über dem Boden ist (Bild unten). Drücken Sie sich nun wieder hoch und starten Sie mit der nächsten Wiederholung.

## 2 Einbeinige Burpees mit dem Fußgelenk im TRX

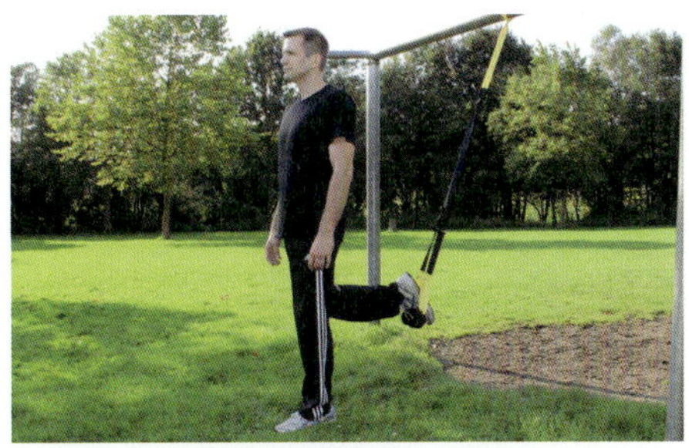

Für diese Übung muss ein Fußgelenk oder der Fußspann durch beide Schlaufen gehen (Bild oben).

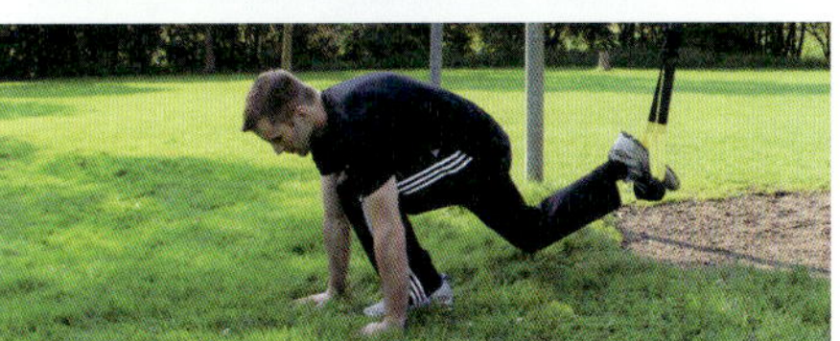

Beginnen Sie die Übung damit, dass Sie das Standbein beugen und in die tiefe Hockposition gehen. Setzen Sie die Hände vor sich auf dem Boden auf und verlagern Sie das Gewicht auf diese, sodass Sie mit dem Standbein nach hinten springen können (zweites Bild).

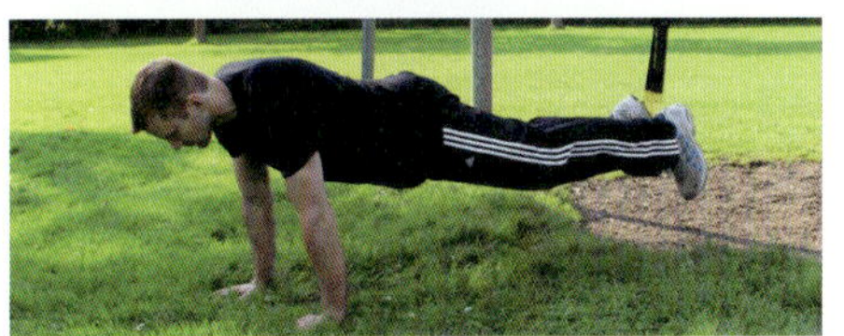

Anstatt einer Landung wird das Bein aber nur nach hinten gestreckt und ist parallel zu dem Bein, das sich in den Schlaufen befindet (drittes Bild).

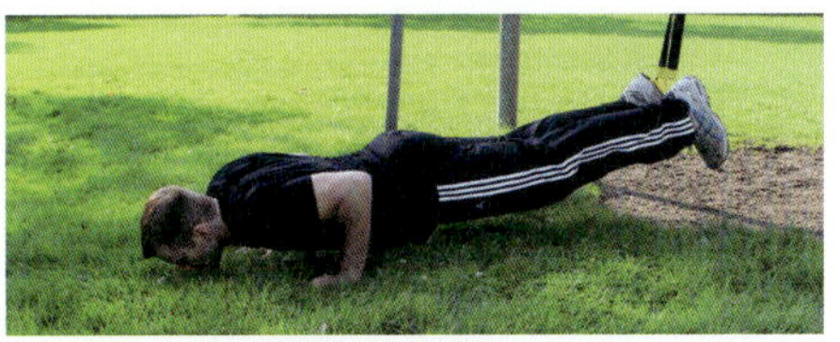

Senken Sie den Oberkörper nun so weit ab, bis entweder die Brust oder die Nase knapp über dem Boden ist. Das freie Bein ist immer noch parallel neben dem eingehakten (viertes Bild).

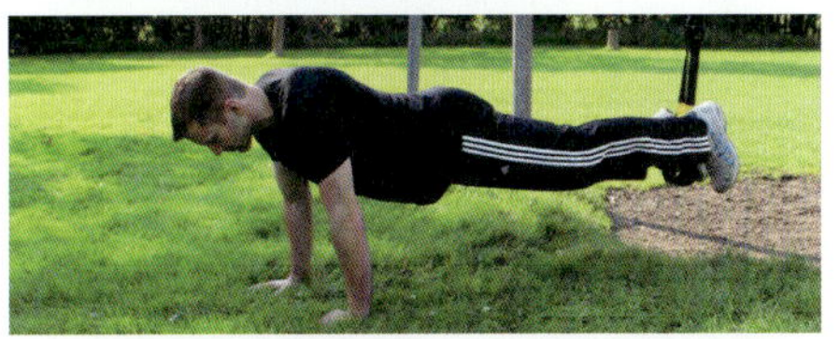

Nun drücken Sie sich wieder nach oben, ohne das freie Bein abzusetzen (fünftes Bild).

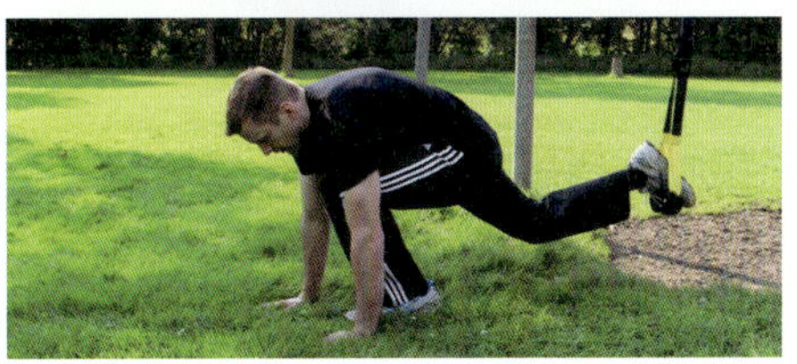

Bringen Sie das freie Bein wieder nach vorne unter Ihren Körper (sechstes Bild).

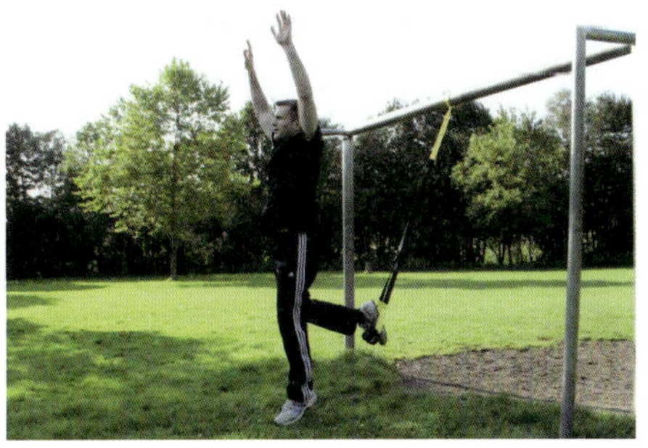

Nun stehen Sie schnell auf und drücken sich mit dem Standbein so schnell ab, dass Sie einen Strecksprung machen können (Bild unten). Dann beginnt die nächste Wiederholung.

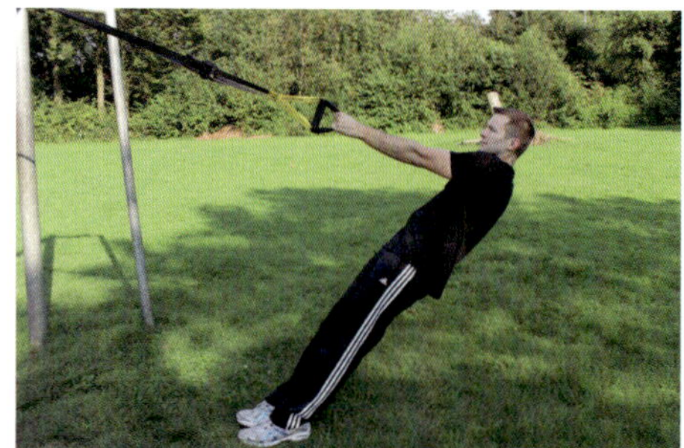

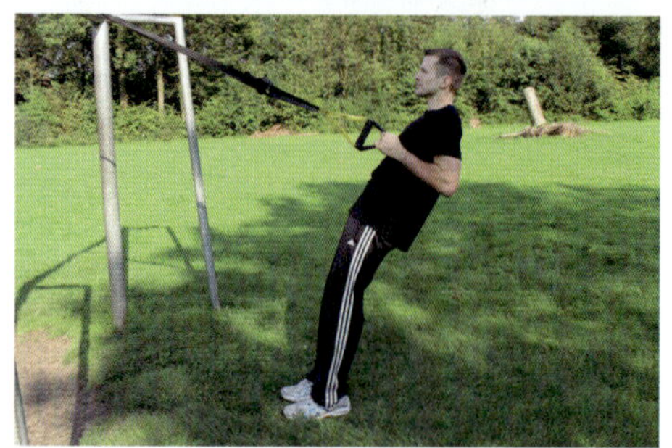

3 Einarmiges Rudern

Halten Sie sich mit einer Hand an beiden TRX-Schlaufen fest und legen Sie sich nach hinten. Der Winkel zwischen Ihnen und dem Boden ist dabei Ihrem Kraftniveau angepasst (Bild oben).

Ziehen Sie sich nun mit der einen Hand so weit nach oben, dass die Hand in etwa auf Brusthöhe ist (Bild unten). Der Ellbogen wird dabei eng am Körper geführt.

Strecken Sie den Arm danach wieder kontrolliert und beginnen die nächste Wiederholung.

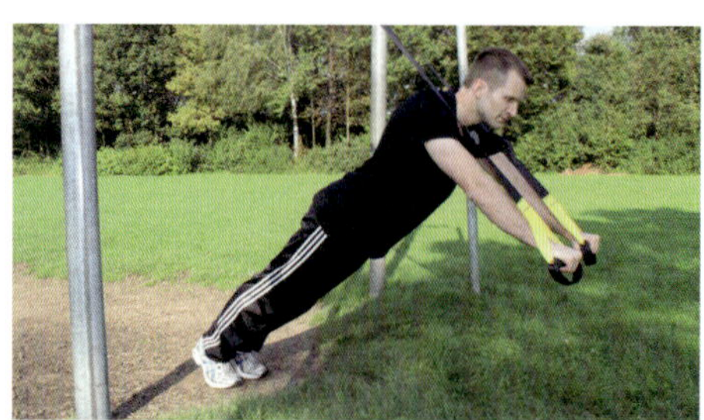

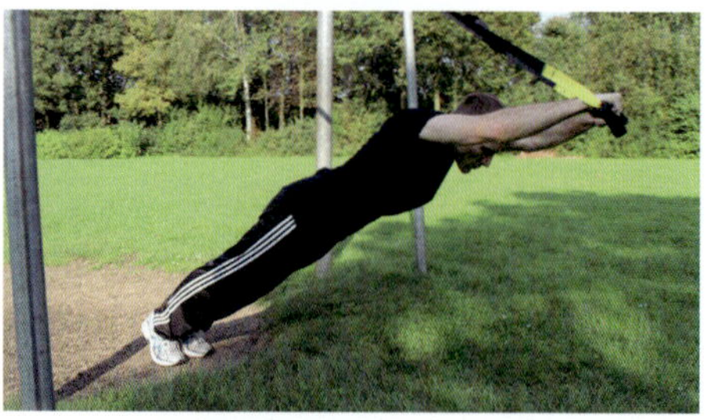

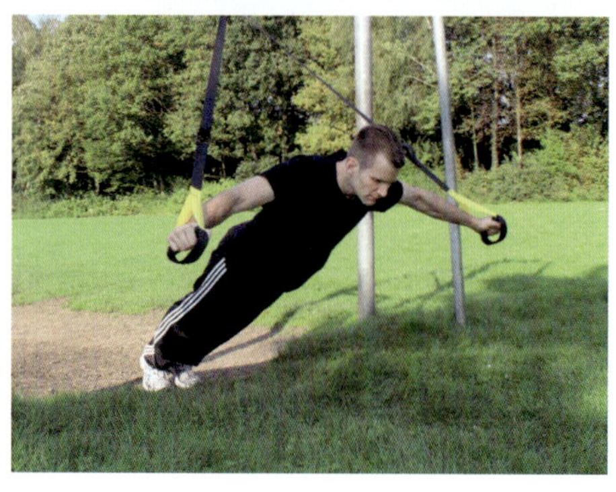

4 Brustschwimmen

Gehen Sie in die Liegestützposition mit den Händen an den Griffen des TRX. Die Arme sind dabei gestreckt und der Körper bildet eine gerade Linie (Bild oben).

Nun gehen die Hände mit gestreckten Armen nach vorne, bis die Arme auf einer Linie mit dem Körper sind (Bild Mitte).

Führen Sie die Arme gestreckt zu beiden Seiten nach außen, bis die Arme rechtwinklig zur Seite zeigen (Bild unten). Von hier aus drücken Sie sich wieder nach oben bis in die Startposition. Auch wenn ich hier von gestreckten Armen gesprochen habe, sollten sie ein wenig gebeugt sein, was die Belastung von den Sehnen und Bändern auf die Muskeln verlagert. Und da soll sie schließlich hin.

## 5 Abwechselndes Beinstrecken mit den Fersen in den Schlaufen

Legen Sie sich auf den Rücken und positionieren Sie Ihre Fersen in den Schlaufen des TRX. Heben Sie nun mit gestreckten Beinen Ihr Gesäß vom Boden hoch. Dabei bilden Oberkörper und Beine eine Linie und das Körpergewicht ruht nun auf den Schulterblättern und den Fersen in den Schlaufen. Winkeln Sie nun ein Bein an und halten Sie die Hüfte dabei so hoch, wie es Ihnen möglich ist (Bild oben).

Nun wird das angewinkelte Bein gestreckt und gleichzeitig das andere Bein angewinkelt (Bild unten). Eine Wiederholung ist beendet, wenn die Ausgangsposition wieder erreicht ist.

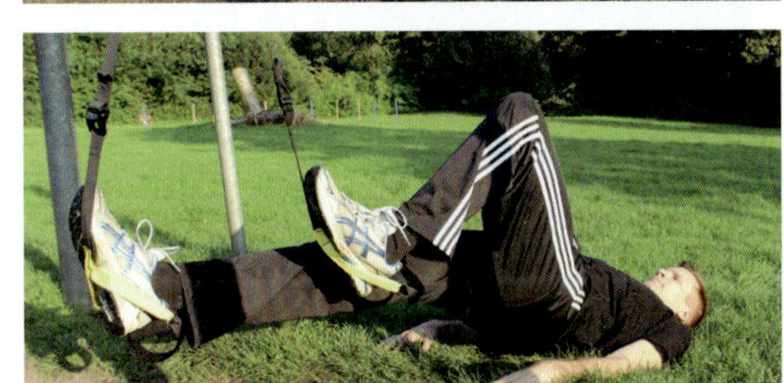

## 6 Torso Rotation

Nehmen Sie beide Schlaufen des TRX in beide Hände und strecken Sie beide Arme nach vorne, während Sie seitlich zum TRX stehen und sich zurücklehnen und am TRX hängen. Die Füße sind dabei eng zusammen (Bild oben).

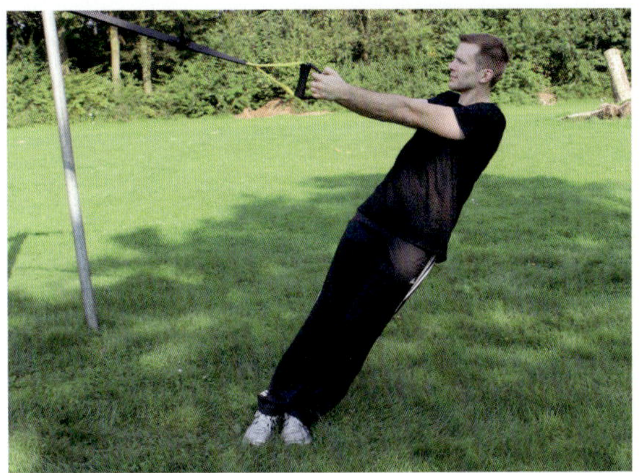

Nun wird der Oberkörper zu einer Seite gedreht, ohne dass die Arme dabei angewinkelt werden (Bild unten). Sowohl der Hin- als auch der Rückweg wird langsam und kontrolliert ausgeführt. Machen Sie zuerst alle Wiederholungen auf der einen Seite, danach auf der anderen.

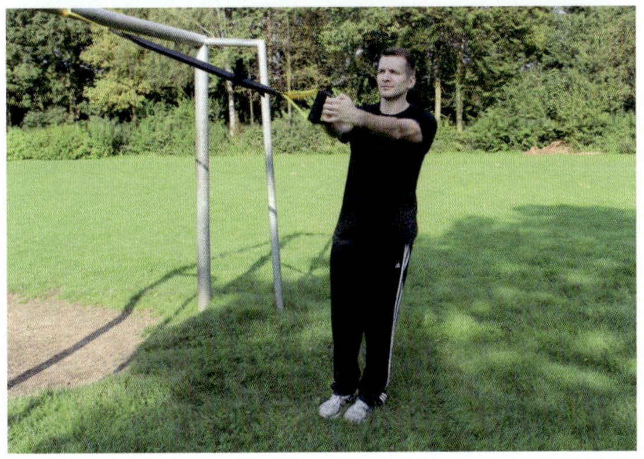

# 11.6 Übungen mit Widerstandsbändern

*Widerstandsbänder* haben den Vorteil, dass sie sehr leicht sind und damit überall gut mitzuführen, aber auch sehr günstig. Sie sind perfekt dazu geeignet, Sie in den Urlaub zu begleiten, aber auch beim Lauftraining können Sie ein guter Begleiter sein, um zwischendurch ein paar Kraftübungen zu machen.

## 11.6.1 Running and Resistance Cord

Der folgende Zirkel kombiniert Lauftraining mit ein paar Kraftübungen, wobei sich alles deutlich im anaeroben Bereich bewegt. Nach solch einem Training werden Sie also einiges an Pause benötigen, damit der Körper sich gut erholt. Alles, was Sie brauchen, ist eine 400-m-Bahn oder eine Pendelstrecke von 100 m, oder 200 m, sowie eine Stange oder einen Baum, um das Widerstandsband darum zu legen.

Machen Sie die sechs Übungen hintereinander ohne Pause. Sollten Sie nach den Übungen noch Kraft und Lust verspüren, eine weitere Runde zu machen, machen Sie vorher eine Pause von 5-7 min.

### 1 400 m laufen

Die 400 m sollten sehr schnell zurückgelegt werden. Die Zielzeit ist unter 60 s.

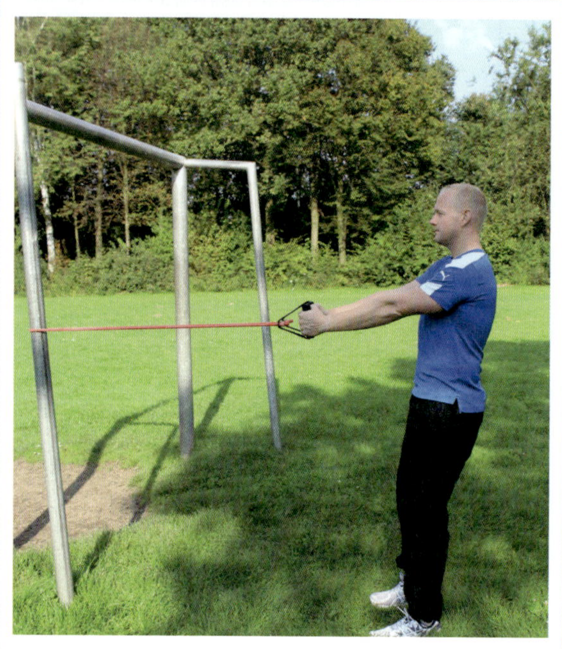

### 2 Rudern im Stand

Legen Sie das Gummiband um die Stange oder den Baum etwa in Brusthöhe. Fassen Sie nun mit jeder Hand ein Ende und bringen Sie mit gestreckten Armen in etwa parallel zum Boden das Gummiband auf Spannung (Bild).

Machen Sie nun eine Ruderbewegung, indem Sie die Hände zu den kurzen Rippen führen und die Ellbogen dabei weit nach hinten bringen (Bild oben rechts). Von hier aus werden die Arme wieder fast gestreckt und die nächste Wiederholung begonnen. Nach 30 Wiederholungen ist die Übung beendet.

Den Schwierigkeitsgrad können Sie dadurch bestimmen, wie hoch die Vorspannung des Bandes ist, bevor Sie mit der ersten Wiederholung beginnen.

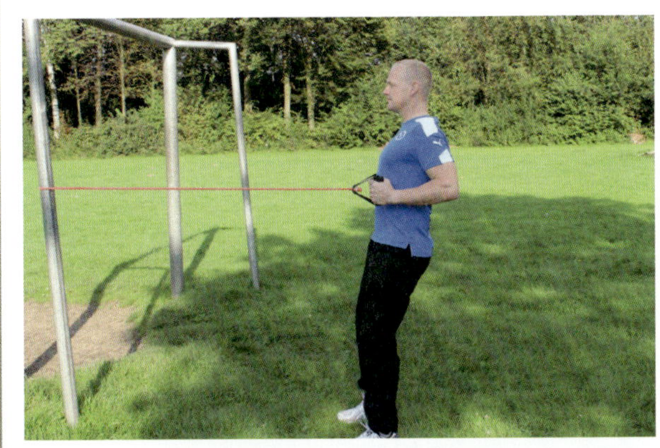

### 3 400 m laufen

Laufen Sie sofort los und versuchen Sie, die 400 m unter 68 s zu laufen. Die zusätzliche Zeit werden Sie mit hoher Wahrscheinlichkeit brauchen.

### 4 Chest Press

Das Widerstandsband ist in Brusthöhe um eine Stange gelegt und der Sportler steht mit dem Rücken zur Stange, je ein Ende des Bands in einer Hand. Die Hände sind neben der Brust und die Arme stark angewinkelt (Bild oben). Das Widerstandsband sollte schon jetzt vorgespannt sein.

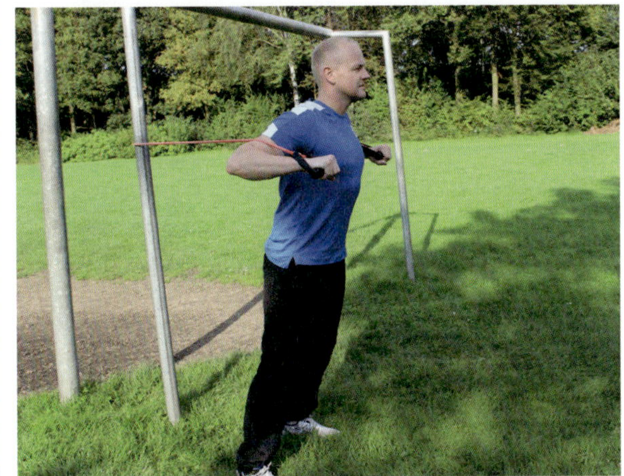

Strecken Sie nun die Arme nach vorne, bis die Ellbogen fast durchgestreckt sind (Bild unten). Danach wieder zurück zur Ausgangsposition. Diese Übung wird 30 x wiederholt, bevor es wieder ans Laufen geht.

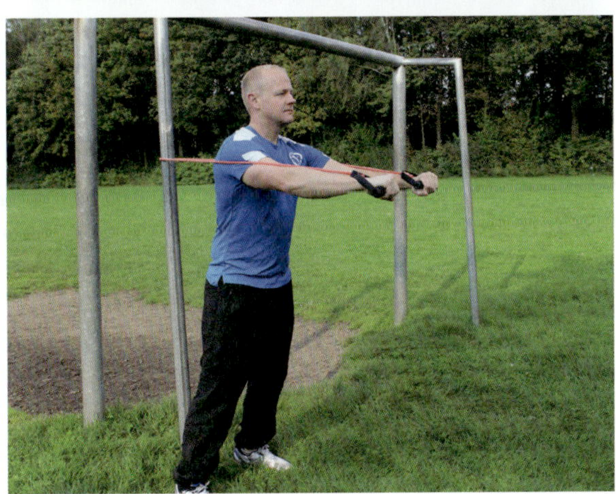

### 5 400 m laufen

Die letzten 400 m und sie werden sicherlich sehr schmerzhaft sein. Kämpfen Sie sich durch und versuchen Sie, unter 75 s zu bleiben.

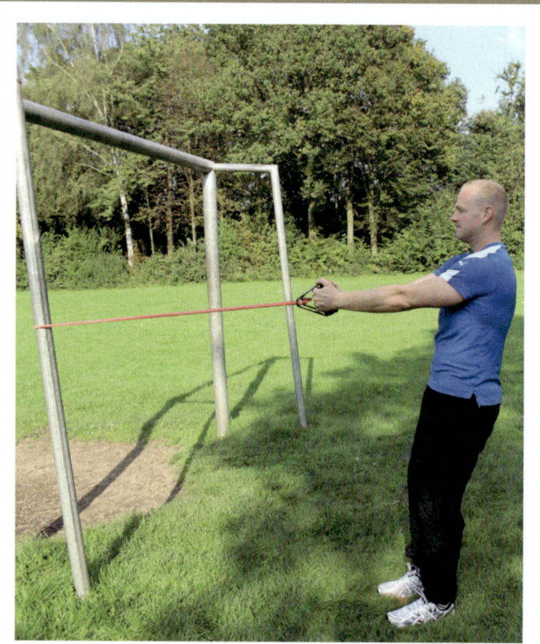

### 6 Core Rotation

Das Widerstandsband wird wieder um die Stange gelegt, ebenfalls in Brusthöhe. Nun fassen beide Hände beide Enden und werden vor dem Körper verschränkt, wobei die Arme gestreckt vor dem Körper und parallel zum Boden sind (Bild oben). Nun geht man so weit zurück, dass eine Vorspannung am Gummiband ist.

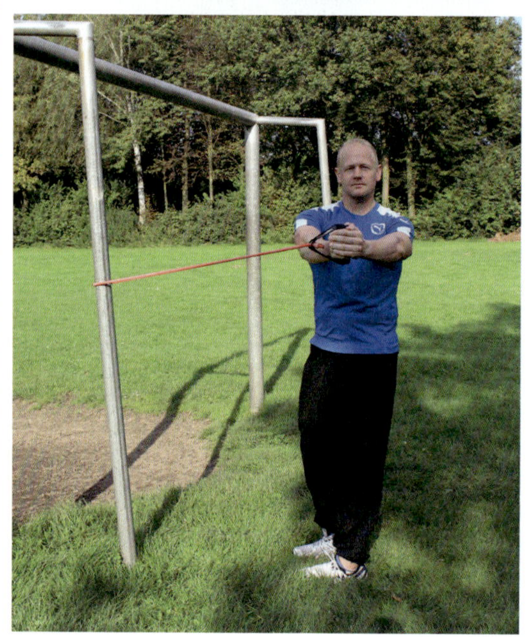

Während die Füße etwa schulterbreit auseinanderstehen, wird der Oberkörper erst zur einen Seite, dann zur anderen Seite gedreht, allein aus der Kraft der Bauchmuskeln (Bild unten). Eine Wiederholung ist beendet, wenn zu jeder Seite 1 x gedreht wurde. Die Arme bleiben während der ganzen Zeit gestreckt und die Bewegung wird nicht zu schnell, aber kontrolliert ausgeführt. Nach 30 Wiederholungen ist die Runde zu Ende.

# 11.7 Power-Workouts

## 11.7.1 Powerworkout I

Dieses *Workout* ist dafür da, den ganzen Körper intensiv zu belasten und dazu noch das Herz-Kreislauf-System zu stärken. Die Übungen werden ohne Pause hintereinander ausgeführt, bevor dann eine verdiente Ruhepause kommt.

### 1 Overhead Hammer Strike

Legen Sie einen dicken Auto- oder Traktorreifen vor sich auf den Boden und nehmen Sie einen Vorschlaghammer in die Hand. Der Vorschlaghammer sollte nicht zu schwer sein. Nehmen Sie nun den Hammer mit beiden Händen und schwingen Sie ihn über den Kopf (Bild oben).

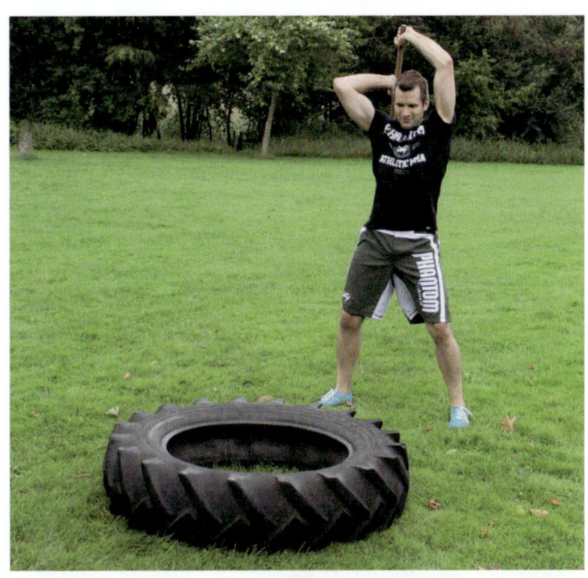

Nun schlagen Sie so hart wie möglich auf den Reifen (Bild unten) und wiederholen das Ganze 20 x.

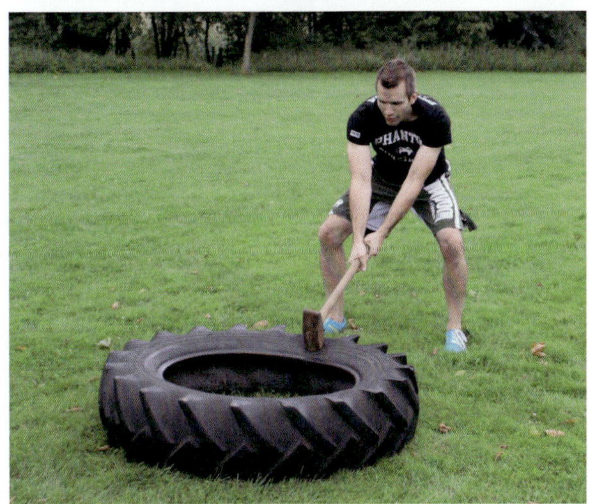

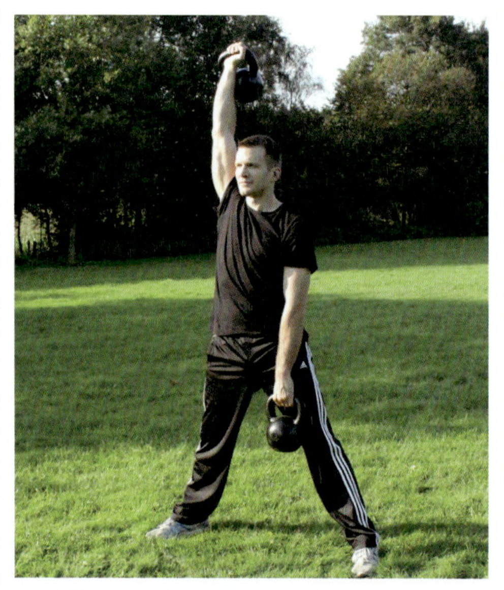

## 2 Kettlebell Alternating Snatches

Nehmen Sie nun zwei nicht zu schwere Kettlebells, eine in jede Hand, und snatchen Sie sie abwechselnd, d. h., dass eine Kettlebell unten ist, während die andere oben ist (Bild oben). Der Wechsel ist gleichzeitig und nicht nacheinander. Machen Sie 20 Wiederholungen, wobei eine Wiederholung bedeutet, dass jede Kettlebell 1 x gesnatcht wurde.

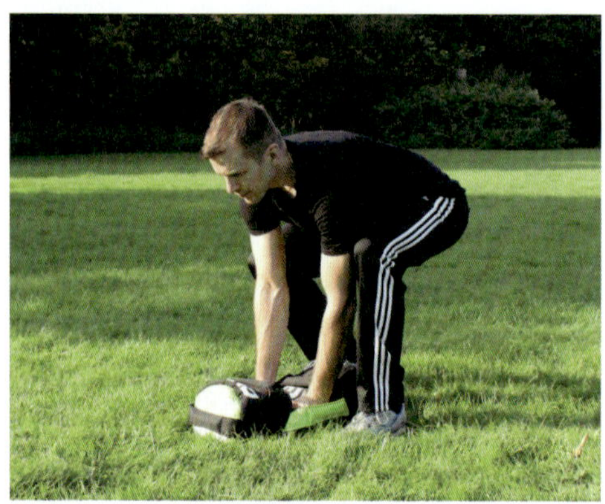

## 3 Sandbag Overhead Carry

Nun nehmen Sie einen Sandsack und fassen ihn nicht an den Schlaufen an, sollte er welche haben (Bild oben).

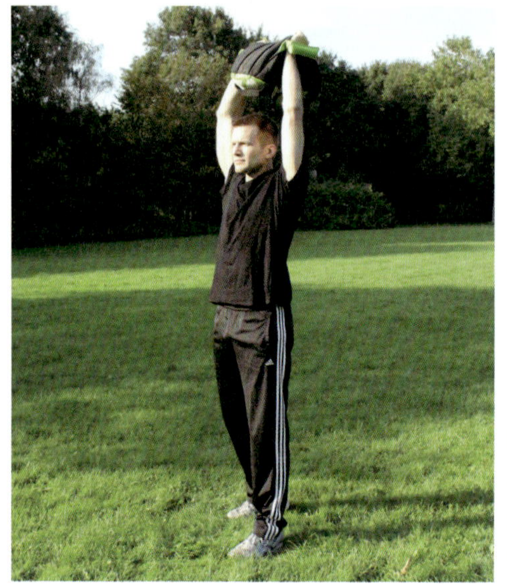

Heben Sie ihn nun über den Kopf. Dort wird er mit gestreckten Armen gehalten (Bild unten), während Sie erneut die 30 m so schnell laufen, wie es geht, und dann zurück.

### 4 Burpees

Abschließend folgen noch 20 Burpees.

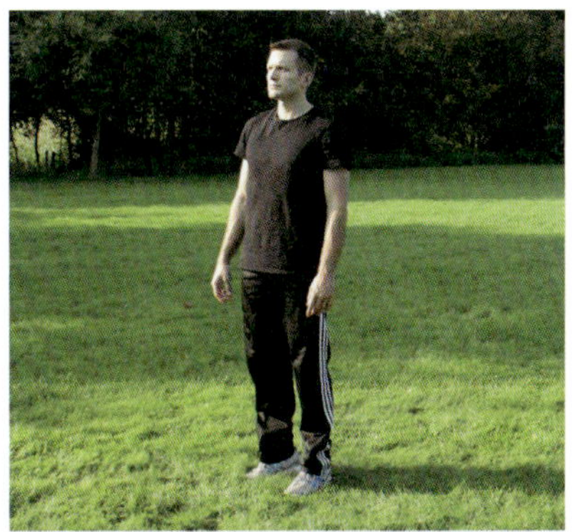

Gestartet wird im aufrechten Stand, die Füße nicht weiter als eine Handbreit auseinander, die Arme hängen locker am Körper herunter (Bild oben).

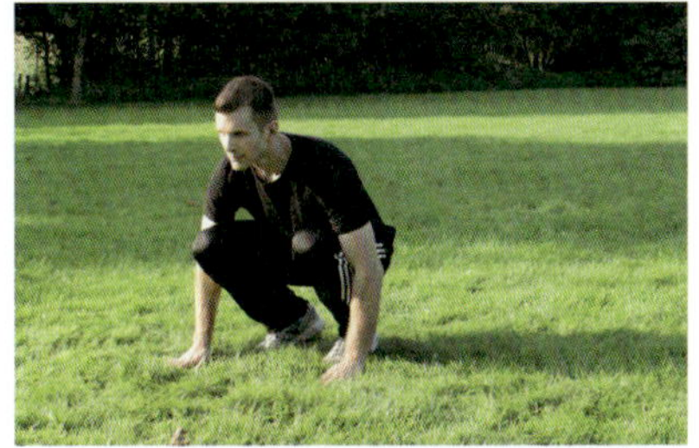

Nun wird in die Hocke gegangen, wobei das Gewicht auf den Fußballen ruht und die Fersen vom Boden abheben. Die Knie bleiben dabei zwischen den Armen. Die Hände werden nun in Schulterbreite etwas vor den Füßen aufgesetzt (zweites Bild). Das Gewicht verlagert sich auf die Hände, sodass mit beiden Füßen gleichzeitig abgesprungen werden kann.

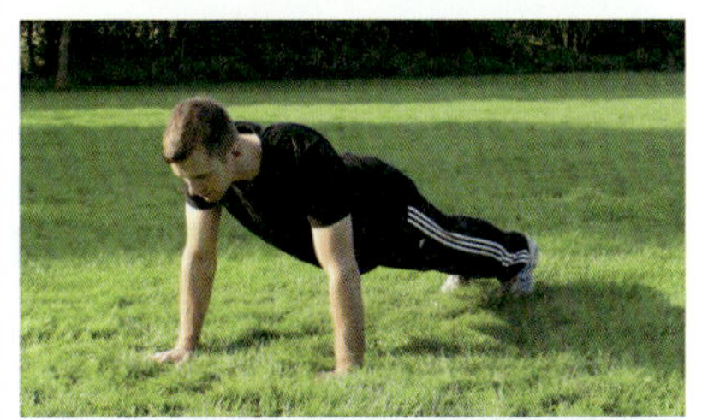

Im Sprung werden die Beine nach hinten ausgestreckt und bei der Landung hat der Ausführende die Startposition der Liegestütze eingenommen (drittes Bild).

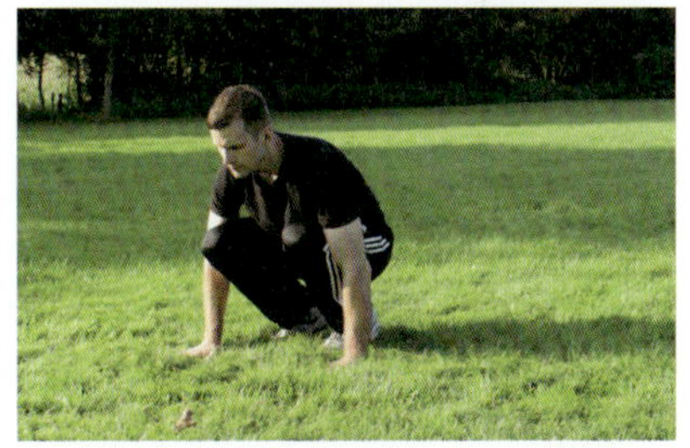

Ohne einen Liegestütz zu machen, springt er nun wieder beidbeinig nach vorne, das Gewicht ist erneut ausschließlich auf den Händen, und er landet wieder in der Hockposition (viertes Bild).

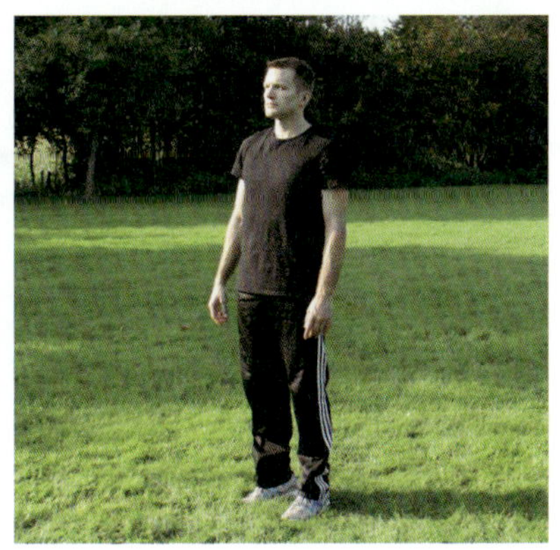

Aus dieser richtet er sich auf, um die Ausgangsposition wieder einzunehmen (Bild unten). Damit ist eine Wiederholung beendet.

## 11.7.2 Powerworkout II

Zu Abschluss noch ein weiteres Workout, um den ganze Körper zu belasten und zu trainieren. Alle Übungen wie immer direkt am Stück ausführen und erst nach dem Ende der letzten Übung wird pausiert.

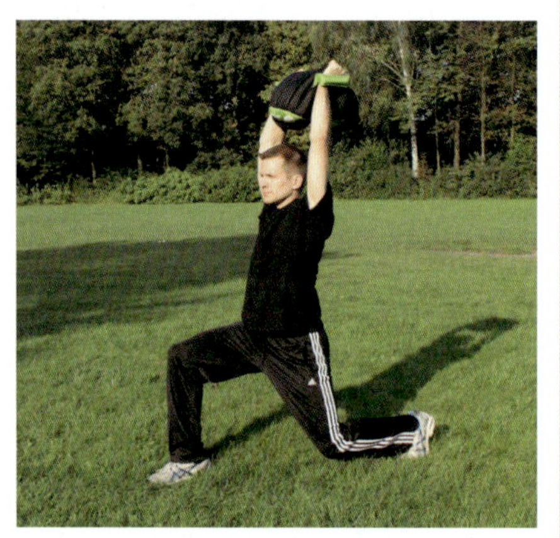

### 1 Sandbag Overhead Lunges

Nehmen Sie einen Sandsack und halten Sie ihn mit gestreckten Armen über dem Kopf. Nun gehen Sie eine Strecke von etwa 30 m, indem Sie einen Ausfallschritt nach dem anderen machen, und zwar so tief, dass das jeweils hintere Knie fast den Boden berührt (Bild oben). Dabei immer darauf achten, dass die Arme über dem Kopf gestreckt bleiben. Nach 30 m wird gewendet und das Gleiche zurück gemacht.

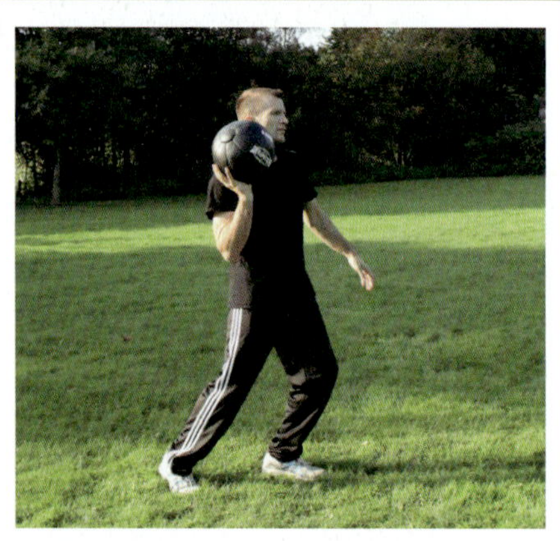

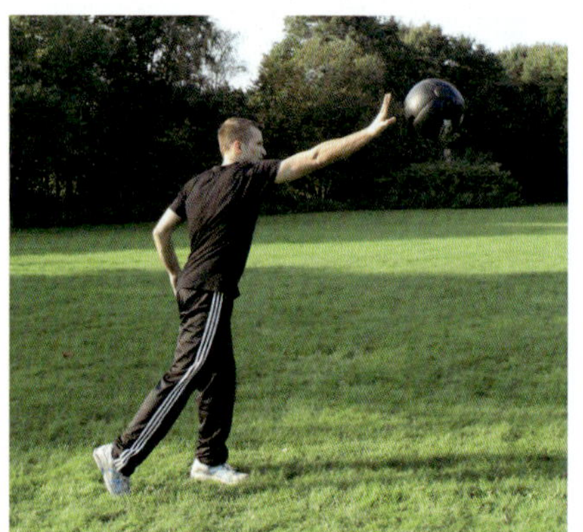

### 2 Medizinballstoßen einarmig

Nehmen Sie sich einen Medizinball, am besten einen, der in etwa die Größe eines Fußballs hat, größer geht allerdings auch. Der Medizinball wird beidarmig neben eine Kopfseite geführt und danach mit einer Hand gestoßen (Bild Mitte und unten), so weit, wie es geht.

Spurten Sie sofort wieder zu dem Medizinball und heben Sie ihn dieses Mal zur anderen Seite des Kopfs und stoßen ihn mit dem anderen Arm. Nach einer zurückgelegten Strecke von etwa 30 m wird gewendet und in die andere Richtung gestoßen.

### 3 Kettlebell Alternating Cleans

Zum Abschluss nehmen Sie zwei Kettlebells, die nicht zu schwer sind, und machen abwechselnd Cleans. Wenn die eine Kugel auf dem Arm aufliegt, ist die andere Kugel gerade unten (Bild oben). Die Positionen der beiden Kettlebells werden gleichzeitig gewechselt. Die Beine sollten dabei nicht zu eng zusammen sein, damit die Kugel nicht aus Versehen gegen ein Knie schlägt. Machen Sie 20 Wiederholungen, wobei eine Wiederholung beendet ist, wenn jede Kugel 1 x oben war.

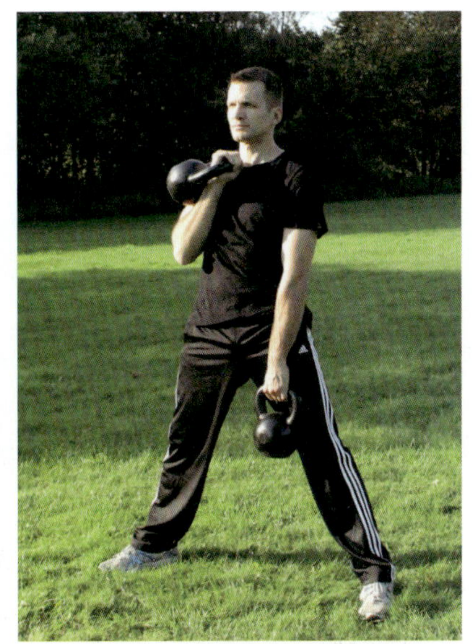

### 4 Sandbag Lift und Carry

Im optimalen Fall liegt direkt neben Ihnen ein Sandsack, den Sie hochheben, ohne eventuell vorhandene Griffe zu nutzen (Bild oben).

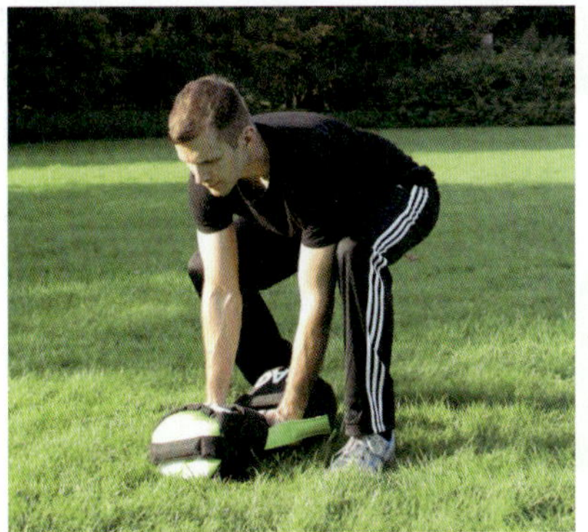

Der Sandsack sollte nun vor dem Körper umarmt werden (Bild unten) und dann eine Strecke von 30 m hin und zurück so schnell wie möglich gelaufen werden.

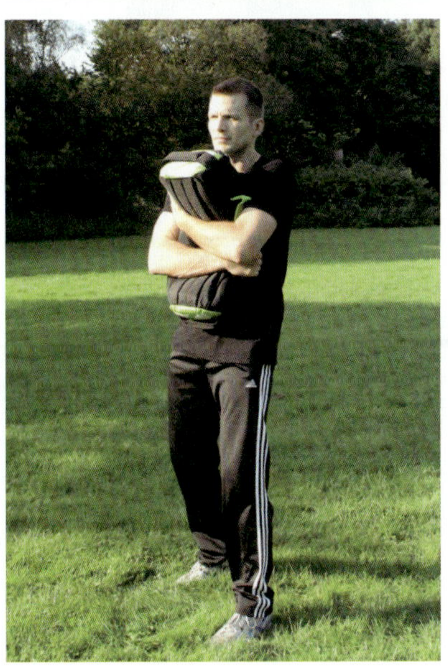

# KAPITEL 12

# FITNESSTESTS

# 12 FITNESSTESTS

Jede Streitkraft der Welt hat ihre eigenen Methoden, um die Leistungsfähigkeit der Rekruten und Soldaten zu Beginn des Dienstes, aber auch während der Dienstzeit, immer wieder zu überprüfen. Diese Tests unterscheiden sich zum Teil erheblich voneinander, abhängig davon, für welche Truppengattung sie entwickelt wurden. Während bei der Marine ein deutliches Gewicht auf die Schwimmfähigkeiten gelegt wird, muss man beim Heer oft nur zeigen, dass man überhaupt schwimmen kann. Wer sich für die Laufbahn beim Militär interessiert oder auch nur seine eigene Fitness testen will, dem rate ich, sich an diesen Tests zu orientieren. Sie decken viele Attribute ab, die man durch Training verbessern kann: Kraftausdauer, Ausdauer, Kraft, Schnellkraft etc.

In diesem Kapitel möchte ich Ihnen ein paar Tests vorstellen, wie sie in der Bundeswehr, aber auch bei den amerikanischen Streitkräften ausgeführt wurden und werden.

## 12.1.1 Physical-Fitness-Test (PFT) der Bundeswehr

Bis zum Ende des Jahres 2009 wurde bei der Bundeswehr der Physical-Fitness-Test bzw. der PFT eingesetzt. Dieser Test wurde zum Beginn der allgemeinen Grundausbildung sowie am Ende selbiger eingesetzt und die Älteren unter den Lesern, die noch Wehrdienst leisten mussten, werden sich daran bestimmt erinnern.

Bestandteil des Tests waren fünf Übungen, die nacheinander an einem Tag durchgeführt werden mussten. Für jede Übung gab es, abhängig vom Alter, Geschlecht und Leistung des Teilnehmers, eine Punktzahl von 0 bis 6, wobei 6 der beste Wert war und die 0 als durchgefallen galt. Die Reihenfolge der Übungen war dabei verbindlich und durfte nicht geändert werden.

### 1 Pendellauf 4 x 9 m

In einem Abstand von 9 m wurden dazu Markierungen aufgestellt, wie z. B. Fahnen, oder Linien am Boden der Sporthalle genommen. Der Teilnehmer musste sich an die Start-Ziel-Linie stellen und auf das Startzeichen warten. Nach dem Start wurde bis zur gegenüberliegenden Markierung gesprintet, wobei der Fuß mindestens auf Höhe der Markierung sein musste. Danach wurde gewendet und zurückgesprintet. Nach einer erneuten Wiederholung dieses Zyklusses wurde die Zeit gestoppt, sodass der Teilnehmer die 9 m 4 x zurückgelegt hatte. Wurde die geforderte Zeit nicht erreicht, so hatte der Teilnehmer einen weiteren Versuch dafür.

## 2 Situp (40 s)

Um diesen Test auszuführen, legte sich der Teilnehmer auf den Rücken, während ein weiterer Teilnehmer die Füße am Boden fixierte. Die Knie sollten dabei etwa einen Winkel von 90° oder weniger haben, die Hände waren im Nacken verschränkt (Bild oben).

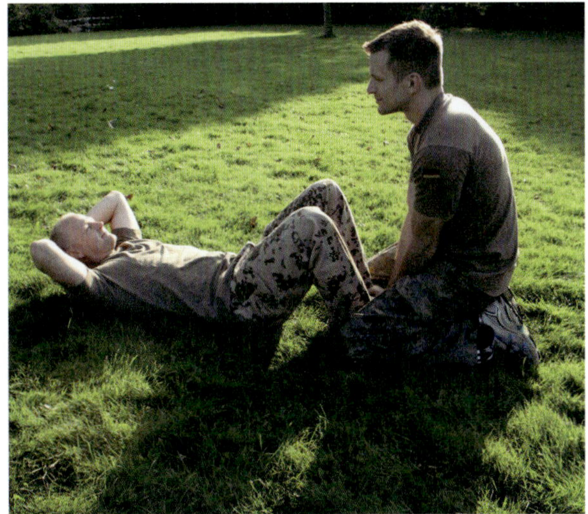

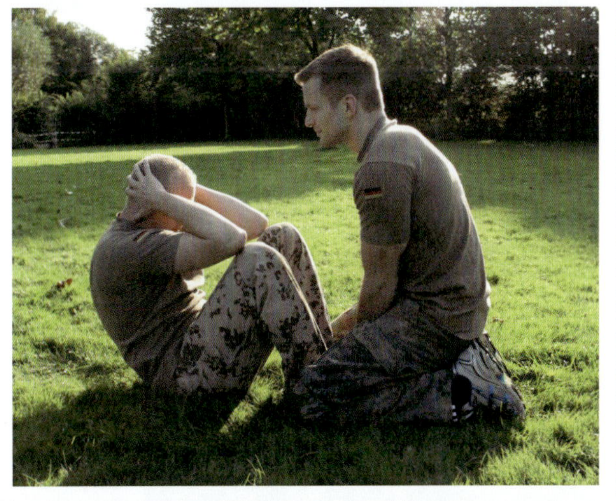

Nach Erhalt des Startkommandos richtete sich der Teilnehmer so weit auf, bis er mit den Ellbogen die Knie berühren konnte (Bild unten). Eine Wiederholung war beendet, wenn die Schulterblätter erneut den Boden berührten. Nach 40 s wurde gestoppt, die Anzahl der gemachten vollständigen Situps notiert.

Diese Übung sollte die Bauch- und Rumpfmuskulatur testen, stellte sich aber aus sportwissenschaftlicher Sicht als ungeeignet heraus. Das Problem bei den Situps ist, dass nicht der Bauch, sondern der Hüftbeuger (M. iliopsoas), der aus zwei Muskeln besteht, dem M. illiacus und dem M. psoas major, hauptsächlich trainiert wird. Der M. psoas major hat seinen Ursprung am 12. Brustwirbelkörper und an den ersten vier Lendenwirbelkörpern. Das bedeutet in der Praxis, dass, immer wenn dieser Muskel sich extrem zusammenzieht, der Rücken ins Hohlkreuz gebracht wird. Wer sowieso schon unter einem Hohlkreuz leidet, wird dadurch verstärkt Schmerzen haben, nur wer absolut gesund ist, kann diese Übung mal als Test durchführen. Von einem ausgiebigen Training rate ich aber ab.

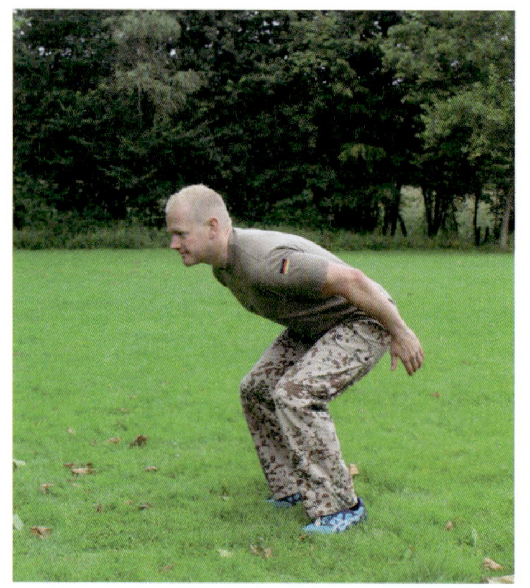

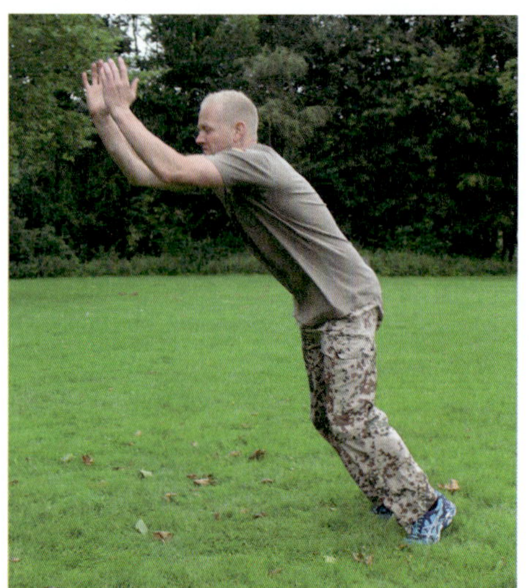

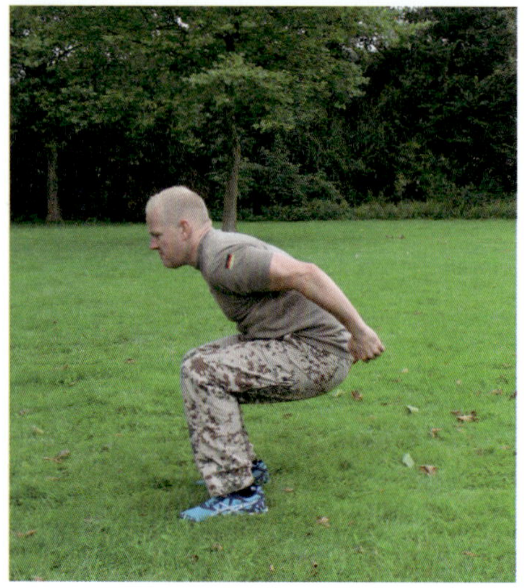

### 3 Standweitsprung

Der Teilnehmer stand im parallelen Stand direkt an einer Absprunglinie (Bild oben).

Aus dieser Position sprang er beidbeinig nach vorne ab (Bild Mitte) und versuchte dabei, so weit wie möglich zu kommen. Schwungholen aus Knien und Armen war dabei selbstverständlich erlaubt.

Gelandet werden musste ebenfalls auf beiden Füßen (Bild unten) und es durfte kein anderer Körperteil den Boden berühren. Gewertet wurde der weiteste von drei Versuchen.

## 4 Liegestütz (40 s)

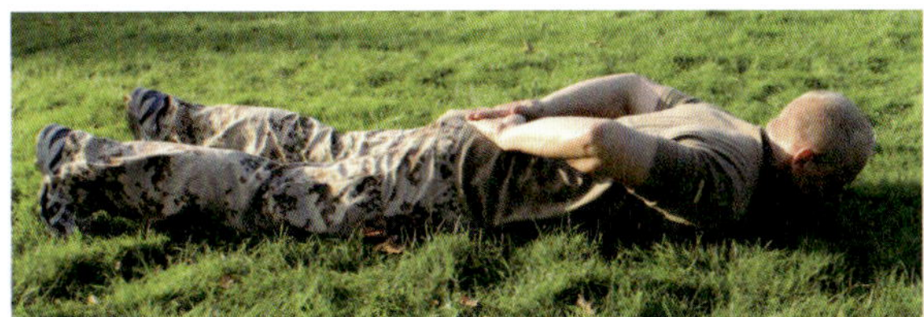

Die Bewegungsausführung des hier verwendeten Bundeswehrliegestützes unterscheidet sich in einigen Punkten von einem normalen Liegestütz.

Dazu legte man sich auf den Bauch und mit den sich berührenden Händen auf dem Rücken (Bild oben).

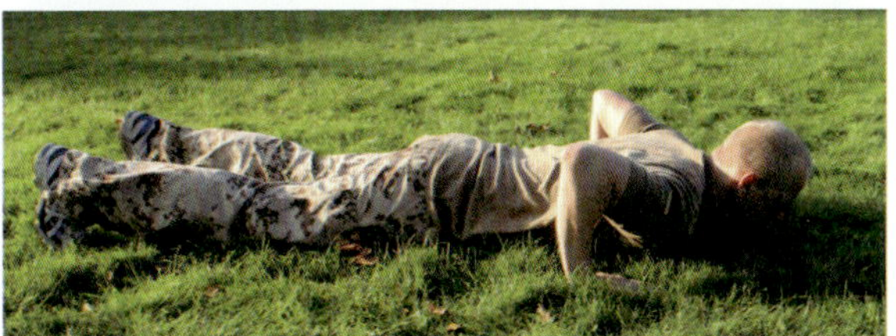

Nach dem Start setzte der Teilnehmer die Hände neben dem Oberkörper auf (zweites Bild).

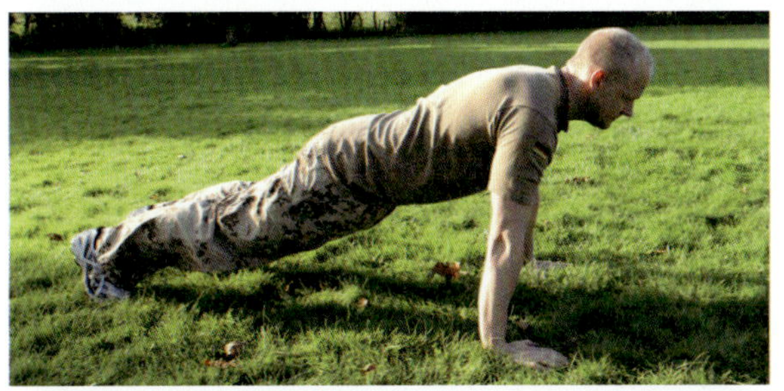

Von hier drückte er sich schnellstmöglich nach oben, wie bei einem normalen Liegestütz (drittes Bild).

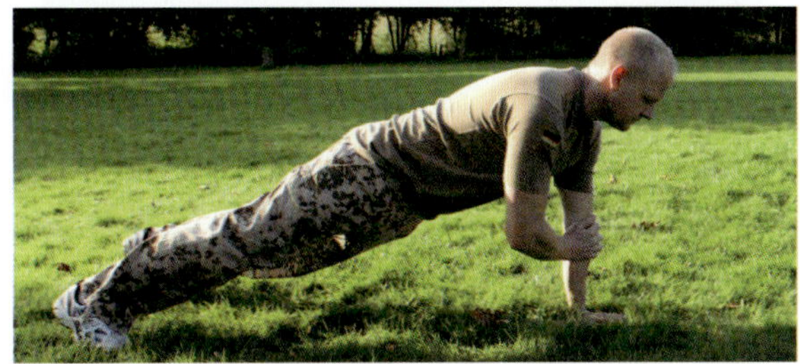

Nachdem die Arme durchgestreckt waren, nahm man eine Hand vom Boden und berührte damit den gegenüberliegenden Unterarm (viertes Bild) oder die andere Hand. Damit berührten nur noch eine Hand und die Fußspitzen den Boden.

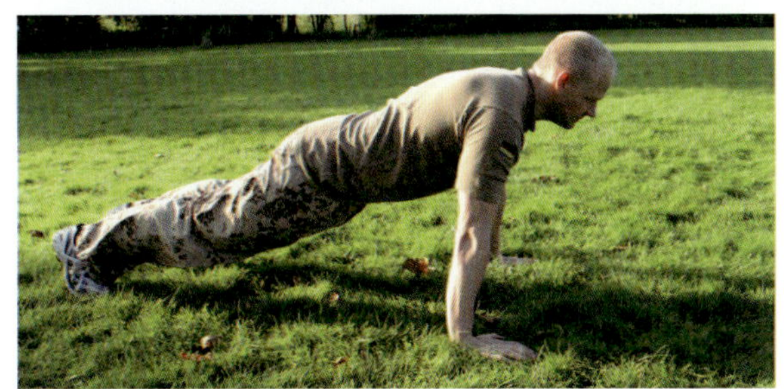

Danach wurde die Hand wieder abgesetzt (Bild fünftes).

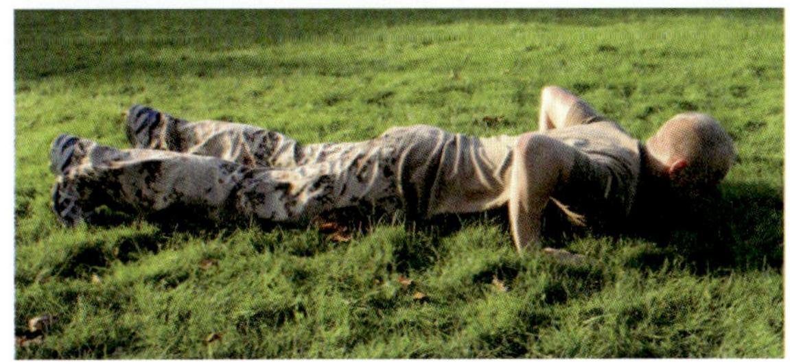

Der Körper wurde abgesenkt, bis man flach auf dem Boden lag (Bild unten). Abschließend wurden die Hände erneut auf dem Rücken zusammengeführt und eine Wiederholung war beendet. Nach 40 s wurde die Gesamtzahl der Wiederholungen notiert.

## 5 12-min-Lauf

Dieser wurde im Stadion ausgeführt und man musste einfach in den gegebenen 12 min eine möglichst große Strecke zurücklegen. Gemessen wurde auf 25 m genau.

Natürlich gab es auch eine Tabelle für die Punkteverteilung, von der ich hier nur die Mindestanforderungen und den Wert für die Maximalpunktzahl angeben möchte. Wer weniger als die für einen Punkt notwendige Leistung brachte, bekam für die entsprechende Übung null Punkte. Um den Test zu bestehen, musste man mindestens 15 Punkte haben und in keiner Disziplin weniger als zwei Punkte haben.

### Männer:

| Testaufgabe | Punktwert | Altersklassen | | | |
|---|---|---|---|---|---|
| | | Bis 24 | 25-29 | 30-34 | 35-39 |
| Pendellauf 4 x 9 m [s] | 6 | < 8,6 | < 8,7 | < 8,8 | < 9,0 |
| | 1 | 10,1-10,3 | 10,2-10,5 | 10,3-10,6 | 10,5-10,7 |
| Situp 40 s | 6 | > 39 | > 37 | > 34 | > 32 |
| | 1 | 21-24 | 20-22 | 19-21 | 18-20 |
| Standweitsprung [cm] | 6 | > 256 | > 253 | > 249 | > 246 |
| | 1 | 195-204 | 193-201 | 190-198 | 188-196 |
| Liegestütz 40 s | 6 | > 26 | > 24 | > 22 | > 21 |
| | 1 | 13-15 | 12-13 | 12-13 | 11-12 |
| 12-min-Lauf [m] | 6 | > 2.850 | > 2.800 | > 2.700 | > 2.625 |
| | 1 | 1.751-1.900 | 1.701-1.850 | 1.651-1.800 | 1.601-1.750 |

Frauen:

| Testaufgabe | Punktwert | Altersklassen | | | |
|---|---|---|---|---|---|
| | | Bis 24 | 25-29 | 30-34 | 35-39 |
| Pendellauf | 6 | < 9,5 | < 9,6 | < 9,7 | < 9,9 |
| 4 x 9 m [s] | 1 | 11-11,2 | 11,2-11,5 | 11,3-11,7 | 11,5-11,8 |
| Situps | 6 | > 32 | > 31 | > 29 | > 27 |
| 40 s | 1 | 17-20 | 17-18 | 16-17 | 15-16 |
| Standweitsprung | 6 | > 206 | > 202 | > 199 | > 197 |
| [cm] | 1 | 157-163 | 154-161 | 152-158 | 150-156 |
| Liegestütz | 6 | > 24 | > 23 | > 21 | > 20 |
| 40 s | 1 | 13-14 | 11-12 | 11-12 | 10-11 |
| 12-min- | 6 | > 2.200 | > 2.150 | > 2.075 | > 2.025 |
| Lauf [m] | 1 | 1.351-1.475 | 1.301-1.425 | 1.276-1.375 | 1.226-1.350 |

## 12.1.2 Der Basis-Fitness-Test (BFT) der Bundeswehr

Im Januar 2010 wurde der PFT durch den BFT ersetzt und als neuer Standard eingeführt. Jeder Bundeswehrsoldat hat diesen Test 1 x pro Jahr auszuführen. Auch hier gibt es wieder für jede Leistung Punkte, dieses Mal aber nach festgelegten Berechnungsformeln.

Die Testreihenfolge ist folgende:

### 1 11 x 10 m Sprinttest

Der Teilnehmer muss zu Beginn auf dem Bauch liegen mit dem Kopf in Laufrichtung. Die Hände sind dabei auf dem Rücken und berühren sich. Nach dem Startsignal springt er auf und spurtet zu einer 10 m entfernten Pylone, die umrundet werden muss. Wieder am Startplatz angekommen, wird sich in Bauchlage gelegt, die Hände berühren sich dabei kurz auf dem Rücken. Es werden fünf vollständige Wiederholungen ausgeführt, worauf noch ein letzter 10-m-Sprint folgt. Die Zeit wird gestoppt, wenn der Teilnehmer an der Pylone vorbei ist.

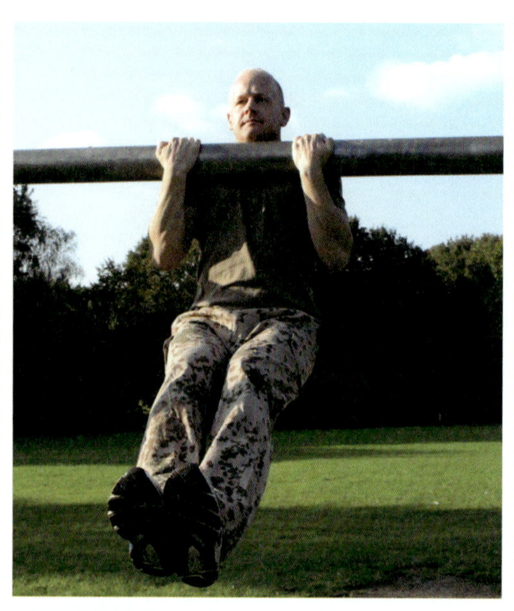

### 2 Klimmhang

Der Klimmhang ist prinzipiell nichts anderes, als die Endposition für Chin-ups. Dazu greift der Teilnehmer eine Stange mit dem Kammgriff mit den Händen etwa schulterbreit auseinander. Die Arme sollten dabei so weit wie möglich gebeugt sein, das Kinn dabei über der Stange (Bild). Diese Position lässt sich am besten einnehmen, wenn man einen Kasten zu Hilfe nimmt. Nach Erhalten des Startsignals wird der Kasten verlassen und der Teilnehmer hängt so lange wie möglich in dieser Position.

### 3 1.000-m-Lauf

Hier wird ein handelsüblicher 1.000-m-Lauf auf einer Stadionrunde durchgeführt.

Die Punktevergabe ist ein wenig komplizierter und wird jeweils aus den erbrachten Leistungen berechnet. Eine ausreichende Leistung sind 100 Punkte, eine sehr gute hingegen ab 400. Um es übersichtlicher zu machen, wurden hier die zusätzlichen Alters- und Geschlechtswertungen weggelassen.

## Sprinttest

Berechnungsformel: Punktzahl = 1.100 – 16,667 x Zeit [s]

| Zeit [s] | Punkte |
|---|---|
| 60 | 99,98 |
| 53,99 | 200,15 |
| 47,99 | 300,15 |
| 41,99 | 400,15 |
| 35,99 | 500,15 |

### Klimmhang

Berechnungsformel: Punktzahl = 75 + 5 x Zeit [s]

| Zeit [s] | Punkte |
|---|---|
| 5 | 100 |
| 25 | 200 |
| 45 | 300 |
| 65 | 400 |
| 85 | 500 |

### 1.000-m-Lauf

Berechnungsformel: Punktzahl = 100 + [(390 – Zeit [s]) x 1,81818181]

| Zeit [s] | Punkte | Zeit [min] |
|---|---|---|
| 390 | 100 | 6:30 |
| 335 | 200 | 5:35 |
| 280 | 300 | 4:40 |
| 225 | 400 | 3:45 |
| 170 | 500 | 2:50 |

Die benutzten Formeln sehen auf den ersten Blick wirklich eigenartig aus, wurden aber wissenschaftlich erarbeitet und sollen eine Vergleichbarkeit der Ergebnisse gewährleisten.

### 12.1.3 Kampfschwimmer Eingangstest

Wer zu einer Eliteeinheit wie den Kampfschwimmern möchte, muss deutlich mehr leisten, als in den anderen Einheiten verlangt wird. Auch hier werden die Übungen wieder mit Punkten bewertet, allerdings belasse ich es hier bei den Mindestanforderungen, denn für die meisten sind diese Hürden groß genug.

1. 30 m tauchen
2. 60 s Zeittauchen
3. 5-km-Lauf unter 22 min
4. 1.000 m schwimmen unter 24 min
5. 50 kg Bankdrücken so oft wie möglich
6. Mindestens acht Klimmzüge
7. Situps (Maximum in 2 min)
8. Hinlegen/Aufstehen (Maximum in 2 min)

Werfen wir nun einen Blick auf die amerikanischen Kameraden, so fällt auf, dass jede Einheit ihren eigenen Test entwickelt hat, der zu den verlangten Anforderungen passt.

### 12.1.4 US-Army Basic Training PFT

Der PFT der US-Army besteht aus drei Übungen, die vor allem die Ausdauer bzw. Kraftausdauer der Probanden testen sollen. Für jede Übung bekommt man natürlich wieder Punkte, auf deren weitere Aufzählung ich hier allerdings aus Platzgründen verzichten möchte.

Die drei Übungen sind:

1. Liegestütz (2 min)
2. Situps (2 min)
3. 2-Meilen-Lauf auf Zeit (3,2 km)

Die minimalen Anforderungen sind folgend für zwei Altersklassen angegeben:

| Altersklasse | Geschlecht | Liegestütz | Situps | 2-Meilen-Lauf |
|---|---|---|---|---|
| 17-21 | Männlich | 35 | 47 | 16:36 min |
| | Weiblich | 13 | 47 | 19:42 min |
| 22-26 | Männlich | 31 | 43 | 17:30 min |
| | Weiblich | 11 | 43 | 20:36 min |

Mit diesen Werten erreicht man die Mindestpunktzahl von 150 und besteht damit den Test. Wer aber den Test für das fortgeschrittene Infanterietraining (AIF, Advance Infantry Training) bestehen möchte, der muss noch einen drauflegen und mindestens 180 Punkte erreichen:

| Altersklasse | Geschlecht | Liegestütz | Situps | 2-Meilen-Lauf |
|---|---|---|---|---|
| 17-21 | Männlich | 42 | 53 | 15:54 min |
| | Weiblich | 19 | 53 | 18:54 min |
| 22-26 | Männlich | 40 | 50 | 16:36 min |
| | Weiblich | 17 | 50 | 19:36 min |

Dabei gilt aber zu beachten, dass es sich bei beiden Tabellen um unterdurchschnittliche Ergebnisse handelt. Diese werden in den Dienstakten notiert und können dann sogar negativ auffallen. Bestehen reicht also nicht, man muss schon mehr tun, um weiterzukommen!

### 12.1.5 US-Army Airborne PFT

Viele Rekruten haben den Wunsch, sich irgendwann den Spezialeinheiten der Army, Navy, Air Force oder Marines anzuschließen. Dazu muss man den Army Basic Airborne Course (BAC) in Fort Benning erfolgreich abschließen. Hier lässt sich durch den PFT ganz gut abschätzen, wie gut die Soldaten körperlich in der Lage sind, den BAC zu bestehen. Der Army PFT sollte dabei mit folgenden Werten absolviert werden, auch wenn 180 Punkte ausreichen würden:

| | Männer | Frauen |
|---|---|---|
| Liegestütz | 57-71 | 31-42 |
| Situps | 66-78 | 66-78 |
| 2-Meilen-Lauf | 13:00-14:24 min | 15:36-17:12 min |

Wer später z. B. bei den Green Berets landen will, der sollte sich weiter nach oben orientieren und 100 Liegestütze in 2 min, 100 Situps in 2 min und die zwei Meilen in mindestens 12-14 min absolvieren können.

## 12.1.6 US-Army Ranger PFT

Natürlich haben die Ranger einen eigenen PFT, denn dort sind die Anforderungen auch wieder deutlich höher. Werfen wir einmal einen Blick darauf, was das Minimum ist, das erreicht werden muss:

| Liegestütze (2 min) | 49 |
|---|---|
| Situps (2 min) | 59 |
| Klimmzüge | 6 |
| 2-Meilen-Lauf (3,2 km) | 15:12 min |
| 5-Meilen-Lauf (8 km) | 40:00 min |
| 16-Meilen-Marsch (25,6 km) mit 65 lb (29,5 kg) im Rucksack | 5 h 20 min |
| 15-m-Schwimmen mit Ausrüstung | Bestanden/nicht bestanden |

Aber auch hier sprechen wir wieder von den Minimalanforderungen, die erreicht werden müssen. Dabei ist zu bedenken, dass die Anforderungen während der Rangerausbildung ansteigen und die Tests immer anspruchsvoller werden. Um also den Anforderungen der Rangerausbildung überhaupt gerecht zu werden, sollten Rekruten vorher schon folgende Ergebnisse erzielen, auf denen sich dann aufbauen lässt:

| Liegestütze (2 min) | 80+ |
|---|---|
| Situps (2 min) | 80+ |
| Klimmzüge | 12+ |
| 2-Meilen-Lauf (3,2 km) | Unter 13:00 min |
| 5-Meilen-Lauf (8 km) | 35:00 min |
| 16-Meilen Marsch (25,6 km) mit 65 lb (29,5 kg) im Rucksack | 4-5 h |
| 15-m-Schwimmen mit Ausrüstung | Bestanden/nicht bestanden |

## 12.1.7 US-Navy SEAL Fitness Test

Spätestens durch verschiedene öffentlichkeitswirksame Einsätze in Afghanistan sind die Navy SEALs noch bekannter, als sie es sowieso schon waren. Hierbei handelt es sich um eine schlagkräftige Truppe, deren Mitglieder eine extrem hohe körperliche und geistige Belastungsfähigkeit und Fitness haben.

Folgender Eingangstest muss absolviert werden, wobei zuerst das Minimum angegeben wird und dann der zu erreichende Standard, den man erreichen sollte, um der Belastung der Ausbildung wirklich gewachsen zu sein.

| Übung | Minimum | Zu erreichen |
|---|---|---|
| 500 Yards schwimmen (457,2 m) | 12:30 min | 8:00 min |
| Liegestütz | 50 | 80-100 |
| Situps | 50 | 80-100 |
| Klimmzüge | 10 | 15-20 |
| 1,5-Meilen-Lauf (2,4 km) | 10:30 min | 9-10 min |

Dabei gilt zu beachten, dass die Übungen in genau der Reihenfolge ausgeführt werden müssen. Die 500 Yards dürfen nur in den Lagen Brust, Seite oder Combat Swimmer ausgeführt werden, sodass möglichst kein Wasser spritzt und der Schwimmer sich sehr leise fortbewegt. Nach dem Schwimmen gibt es eine Pause von 10 min. Die Liegestütze müssen sauber ausgeführt werden, sonst werden sie nicht gezählt. Danach gibt es eine Pause von 2 min, ebenso wie nach den Situps. Die Klimmzüge werden ohne Zeitlimit durchgeführt, allerdings darf der Boden zwischendurch nicht berührt werden. Danach geht es nach kurzer Pause zum 1,5-Meilen-Lauf.

Ich denke, der Sinn der Fitnesstests und die Anforderungen an die körperliche Leistungsfähigkeit ist durch diese Beispiele klar geworden. Allen Tests ist gemeinsam, dass sie den Körper auf verschiedene Weise fordern und eine Rundumfitness nötig ist, um sie zu bestehen. Wer nur schnell laufen kann oder nur schwer heben, wird keine Chance haben. Beim Militär ist es wichtig, in allen Belangen leistungsfähig zu sein und alles gut zu können. Seien Sie auf alles vorbereitet!

## 12.2 Prinzipien

Es gibt nicht viele Prinzipien, die im Military Fitness angewendet werden. Das Hauptziel ist nicht der Aufbau möglichst großer Muskelmasse oder das Erlangen der Fähigkeit, einen Marathon in unter 3 h zu laufen. Es wird ein Fitnesslevel angestrebt, welches den Körper bereit für sämtliche Herausforderungen des Lebens macht, und das mit möglichst kurzen Trainingseinheiten, denn die Zeit ist oft knapp bemessen. Ein weiterer Vorteil dieser kurzen, aber hochintensiven Trainingseinheiten ist, dass Sie lernen, unter

Belastung auch einmal die Zähne zusammenzubeißen und durchzuhalten, auch wenn Sie eigentlich nicht mehr können – oder das zumindest denken.

Diese Prinzipien, klug eingesetzt, führen zu einem austrainierten Körper, der sich in Badehose und Bikini sehen lassen kann und der hält, was er verspricht. Sie werden also nicht nur fit aussehen, sondern auch fit sein. Richtig fit. Genießen Sie die neidischen Blicke.

### 12.2.1 Grundlagenausdauertraining

Was das Grundlagenausdauertraining bewirkt, habe ich bereits oben in Kap. 3 geschrieben. An dieser Stelle möchte ich nur noch einmal verstärkt darauf hinweisen, wie wichtig das Training der Grundlagenausdauer ist, vor allem, wenn man über lange Zeit Fortschritte erzielen will. Verbessern Sie dadurch Ihre Erholungsfähigkeit und verzichten Sie keinesfalls auf die Vorteile, nur weil Sie mal keine Lust haben, 45 min zu laufen. Es muss ja nicht sehr oft sein, aber selbst mit einem GA-Training in der Woche lassen sich deutliche Leistungssteigerungen feststellen.

### 12.2.2 High-Intensity-Training (HIT)

Wenn man von hoher Intensität im Training spricht, dann kann sich jeder etwas darunter vorstellen. Dennoch können sich diese Vorstellungen erheblich unterscheiden, was sogar in der Wissenschaft der Fall ist. Allen Definitionen ist aber gemeinsam, dass es um eine Ausbelastung geht. Dabei kann es sich um die Belastung eines einzelnen Muskels handeln, der so hart trainiert wird, bis keine Kontraktion mehr möglich ist, oder um einen Lauf, der das Herz-Kreislauf-System bis an seine Grenzen fordert und man eigentlich nur noch einen Eimer zum Sich-Übergeben benötigt sowie ein Sauerstoffzelt.

Diese Art des Trainings hat in den letzten Jahren immer mehr an Popularität gewonnen, weil es gegenüber dem Hoch-Volumen-Training (HVT) ganz entscheidende Vorteile hat. Es ist deutlich kürzer und lässt sich damit in viele Tagesabläufe leichter integrieren, und es führt zu einer erhöhten Fettverbrennung, nicht bei, aber nach dem Training. Der sogenannte *Nachbrenneffekt* ist hier so groß, dass über viele Stunden, oft mehr als einen Tag lang, weiterhin die Fettverbrennung angeregt wird, was beim normalen und langsamen Ausdauertraining nicht der Fall ist.

Beim Military Fitness wird vermehrt im HIT-Bereich trainiert. Dadurch lassen sich schnell Fortschritte erzielen, was die Fitness der Sportler betrifft, sowohl im Kraft- als auch im aeroben und anaeroben Ausdauerbereich. Beim Erstellen von Trainingsplänen muss aber immer auf eine ausreichende Erholung geachtet werden, sonst ist der Bereich des Übertrainings schneller erreicht, als einem lieb ist.

### 12.2.3 Tabata-Intervalle

*Tabata-Intervalle* sind seit einigen Jahren in aller Munde und werden in vielen Sporteinheiten ausgeführt. Prinzipiell sind sie einfach eine Form des HITs (High-Intensity-Training), das für eine Versuchsreihe einer Gruppe von Wissenschaftlern um Dr. Iizumi Tabata erarbeitet wurde (Tabata, Nishimura, Kouzaki, Hirai, Ogita, Miyachi & Yamamoto, 1996). Dabei wurden die Effekte von aerobem Training über sechs Wochen mit fünf Trainingseinheiten pro Woche auf die aerobe und die anaerobe Ausdauer ermittelt und mit einem HIT verglichen.

Das HIT bestand dabei aus einer Belastungsphase von 20 s, gefolgt von einer Ruhephase von 10 s Dauer, welche 8 x hintereinander ausgeführt wurden. Dieses Training wurde ebenfalls über sechs Wochen mit fünf Trainingseinheiten pro Woche durchgeführt. Beide Varianten, also das HIT und das aerobe Training, fanden auf Fahrradergometern statt. Als Ausgangswert für die Messung der aeroben Ausdauerfähigkeit wurde dazu die $VO_{2max}$ ausgewählt, bei der es sich um die maximale Sauerstoffaufnahme handelt, also die Menge an Sauerstoff, die der Körper bei Ausbelastung pro Zeiteinheit verwerten kann. Wer Ausdauertraining durchführt, möchte genau diesen Wert erhöhen, denn dann werden die Muskeln und Organe besser mit Sauerstoff versorgt und können länger und härter belastet werden.

Das Ergebnis war, dass sich die anaerobe Ausdauerfähigkeit nur beim HIT verbesserte, die $VO_{2max}$ allerdings bei beiden, wobei der größere Zuwachs beim HIT zu verzeichnen war, was das eigentlich interessante Ergebnis dieser Veröffentlichung ist.

Da in der Welt des Sports jeder eine Abkürzung sucht, hat sich die Kunde von diesem Erfolg versprechenden Training schnell verbreitet und in verschiedensten Sportarten durchgesetzt. Allerdings sollten Sie sich kurz die Zeit nehmen, sich die Probanden dieser Experimente anzusehen. Es handelte sich dabei um Studenten, die körperlich schon vor den Tests sehr aktiv waren und Mitglieder in Fußball-, Basketball-, Schwimm-, Baseball- oder Tischtennisteams waren. Es ist also davon auszugehen, dass alle diese Probanden über eine gute Grundlagenausdauer verfügten und damit auch über eine ausreichende Fähigkeit, sich von hohen Belastungen zu erholen.

Und das ist der Teil, der für Sie als Trainierender sehr wichtig ist, Sie sollten über eine gute Grundlagenausdauer verfügen, bevor Sie mit Tabata-Intervallen beginnen, denn es handelt sich um ein extrem intensives Training und gerade als Anfänger können Sie sich schnell damit überlasten. Nehmen Sie sich Zeit zur Erholung nach solch einer Trainingseinheit. Wärmen Sie sich mindestens 10 min gut auf dafür und machen Sie hinterher ein Cool-down, um die Erholungsphase einzuleiten.

Noch ein paar Tipps zu den Intervallen, damit Sie auch in der Lage sind, diese Trainingsform optimal zu verwenden. Nutzen Sie Übungen, die einen Großteil der Körpermuskulatur verwenden und von denen Sie ausreichend Wiederholungen machen können. Wer keinen Fahrradergometer wie in der Versuchsreihe besitzt, kann auch andere Übungen machen. Burpees (Seite 116) sind dazu hervorragend geeignet, Thrusters (Seite 209) mit einem leichten Gewicht oder Medizinball ebenfalls. Liegestütze hingegen sind für diese Art des Trainings ungeeignet. Nicht nur, dass viele Sportler nicht so viele Liegestütze am Stück machen können, auch die Gesamtmasse der verwendeten Muskeln ist einfach zu klein.

Es handelt sich um ein HIT, also geben Sie während der 20 s andauernden Belastungsphase alles, was Sie haben. In den ersten zwei Runden ist das kein Problem, aber in der siebten und achten Runde werden Sie sich wünschen, nicht damit begonnen zu haben. Kämpfen Sie sich durch! Hören Sie jetzt nicht auf! Sie haben es fast geschafft und diese beiden Runden an der Grenze Ihrer persönlichen Leistungsfähigkeit sind die entscheidenden Runden für Ihre Fortschritte.

Nutzen Sie es nicht zu häufig, denn nach den sechs Wochen werden in vielen Fällen die Leistungen nicht weiter ansteigen, denn der Körper benötigt Ruhe und Erholung davon. Streuen Sie es ein, wenn Sie wenig Zeit haben und trotzdem nicht auf ein Training verzichten wollen.

### 12.2.4 Zirkeltraining

Eine wunderbare Möglichkeit, viele Übungen in kurzer Zeit zu machen und damit den ganzen Körper zu trainieren, ist das *Zirkeltraining*. Ich denke, fast jeder wird schon während der Schulzeit damit in Berührung gekommen sein und wurde im Sportunterricht damit geärgert. Obwohl es einige Zeit lang nicht mehr als *chic* oder *in* galt, hat es nichts von seiner Wirksamkeit verloren. In geringer Zeit kann dadurch nicht nur der ganze Körper trainiert werden, sondern dieser auch noch in vielen Facetten. Ein effektives Kraftausdauertraining ist damit genauso möglich, wie ein reines Krafttraining oder ein Konditionstraining, alles abhängig davon, in welchem Bereich die Wiederholungszahlen der einzelnen Übungen sind, welche Übungen man hintereinander trainiert und wie schnell die Bewegungen sind. Beim Militär ist dies nach dem Grundlagenausdauertraining die am häufigsten verwendete Belastungsart.

### 12.2.5 Leitertraining

Eine vielverwendete Methode, um Defizite in der Kraft aufzuarbeiten, ist das *Leitertraining*. Der Sinn dieses Trainings ist es, nicht bis zum Muskelversagen zu trainieren, sodass der Körper schnell wieder belastet werden kann, aber dennoch hohe Gesamtwiederholungszahlen auszuführen. Als Beispiel soll hier einmal der Klimmzug herhalten. Bei einer maximalen Wiederholungszahl von sieben würde ein Leitertraining in etwa so aussehen:

1, 2, 3, 4, 5, 6, 5, 4, 3, 2, 1

Die angegebenen Zahlen sind die Wiederholungen, die pro Satz gemacht werden. Also im ersten Satz eine Wiederholung, im zweiten Satz zwei usw. Gesteigert wird bis zu einem Wert, der etwas geringer ist als die Maximalwiederholungszahl. Wer deutlich mehr Wiederholungen schafft, z. B. 25, bei dem sollte es hingegen so aussehen:

4, 8, 12, 16, 22, 16, 12, 8, 4

Die Gesamtwiederholungszahl beläuft sich hier auf 102 Klimmzüge in einer Trainingseinheit. Trotzdem ist nicht bis zum Muskelversagen trainiert worden und es kann schnell wieder die nächste Einheit gestartet werden. Die Abstände der Wiederholungszahlen zwischen den einzelnen Sätzen sind hier höher, weil es nicht funktionieren würde, nach 22 Klimmzügen sofort einen Satz mit 21 Klimmzügen hinterherzuschieben. Dafür wäre die Muskulatur zu sehr ermüdet.

Wie wird das nun gesteigert? Am ersten Beispiel gezeigt, könnte das so aussehen:

Tag 1: 2, 2, 3, 4, 5, 6, 5, 4, 3, 2, 2
Tag 2: 2, 3, 3, 4, 5, 6, 5, 4, 3, 3, 2
Tag 3: 2, 3, 4, 4, 5, 6, 5, 4, 4, 3, 2
Tag 4: 2, 3, 4, 5, 5, 6, 5, 5, 4, 3, 2
Tag 5: 2, 3, 4, 5, 6, 7, 6, 5, 4, 3, 2

Danach ein Ruhetag und weiter geht es. Die Steigerung findet also langsam und moderat statt und der Körper hat genügend Zeit, sich auf die höhere Belastung einzustellen. Probieren Sie es aus. Gleichgültig, ob mit Klimmzügen, Liegestütz oder Kniebeugen, es funktioniert bei allen.

Als Variation können Sie auch nur den jeweils aufsteigenden oder absteigenden Teil der Leiter machen. Gehen Sie dann aber in dem Satz mit der höchsten Wiederholung bis zur letztmöglichen Wiederholung.

## 12.3 Training für den Hindernislauf

Eine hervorragende Möglichkeit, Ihre Fitness zu testen (abgesehen von den bereits vorgestellten Fitnesstests), sind die Hindernisläufe, die immer öfter in allen Teilen Deutschlands stattfinden. Hier wird der ganze Körper über eine längere Zeit von mindestens 30 min bis zu mehreren Stunden belastet, abhängig von der Streckenlänge, der Schwierigkeit der Hindernisse und Ihrer Laufgeschwindigkeit. Der Vorteil gegenüber normalen Straßenläufen ist die gebotene Vielseitigkeit.

Sie laufen durch unwegsames Gelände bergauf und bergab, klettern über große Haufen von Strohballen oder Stapel von Autoreifen oder hangeln sich über einen Wassergraben. Dazu kommt noch das Kriechen durch Röhren und das Schwimmen durch kalte Wasserlöcher; die Veranstalter sind immer sehr einfallsreich. Letztendlich handelt es sich um eine der abwechslungsreichsten Arten, Sport auszuüben.

Außerdem können Sie bei diesen Wettkämpfen einen tollen Teamgeist erleben, wenn Ihnen wildfremde Leute angestrengt helfen, ein Hindernis zu überwinden und Ihr Ziel zu erreichen. Obwohl es sich hier offiziell um Wettkämpfe handelt, erlebt man immer ein ausgeprägtes „Miteinanders", statt eines „Gegeneinanders".

Um solch einen Hindernislauf genießen zu können, müssen Sie gut trainiert sein, es wird auch so schon anstrengend genug. Die Vorbereitungszeit beträgt 8-12 Wochen, abhängig von Ihrem Stand der Fitness, den Sie zu Beginn der Vorbereitungszeit haben.

### Militärwettbewerbe

Wettbewerbe waren immer ein Highlight, nicht nur in der Ausbildung und als aktiver Kampfschwimmer, sondern auch später als Ausbilder. Angebote gibt es beim Militär genug, oftmals mit der Möglichkeit, sich international zu vergleichen. Was wirklich typisch für diese Wettbewerbe ist, ist die Teamarbeit, die nötig ist, um erfolgreich zu bestehen. Alleine geht gar nichts! Die Wettbewerbe waren sehr abwechslungsreich, konnten aus kombinierten Schieß-, Lauf- und Kletteraufgaben bestehen, sowie dem Hindernisschwimmen als auch dem Lösen kniffliger Aufgaben. Sogar Fallschirmsprungwettbewerbe im Zielspringen waren dabei. Zusätzlich war das Knüpfen von Kontakten zu anderen Einheiten hier sehr einfach, denn wenn man zusammen gelitten hat, entsteht sehr schnell eine starke Gemeinschaft.

Einer der schönsten und interessantesten Wettbewerbe war der ÖTillÖ in Schweden, bei dem eine Distanz von 60 km gelaufen und 10 km geschwommen werden musste. Die Disziplinen wurden immer wieder gewechselt und wir bewegten uns im nordischen Inselparadies von einer Insel zur nächsten. Auch wenn wir nach den etwa 12 h geschafft waren, konnten wir zufrieden sein mit unserer Leistung und der mal wieder hervorragenden Teamarbeit.

Auch nach meiner Zeit bei den Kampfschwimmern nehme ich immer wieder an Hindernisläufen teil, denn die Kameradschaft, die Herausforderung und das Glücksgefühl, wenn man es geschafft hat, möchte ich nicht mehr missen und ist Teil meines Lebens geworden.

### 12.3.1 Der Acht-Wochen-Einsteigerplan

Auch als Einsteiger kann man sich Ziele setzen, die über die übliche Hausrunde hinausgehen. Wer als Laufanfänger die Atmosphäre eines Hindernislaufs genießen möchte, ist mit diesem Plan zum Einstieg bestens ausgestattet. Ausgelegt ist er für eine Strecke von etwa 6 km, wie sie bei den meisten Läufen angeboten wird. Bevor Sie mit diesem Plan beginnen, sollten Sie schon einige Zeit, am besten mindestens 1-2 Monate, ein lockeres Lauftraining absolviert haben, um ein Mindestmaß an Grundlagenausdauer zu haben. Das Ziel für den Wettkampf sollte das Genießen der Atmosphäre und das Ankommen im Ziel sein. Scheuen Sie sich nicht, einen zusätzlichen Pausentag einzulegen, wenn es nötig ist.

In den ersten beiden Wochen trainieren Sie die Grundlagenausdauer hauptsächlich durch Radfahren. Das hat den Vorteil, nicht so belastend für den Bewegungsapparat zu sein. Da Sie mit hoher Wahrscheinlichkeit bisher kein Krafttraining gemacht haben, ist die Belastung auf den Bewegungsapparat durch selbiges hoch genug, sodass der Körper diesbezüglich ein wenig mehr Erholung benötigen wird.

Bei vielen Wettkämpfen gibt es kurze Teilstücke, die schwimmend zurückgelegt werden müssen, darum verlagert sich das GA-1-Training in den Wochen 3 und 4 ins Wasser. Schwimmen Sie die genannte Strecke nicht am Stück, sondern machen Sie jeweils nach 100 m etwa 10 s Pause, um sich ein wenig Erholung zu gönnen. Diese reduziert den Trainingseffekt in keinem Fall, sorgt aber dafür, dass Sie koordinativ nicht abbauen und auch auf den letzten Metern die bestmögliche Technik beibehalten.

Jedes Krafttraining beginnt mit einem Warm-up. Starten Sie mit 10 min Laufen oder alternativ auch mit Seilspringen, wobei die Bewegung variiert werden sollte. Laufen Sie vorwärts, seitwärts, rückwärts, auf beiden oder einem Bein springend, heben Sie die Knie hoch oder die Fersen zum Gesäß. Auf diese Art wird das Warm-up abwechslungsreich und belastet den Körper auf sehr unterschiedliche Weise. Darauf folgt ein fünfminütiges spezielles Warm-up, das Sie auf nachfolgende Belastung vorbereiten soll. Abgeschlossen wird das Krafttraining durch ein Cool-down, das aus lockerem Traben und/oder Gymnastik bestehen sollte. Ein ausgiebiges Dehnen ist nicht anzuraten, wie in Kap. 5.4 beschrieben wurde.

| | Montag | Dienstag | Mittwoch | Donnerstag | Freitag | Samstag | Sonntag |
|---|---|---|---|---|---|---|---|
| Woche 1 | 30-40 min Laufen | | 2 x Kettlebell Core | 30-40 min Laufen | | 1 x TRX Front Torso<br>1 x TRX Back Torso | |
| Woche 2 | 30-40 min Laufen | | 2 x Kettlebell Core | 30-40 min Laufen | | 2 x TRX Front Torso<br>2 x TRX Back Torso | |
| Woche 3 | 30-40 min<br>Schwimmen | | 30-40 min Laufen | 2 x Sandsack Lower Body<br>1 x Single Kettlebell Lower Body | | 30-40 min Laufen | |
| Woche 4 | 30-40 min Schwimmen | | 30-40 min Laufen | | 2 x Sandbag Lower Body<br>1 x Kettlebell Full Body | 30-40 min Laufen | |
| Woche 5 | 30-40 min Laufen | | 2x Bank Challenge<br>2x Single Kettlebell Lower Body | 30-40 min Laufen | | 3 x Bodyweightcardio II | |
| Woche 6 | 40-50 min Laufen | | 2x Bank Challenge<br>2x Single Kettlebell Lower Body | 40-50 min Laufen | | 5 x Bodyweightcardio II | |
| Woche 7 | 50 min Laufen | | 2 x Sandbag Ladder<br>2 x TRX Full Body | 50 min Laufen | | 3 Rd. The Duels | |
| Woche 8 | 1 x Sandbag Ladder<br>1 x TRX Full Body | | 30 min Laufen | | | Wettkampf<br>6-km-Hindernislauf | |

### 12.3.2 13-Wochen-Plan für fortgeschrittene Anfänger

Wer schon länger läuft und regelmäßig etwas Krafttraining macht oder gar schon einen kurzen Hindernislauf hinter sich gebracht hat, der kann diesen Plan nutzen, um sich an eine längere Distanz zu wagen oder vielleicht seine persönliche Bestzeit auf einer Hindernisstrecke zu verbessern. Die höhere Belastung setzt eine gute Erholungsfähigkeit voraus, die über ein ausgedehntes Grundlagenausdauertraining erworben sein muss, bevor Sie mit dem Programm starten. Wie auch bei allen anderen Programmen gilt hier, dass Sie auf Ihren Körper hören sollten. Wenn es nötig ist, legen Sie einen Pausentag ein. Das heißt nicht, dass Sie aus Faulheit nicht trainieren sollten, sondern nur pausieren, wenn der Körper sich extrem schlapp anfühlt. Eine bessere Alternative ist ein kurzes und lockeres Training zur Regeneration z. B. nach einem extrem anstrengenden Arbeitstag. Ein entscheidender Vorteil ist dabei, dass Sie keine Ausrede haben, sich nicht bewegen zu müssen und auch keine Wurzeln auf der Couch schlagen können.

Die ersten vier Wochen sollen hauptsächlich dazu dienen, die vorhandene Grundlagenausdauer auszubauen. Dazu wird die Dauer der Läufe stetig gesteigert, um eine mittlere Distanz bei Hindernisläufen, die sich meist im Bereich von 12 km befindet, gut durchzustehen. Die vierte Woche ist eine Erholungswoche, um die Belastungen von den drei Wochen zuvor gut zu verarbeiten. Das Krafttraining wird deutlich reduziert, ebenso wie die Laufumfänge. Damit sich die Muskeln nicht zu sehr auf die langsamen Bewegungen einstellen – dann wird es sehr schwierig, in der darauf folgenden Woche zu schnelleren Bewegungsabläufen zu wechseln –, sind an einem Lauftag Steigerungsläufe mit eingebaut. Die Strecke von 50 m beginnen Sie dabei locker und steigern sich bis zu einer submaximalen Geschwindigkeit am Ende der Strecke. Die Pause endet, wenn der Puls wieder unter 120 Schläge pro Minute gefallen ist. Eine weitere Besonderheit ist die REKOM-Einheit, die eine Einheit zur aktiven Erholung darstellt. Dabei schwimmen Sie eine Distanz von etwa 1.000 m in einem Tempo, das Sie als angenehm empfinden.

Die Wochen 5-8 legen den Wert mehr auf das Schwimmen. Hier können Sie Ihr Maximum geben, ohne den Bewegungsapparat zu sehr zu belasten. Gleichzeitig gewöhnen Sie sich an das Element Wasser, das in Hindernisläufen immer wieder gerne eingesetzt wird. Die Streckenlänge bei den GA-Läufen wird weiter erhöht, sodass die Dauer der Läufe die voraussichtliche Wettkampfdauer überschreitet. Dies ist nötig, denn es gilt zu bedenken, dass Sie im Wettkampf deutlich schneller laufen werden als beim Training. Die achte Woche ist wieder eine Woche zur Regeneration, in der die Intensität, im Vergleich zu den Wochen davor, deutlich reduziert ist.

Die Wochen 9-12 sind der Endspurt bis zum Wettkampf. Die Dauer der GA-1-Läufe erhöht sich weiter und das Krafttraining belastet nun den ganzen Körper. Die Belastung bei den Kardioeinheiten ist nun maximal und sehr fordernd, was auch der Belastung im Wettkampf entspricht. Die schnellen Laufeinheiten werden durch Kraftzirkel unterbrochen, um die wechselnde Belastung im Wettkampf zu simulieren. Zum Ende der 12. Woche reduziert sich die Belastung wieder, sie wird in der Woche vor dem Wettkampf nur noch sehr gering sein.

In der Wettkampfwoche gibt es nur noch kurze Trainingseinheiten mit geringer Belastung sowie eine REKOM-Einheit im Wasser, um dem Körper die nötige Erholung zu geben. Allerdings endet Letztere mit fünf Kraulsprints, um die Muskelspannung bis zum Wettkampf nicht zu verlieren. Am Tag vor dem Wettkampf sollten Sie noch eine kleine Runde locker laufen und mit fünf Steigerungsläufen abschließen. Dies hilft ebenfalls dabei, die nötige Spannung in der Muskulatur vor dem Wettkampf zu erhalten.

| | Montag | Dienstag | Mittwoch | Donnerstag | Freitag | Samstag | Sonntag |
|---|---|---|---|---|---|---|---|
| Woche 1 | 3 x Sandbag Lower Body | 40 min Laufen GA 1/2 | | 3 x Partnercardio | 50 min Laufen GA1 | | 40 min<br>Laufen GA1 |
| Woche 2 | 3 x Sandbag Full Body | 50 min Laufen GA 1/2 | | 4 x Partnercardio | 60 min Laufen GA1 | | 40 min<br>Laufen GA1 |
| Woche 3 | 3 x Sandbag Ladder | 60 min Laufen Fahrtspiel GA 1/2 | | 5 x Partnercardio | 70 min Laufen GA1 | | 40 min<br>Laufen GA1 |
| Woche 4 | 1 x Sandbag Ladder | 6 km Laufen GA1 + 3x50m Steigerungslauf | | REKOM Schwimmen 30-40 min | | 45 min lockeres Laufen | |
| Woche 5 | 2 x Med-Ball with Partner I<br>1 x Med-Ball with Partner II | | 5 x Swimming I | 50 min Laufen GA1 | 3 x Bodyweightcardio I | | 40- 50 min<br>Laufen GA1 |
| Woche 6 | 3 x Med-Ball with Partner I<br>2 x Med-Ball with Partner II | | 8 x Swimming I | 70 min Laufen GA1 | 4 x Bodyweightcardio I | | 40- 50 min<br>Laufen GA1 |
| Woche 7 | 4 x Med-Ball Full Body<br>3 x Med-Ball with Partner II | | 6 x Swimming II | 75 min Laufen GA1 | 5 x Bodyweightcardio I | | 40- 50 min<br>Laufen GA1 |
| Woche 8 | 2 x Kettlebell Full Body<br>2 x TRX Lower Body | REKOM Schwimmen<br>30-40 min | | 30 min Laufen GA 1 + 5x50m Steigerungslauf | | | 30- 40 lockeres Laufen |
| Woche 9 | 2 x Kettlebell Full Body<br>2 x TRX Lower Body | 60 min Running I | | 3 x Bodyweightcardio II | 60 min Laufen GA1 | | 40- 50 min<br>Laufen GA1 |
| Woche 10 | 3 x Kettlebell Full Body<br>3 x TRX Lower Body | 75 min Running I | | 4 x Bodyweightcardio II | 75 min Laufen GA1 | | 40- 50 min<br>Laufen GA1 |
| Woche 11 | 2 x Pull-up Challenge (skaliert 3)<br>2 x Push-up Challenge (skaliert 6) | 5 x Running II | | 5 x Bodyweightcardio II | 90 min Laufen GA1 | | 40- 50 min<br>Laufen GA1 |
| Woche 12 | 2 x Pull-up Challenge (skaliert 5)<br>2 x Push-up Challenge (skaliert 8) | | 45 min lockeres Laufen | 5 Rd. The Duels | | | 50 min lockeres Laufen |
| Wettkampfwoche | | 30-40 min<br>Laufen GA1 | REKOM Schwimmen +<br>5 x 50m Kraulsprint | | 3 km lockeres Laufen + 5x50m Steigerungslauf | Wettkampf | |

### 12.3.3 13-Wochen-Plan für Fortgeschrittene

Dieses Programm ist sehr fordernd und Sie sollten ein sehr gutes Ausgangsniveau haben, um es zu bewältigen. Die Fähigkeit zur schnellen Erholung ist dabei ebenso gefordert wie die mentale Stärke, weiterzumachen, auch wenn die Muskeln bereits schmerzen. Beachten Sie, dass Sie sich zwar gezielt mit diesem Programm auf einen Wettkampf vorbereiten können, es für die meisten Hobbysportler aber nicht geeignet ist, als Leitlinie für ein alltägliches Training zu gelten. Damit dürfte sich das Gro der Sportler innerhalb kürzester Zeit überlasten. Ziel dieses Programms ist es, Sie auf eine Hindernisstrecke von 18-20 km vorzubereiten. Sie werden dazu nicht nur die Ausdauer für das eigentliche Laufen benötigen, sondern auch den Biss und die Kraft, auf den letzten Kilometern noch die Hindernisse zu überwinden. Auch zur Verbesserung der eigenen Bestzeit ist dieses Programm hervorragend geeignet.

In den ersten vier Wochen geht es darum, Ihre schon vorhandene Grundlagenausdauer auszubauen und erste höhere Belastungen im GA-2-Bereich durchzuführen. In der vierten Woche wird die Belastung deutlich reduziert, um dem Körper eine Erholungspause zu gönnen und die Möglichkeit, die Trainingsreize zu verarbeiten. Die nächsten vier Wochen sind deutlich intensiver, sodass einige Schwimmeinheiten mit einfließen, die den Bewegungsapparat trotz hoher Belastung nur wenig beanspruchen. Die Laufdistanz wird dabei bis auf die Wettkampfdistanz gesteigert. Der Endspurt in den Wochen 8-12 betont noch einmal den Core beim Krafttraining, der für die Stabilität sowohl beim Laufen als auch beim Überwinden der Hindernisse sorgt. Um die nötige Grundlagenausdauer für die bevorstehende Distanz zu haben, werden hier noch einmal Überdistanzläufe durchgeführt, also mit einer Streckenlänge, die über der Wettkampfdistanz liegt. Dadurch wird sichergestellt, dass Ihre Kondition bis zum Ziel ausreicht. In der letzten Woche geht es nur noch darum, dass Sie erholt in den Wettkampf gehen. Darum kommen nur noch kurze Erholungseinheiten vor. Der Bewegungsapparat soll nicht mehr stark belastet werden, die Spannung der Muskulatur vor den Wettkämpfen bleibt aber erhalten.

| | Montag | Dienstag | Mittwoch | Donnerstag | Freitag | Samstag | Sonntag |
|---|---|---|---|---|---|---|---|
| Woche 1 | 2 x Bank Challenge<br>2 x Double Kettlebell Lower Body | 8 km Fahrtspiel GA 2 | | 2 x Partnercardio und<br>40- 60 min Laufen GA1 | 3 x Running and Resistance Cord | | 14 km Laufen GA1 |
| Woche 2 | 3 x Bank Challenge<br>3 x Double Kettlebell Lower Body | 8 km Fahrtspiel GA 2 | | 4 x Partnercardio und<br>40- 60 min Laufen GA1 | 5 x Running and Resistance Cord | | 16 km Laufen GA1 |
| Woche 3 | 2 x Pull-up Challenge skaliert auf 4<br>1 x Push-up Challenge skaliert auf 8 | 10 km Fahrtspiel GA 2 | | 3 Rd. The Duels und<br>40- 60 min Laufen GA1 | 7 x Running and Resistance Cord | | 18 km Laufen GA1 |
| Woche 4 | 1 x Pull-up Challenge skaliert auf 3<br>1 x Push-up Challenge skaliert auf 5 | 8-10 km lockeres Laufen | | | REKOM Schwimmen<br>30 min | | 8- 10 km lockeres Laufen |
| Woche 5 | The Classics Wiederholungsmethode 20 Sätze à 2-4-8<br>1 x TRX Full Body | 5 x Swimming I | | 45 min Running I | 5 x Bodyweightcardio I | | 14 km Laufen GA1 |
| Woche 6 | The Classics Wiederholungsmethode 20 Sätze à 3-6-12<br>1 x Med-Ball Full Body | 7 x Swimming I | | 60 min Running I | 8 x Bodyweightcardio I | | 16 km Laufen GA1 |
| Woche 7 | The Classics Zeitmethode 20 min à 3-6-12<br>1 x Sandbag Ladder | 10 x Swimming I | | 75 min Running I | 10 x Bodyweightcardio II | | 18 km Laufen GA1 |
| Woche 8 | The Classics Zeitmethode 10 min à 2-4-8 | 8-10 km lockeres Laufen | | Schwimmen REKOM<br>40- 60 min | | | 8- 10 km lockeres Laufen |
| Woche 9 | 2 x TRX Front Torso<br>2 x TRX Back Torso<br>3 x Sandbag Lower Body | 12km Laufen<br>Intervalle in GA2 | | 5 x Powerworkout I | 3 x Running II | | 20 km Laufen GA1 |
| Woche 10 | 3 x TRX Front Torso<br>3 x TRX Back Torso<br>5 x Sandbag Lower Body | 12km Laufen GA1 | | 7 x Powerworkout I | 5 x Running II | | 22 km Laufen GA1 |
| Woche 11 | Burpee Challenge 100x | 10km GA1 | | 7 x Powerworkout II | 7 x Running II | | 20-25 km Laufen GA1 |
| Woche 12 | 1 x Push-up Challenge skaliert auf 10<br>1 x Leg Challenge | 10km GA1 | | 10 x Powerworkout II | 3 x Running II | | 12 km Laufen GA1 |
| Wettkampf-woche | | REKOM Schwimmen + 5 x 50 m Kraulsprint | 40 min Laufen<br>GA1 | | 3 km lockeres Laufen +<br>5 x 50 m Steigerungslauf | Wettkampf | |

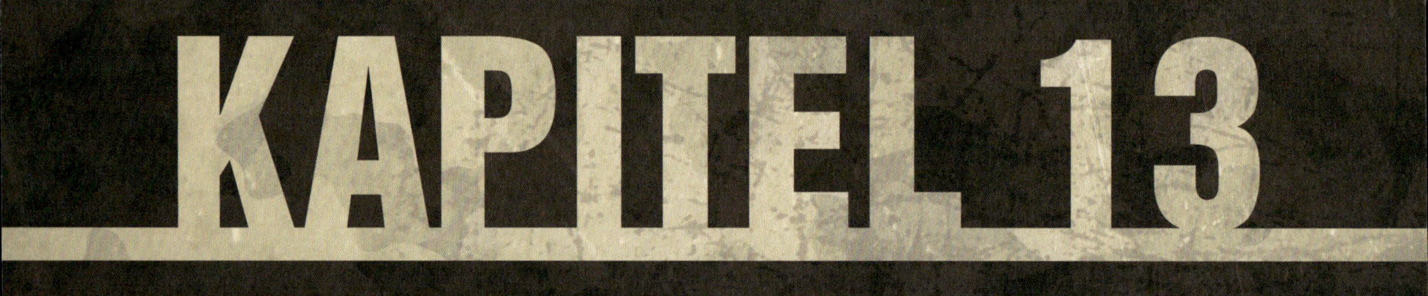
KAPITEL 13

# ERNÄHRUNG

# 13 ERNÄHRUNG

Was wäre der beste Motor ohne den passenden Sprit? Er würde eine Weile funktionieren, dann aber vielleicht kaputtgehen oder zumindest bezüglich der Leistung nachlassen. Genauso funktioniert das auch bei Ihrem Körper. Nur wenn der Brennstoff gut ist, funktioniert das mit der Erholung und ist genug Energie für das Training vorhanden. Sie müssen dazu kein Ernährungsexperte werden, aber ein paar Grundlagen sollten schon vorhanden sein, damit Sie die vor Ihnen liegenden Nahrungsmittel grob einsortieren können.

## 13.1 Die Grundbausteine

Die Hauptbausteine unserer Ernährung kennt jeder: *Eiweiße (Proteine)*, *Kohlenhydrate* und *Fette*. Dazu kommen noch *Vitamine* und *Mineralstoffe*. Alle sind auf ihre Art wichtig für den Körper und alle werden auch in unterschiedlichen Maßen aufgenommen. Hier zuerst ein Überblick über die einzelnen Bausteine.

### 13.1.1 Eiweiß

*Eiweiße* bzw. *Proteine* werden im Körper benötigt, um Gewebe aufzubauen und zu reparieren, aber auch einfach für den Erhalt des Gewebes. Des Weiteren werden sie verwendet, um Hormone, Enzyme und Immunstoffe zu produzieren. Viele Stoffwechselfunktionen hängen ebenfalls vom Eiweiß ab. Zusätzlich dazu kann das Eiweiß aber auch als Energielieferant für den Stoffwechsel dienen, wobei 1 g Eiweiß einem Brennwert von 4,1 kcal oder 17 kJ entspricht (Schek, 2002). Da 60 % der Proteine in der Muskulatur gespeichert werden, stellt diese den Hauptspeicher für das Eiweiß dar (Rehner & Daniel, 1999).

Proteine lassen sich in Aminosäuren zerlegen, die die Grundbausteine darstellen. Diese müssen aber nicht alle zwangsläufig über die Nahrung aufgenommen werden, denn der Körper kann 11 von den 20 regelmäßig vorkommenden Aminosäuren selbst aus den anderen neun herstellen. Diese neun müssen aber aufgenommen werden und werden deshalb auch als *essenziell* bezeichnet (Hahn, Ströhle & Wolters, 2006).

Die Hauptlieferanten für Eiweiß sind tierische Produkte, auch wenn man viele Aminosäuren ebenfalls in pflanzlichen Produkten findet, dort aber in weitaus geringeren Konzentrationen. Je nach betriebener Sportart liegt der empfohlene tägliche Bedarf zwischen 1,2 g und 1,8 g pro kg Körpergewicht. Wer intensiv trainiert, sollte aber ruhig etwas mehr zu sich nehmen.

## 13.1.2 Kohlenhydrate

*Kohlenhydrate* bestehen aus Kohlenstoff, Wasserstoff und Sauerstoff und werden im optimalen Fall als reine und schnelle Energiespender verwendet. Meistens werden aber viel zu viele davon aufgenommen, sodass der Körper sie auch hervorragend in Fett umwandeln und einlagern kann. Es kristallisiert sich übrigens immer mehr heraus, dass sie wohl der hauptsächliche Grund für das Fett am Bauch und den Oberschenkeln sind, und nicht das über die Nahrung aufgenommene Fett. Der Energiewert von 1 g Kohlenhydrate wird wie bei den Proteinen mit 4,1 kcal, also 17 kJ, angegeben (Schek, 2002).

Die Kohlenhydrate lassen sich (vgl. Hahn, Ströhle & Wolters, 2006) unterteilen in

1. **Monosaccharide** (Einfachzucker)
   Diese sind vor allem in Traubenzucker (Glukose) oder Früchten (Fruktose) zu finden, aber auch in Milch (Galaktose) sind sie nachweisbar.

2. **Disaccharide** (Zweifachzucker)
   Rohr- und Rübenzucker (Saccharose) zählen ebenso dazu wie der Milchzucker (Laktose) und der Malzzucker (Maltose).

3. **Polysaccharide** (Mehrfachzucker)
   Hier handelt es sich in erster Linie um Stärke, sei sie nun tierischen (Glykogen) oder pflanzlichen Ursprungs (Amylum). Die Zellulose aus den pflanzlichen Zellwänden gehört auch dazu, kann aber vom Menschen nicht verdaut werden, weil ihm die passenden Enzyme dazu fehlen.

Der Mensch kann über einen längeren Zeitraum auf Kohlenhydrate völlig verzichten, ohne dass er negative Auswirkungen davon hätte. Kein Sorge, das wird Ihnen auf keinen Fall passieren, schauen Sie sich einfach mal die Zutatenlisten in den Supermärkten an, dann werden Sie sehen, wie schwierig es ist, dem Zucker auszuweichen.

## 13.1.3 Fett

*Fette* bzw. *Lipide* bestehen ausschließlich aus Kohlenstoff, Wasserstoff und Sauerstoff, womit die Gemeinsamkeiten mit den Kohlenhydraten schon aufhören, denn die Anordnung der einzelnen Stoffe ist eine ganz andere. Sie sind hervorragend als Energielieferanten geeignet, denn 1 g Fett hat 9,3 kcal oder 38 kJ (Schek, 2002). Außerdem lassen sie sich wunderbar einlagern für schlechte Zeiten, dienen aber in Form von Baufett als Schutz für Organe oder Knochen.

Fette sind sehr wichtig, denn ohne sie können fettlösliche Vitamine nicht vom Körper aufgenommen werden. Damit ist gemeint, dass man sie über die Nahrung zuführen muss, auch wenn der Körper Fette aus Kohlenhydraten selbst herstellen kann.

Fette haben seit Langem ganz pauschal einen schlechten Ruf, der in neueren Studien widerlegt werden konnte. Sie werden dafür verantwortlich gemacht, dass die Menschen schnell an Gewicht zunehmen. Dies ist aber nicht unbedingt der Fall, selbst wenn der prozentuale Anteil die empfohlenen 30 % übersteigt, denn zu nimmt nur der, der mehr Kalorien aufnimmt, als er verbrennt. Fette sind auch nicht per se schlecht, viele sind sogar gesundheitsförderlich, eine ausgiebige Erklärung sprengt aber deutlich den Rahmen dieses Buches, weswegen ich auf weiterführende Literatur verweisen möchte.

Für die Praxis ist vor allem wichtig zu wissen, dass die Transfettsäuren, die aus gehärteten Pflanzenfetten bestehen, das Infarktrisiko deutlich erhöhen und damit wirklich schädlich sind. Des Weiteren sollten Sie dafür sorgen, dass Sie genügend Omega-3-Fettsäuren zu sich nehmen und einen in der Bevölkerung verbreiteten deutlichen Omega-6-Überschuss vermeiden, denn so können Sie Entzündungen der Sehnenansätze, Schleimbeutel und des Sehnengleitgewebes reduzieren, was eine bessere Erholung zur Folge hat.

## 13.2 Vitamine

*Vitamine* kann man in *fettlösliche* (A, D, E und K) und *wasserlösliche* Vitamine unterteilen (der Rest). Sie sind alle *essenziell* und können nicht vom Körper selbst hergestellt werden, d. h., sie müssen über die Nahrung aufgenommen werden. Vitamine gibt es sowohl in pflanzlichen Quellen, wie z. B. Gemüse und Obst, aber auch in tierischen, wie Fisch, Fleisch und Eier.

Die Aufgaben der Vitamine sind vielfältig und jedes ist absolut notwendig. Sie helfen bei der Blutgerinnung, unterstützen das Immunsystem oder sind direkt an Stoffwechselvorgängen beteiligt. Die folgende Tabelle soll einen kurzen Überblick über die Vorkommen und die Aufgaben der Vitamine im Körper des Menschen geben. Die Namen der Vitamine sind übrigens beliebig und wurden in der Reihenfolge ihrer Entdeckung vergeben.

*Tab. 3: Vitamine und ihre Aufgaben im menschlichen Organismus*

| Name | Löslichkeit | Aufgabe | Vorkommen |
|---|---|---|---|
| A | Fett | Schutz vor Oxidation, beteiligt am Sehvorgang | Thunfisch, Hering, Leber |
| $B_1$ | Wasser | Beteiligt am Energiestoffwechsel | Fleisch (vor allem Schwein), Vollkorn- und Hefeprodukte |
| $B_2$ | Wasser | Beteilig am Gehirn- und Energiestoffwechsel | Eier, Milchprodukte, Leber |
| $B_6$ | Wasser | Beteiligung am Eiweiß- und Glykogenstoffwechsel | Fisch, Fleisch, Vollkornprodukte |
| $B_{12}$ | Wasser | Blutbildung, Beteiligung am Gehirn- und Eiweißstoffwechsel | Tierische Produkte |
| C | Wasser | Schutz vor Oxidation, Aufbau von Bindegewebe, Beteiligung an vielen Stoffwechselvorgängen | Gemüse und frische Früchte |
| D | Fett | Kalziumstoffwechsel | Fettfische, Eier, eigene Synthese durch Sonneneinstrahlung |
| E | Fett | Schutz vor Oxidation | Pflanzenöle, -keime |
| H | Wasser | Beteiligt am Aminosäuren- und Fettstoffwechsel | Nüsse, Eigelb, Leber, Hefe |
| K | Fett | Blutgerinnung und Knochenstoffwechsel | Grünes Gemüse, Leber |
| Provitamin A | Fett | Schutz vor Oxidation, Vorstufe für Vitamin A | Gemüse und Früchte |
| Folsäure | Wasser | Beteiligt am Stoffwechsel von Aminosäuren und der Erbsubstanz | Grünes Gemüse, Leber |
| Niacin | Wasser | Am gesamten Stoffwechsel beteiligt | Hefe- und Vollkornprodukte, Fleisch, Leber |
| Pantothensäure | Wasser | Beteiligung am Energiestoffwechsel | Weit verbreitet |

Wer sich also mit allen wichtigen Vitaminen versorgen will, muss einfach recht abwechslungsreich essen. Wer stattdessen lieber zu Vitamintabletten greift, der verzichtet auf die sekundären Pflanzenstoffe, die in jedem Teil Obst und Gemüse ebenfalls enthalten sind. Das ist auf keinen Fall zu empfehlen. Gerade diese Sekundärstoffe tragen zu einer Schutzwirkung gegen Herz-Kreislauf-Erkrankungen und Krebserkrankungen bei. Deren Wirkung liefert bisher kein Supplement, also essen Sie lieber viel Gemüse und ein wenig Obst dazu, am besten unbehandelt, denn das wird Ihrer Gesundheit guttun.

## 13.3 Mineralstoffe und Spurenelemente

*Mineralstoffe* und *Spurenelemente* sind ebenso wichtig für den Organismus wie Vitamine. Sie werden in der Regel in sehr kleinen Mengen benötigt und sind in natürlichen Lebensmitteln fast überall enthalten. Sie beeinflussen viele Vorgänge im Körper, wie den Wasserhaushalt, den Sauerstofftransport und sind auch direkt an der Erregung der Muskulatur beteiligt. Ein Mangel an diesen Stoffen kann sich gesundheitlich niederschlagen, Eisenmangel z. B. verringert die Fähigkeit, den Sauerstoff im Blut zu transportieren.

## 13.4 Gewichtsmanagement

Das Körpergewicht ist eines der Dinge, über die extrem viele Menschen meckern, nicht nur Frauen, sondern auch immer mehr Männer. Der Klassiker, um das gesündeste Gewicht zu bestimmen, ist der *Body-Mass-Index*, kurz *BMI*. Der berechnet sich folgendermaßen:

**BMI = (Körpergewicht in kg) / (Körpergröße in cm)**$^2$

Damit auch jeder sogleich weiß, ob das Körpergewicht stimmt oder das Gewicht deutlich zu hoch ist, gibt es passend dazu auch Tabellen, aus denen man diese Information entnehmen kann:

*Tab. 4: BMI-Werte für Frauen und Männer*

| | BMI Frauen | BMI Männer |
|---|---|---|
| Untergewicht | < 19 | < 20 |
| Normalgewicht | 19-24 | 20-25 |
| Präadipositas | 25-30 | 26-30 |
| Adipositas | 31-40 | 31-40 |
| Starke Adipositas | > 40 | > 40 |

Das ist doch wirklich schön. Wer also im normalgewichtigen Bereich liegen möchte, der sollte als Frau einen BMI von 19-24 und als Mann von 20-25 haben. Aber, halt, es geht noch weiter. Es ist nämlich so, dass im fortgeschrittenen Alter das Fett kommt und trotz Training und guter Ernährung nicht wirklich mehr verschwinden will. Das ist kein Freifahrtschein, denn es handelt sich bei Weitem nicht um 20 kg oder mehr, aber anscheinend um so viel, dass der BMI für verschiedene Altersklassen angepasst wurde:

*Tab. 5: BMI-Werte mit Altersanpassung*

| Alter | Optimaler BMI |
|---|---|
| 19-24 | 19-24 |
| 25-34 | 20-25 |
| 35-44 | 21-26 |
| 45-55 | 22-27 |
| 55-64 | 23-28 |
| > 64 | 24-29 |

Rechnen wir da einmal aus Spaß durch. Ein 1,80 m großer Mann sollte also zwischen 64,8 kg und 81 kg wiegen, was eine ordentliche Spanne ist. Bis zu seinem 64sten Lebensjahr kann er sogar sein Gewicht auf fast 94 kg steigern! Schon hier sollte klar werden, dass es sich nur um einen Richtwert handeln kann. Haben Sie sich schon einmal die Einheit des BMI angesehen? Diese ist Masse pro Quadratmeter, was doch eine wirklich seltsame Einheit für die Bewertung des Gewichts ist, oder? Fakt ist, dass der BMI schon bei sehr muskulösen Sportlern nicht anwendbar ist, denn sie würden sich meistens im Bereich des Übergewichts befinden.

Der BMI war auch niemals zur Bewertung des Körpergewichts gedacht, sondern nur zum Vergleich zwischen Bevölkerungen verschiedener Länder. Das haben aber amerikanische Versicherungsgesellschaften überhört und den BMI genutzt, um ihre Kunden einzustufen. Des Weiteren deuten aktuelle Studien darauf hin, dass Menschen mit einem BMI von 26 oder 27 sogar älter werden und gesünder leben, als die anderen (auch die, die im optimalen Bereich liegen). Es besteht also noch viel Diskussionsbedarf.

Einen ganz guten Anhaltspunkt gibt der Bauchumfang, der sollte bei Frauen die 88 cm und bei Männern die 102 cm nicht überschreiten. Gemessen wird das morgens auf leeren Magen und natürlich unbekleidet etwa in Höhe des Bauchnabels. Der Bauchumfang eignet sich deshalb besser, weil das Bauchfett die Gesundheit mehr belastet als das Fett an den anderen Stellen des Körpers.

Was sollten Sie jetzt machen, wenn Sie tatsächlich ein wenig oder ein wenig mehr aus dem Rahmen fallen? Machen Sie keine Diät! Das hört sich erst einmal eigenartig an, aber mit hoher Wahrscheinlichkeit haben Sie schon die eine oder andere Diät versucht, vor allem, wenn Sie eine Frau sind. Und wie viele

Diäten haben funktioniert? Viel wichtiger: Wie viele Diäten haben dauerhaft das Gewicht reduziert? Der berühmte Jo-Jo-Effekt lässt grüßen. Essen Sie so, wie Sie sich vorstellen können, sich ein ganzes Leben lang zu ernähren. Aus eigener Erfahrung kann ich sagen, dass eine Reduktion der Kohlenhydrate wunderbar funktioniert. Aber nur eine Reduktion, denn Sie machen Sport, also verzichten Sie niemals völlig auf die Kohlenhydrate. Eine Reduktion geht sehr einfach. Fangen Sie damit an, dass Sie den Zucker weglassen, im Tee, im Kaffee, die Süßigkeiten, Kuchen und vor allem die fettarmen Produkte, denn die werden zur Geschmacksverstärkung meistens mit Zucker aufgewertet. Sie werden überrascht sein, wenn Sie im Supermarkt die Zutatenlisten durchgehen und nach Zucker Ausschau halten. Der ist fast überall drin.

Sollte das Weglassen von Zucker nicht reichen, vermeiden Sie Backwaren: Brot, Pizza, Nudeln. Das hat noch einen weiteren Vorteil, denn um satt zu werden, sollten Sie hauptsächlich Gemüse und Fleisch (vorausgesetzt, Sie sind kein Vegetarier) essen. Das Gemüse wird Ihren Magen füllen und das Eiweiß im Fleisch wird Sie lange satt machen. Wer weniger Kohlenhydrate isst, der isst auch allgemein weniger. Nicht, weil er sich zwingt, sondern weil wirklich weniger Hunger da ist.

Natürlich widerspricht das den Empfehlungen der Deutschen Gesellschaft für Ernährung (DGE), aber lassen Sie sich nicht davon beirren, so viele Kohlenhydrate, wie dort pro Tag empfohlen werden, können die wenigsten Menschen verarbeiten und lagern sie eher als Fett ein.

Sie sehen also, die aktuelle Werbe- und Fitnessindustrie gibt sich alle Mühe, Ihnen ein schlechtes Gewissen einzureden, denn schließlich wollen die ihre Diätprodukte verkaufen. Lassen Sie sich nicht davon beeindrucken und ernähren Sie sich abwechslungsreich und gesund mit reduzierten Kohlenhydraten. Der Erfolg wird sich langsam, stetig und lang anhaltend einstellen.

Die Deutsche Gesellschaft für Ernährung (DGE) hat auf ihrer Internetseite für alle Nährstoffe Empfehlungen bereitgestellt, nach denen man sich richten sollte. Für die Hauptnährstoffe sieht die Zusammensetzung nach DGE etwa folgendermaßen aus:

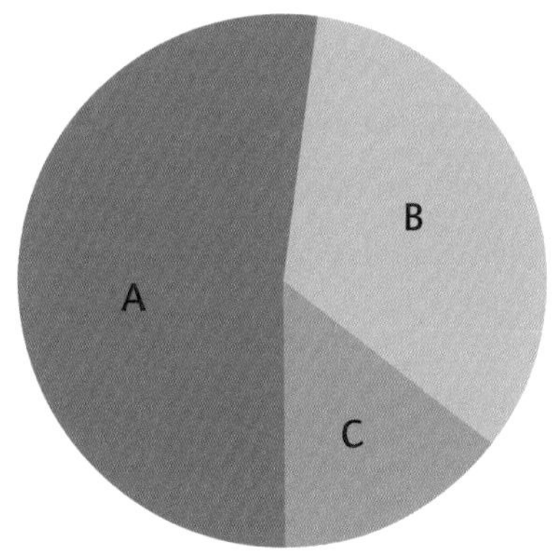


A Kohlenhydrahte 50-55 %
B Fett 30-35 %
C Protein 12-15 %

*Abb. 2: Allgemeine Ernährungsempfehlung der DGE*

Diese Zusammensetzung kann sich aber ändern, je nachdem, welche Ziele man hat. Des Weiteren ist die Menge der Kohlenhydrate, die man zu sich nehmen sollte, gerade ein sehr aktuelles Forschungsthema, bei dem es so scheint, dass die Werte der DGE als zu hoch anzusehen sind.

Aber gleichgültig, was Sie essen, nehmen Sie sich die nötige Zeit dazu. Essen Sie nicht nebenbei, sondern konzentrieren Sie sich auf die Mahlzeit. Schmecken Sie jeden Bissen, kauen Sie ihn ausgiebig und hetzen Sie nicht. Sie werden schneller satt sein, als Sie denken.

Wer abnehmen will, muss aber, unabhängig von seiner Nahrungszusammensetzung, weniger Kalorien zu sich nehmen, als er verbraucht. Dazu ist es nicht unwichtig, zu wissen, wie viel der Mensch jetzt täglich überhaupt verwertet. Zuerst ist der *Grundumsatz* zu berechnen, denn der Großteil der Kalorien wird durch ihn verbraucht. Diesen kann man grob mit 25 kcal pro kg Körpergewicht veranschlagen, bei Frauen werden etwa 10 % abgezogen, denn sie haben weniger Muskelmasse, die Energie im Ruhezustand verbrennt.

Ein 80 kg schwerer Mann benötigt also 80 kg x 25 kcal/kg = 2.000 kcal täglich für seinen Grundumsatz, eine 55 kg schwere Frau hingegen (55 kg x 25 kcal/kg) – 10 % = 1.238 kcal. Ein ausgiebiges Mahl in einem Fastfoodrestaurant dürfte also bei den meisten schon den Grundumsatz abdecken. Um es ein wenig genauer auszurechnen, kann man auf die Formeln von Mifflin-St. Jeor zurückgreifen, die aktuell als genaueste Formeln gelten:

**Grundumsatz für Männer [kcal] = Gewicht [kg] x 10 + Größe [cm] x 6,25 – Alter x 5 + 5**

**Grundumsatz für Frauen [kcal] = Gewicht [kg] x 10 + Größe [cm] x 6,25 – Alter x 5 – 161**

Wenn der 80-kg-Mann nun 30 Jahre alt ist und 1,85 m groß und die Frau 25 Jahre alt und 1,65 m groß, dann ergeben sich für den jeweiligen Grundumsatz folgende Werte:

**Grundumsatz Mann [kcal] = 80 x 10 + 185 x 6,25 – 30 x 5 + 5 = 1.812 kcal**

**Grundumsatz Frau [kcal] = 55 x 10 + 165 x 6,25 – 25 x 5 – 161 = 1.296 kcal**

Dazu kommen dann die Kalorien, die bei einer Tätigkeit verbraucht werden, sei es im Beruf oder beim Sport. Nachstehende Tabelle soll ein paar Richtwerte geben, wie hoch diese Verbräuche sein können.

*Tab. 6: Energieverbrauch bei der Ausübung verschiedener Sportarten (Friedrich, 2008; Schek, 2002)*

| Sportart | Energieumsatz in kcal/kg/h |
|---|---|
| Hartes Boxtraining | 20-21 |
| Fußball, Handball, Wettkampfrudern, -schwimmen, Judo, Turnen | 13-15 |
| Bergsport (20 % Steigung bei 3,3 km/h), zügiges Wandern (8,5 km/h), Schwimmen (3 km/h) | 11-12 |
| Bergsport (35 % Steigung bei 1,4 km/h) | 17-18 |
| Rudern (6 km/h), Tanzen | 9-11 |
| Basketball, Hockey, Krafttraining, Aerobic | 8-9 |
| Tennis, Badminton, Volleyball, Tischtennis | 7-8 |
| Wandern (4-6 km/h), Gymnastik, Schwimmen (< 50 m/min) | 3-4 |
| Dauerlauf (15-17 km/h) | 14-15 |
| Dauerlauf (12-14 km/h) | 11-12 |
| Dauerlauf (7-9 km/h) | 7-8 |
| Marathon (18,3 km/h) | 21-23 |
| Marathon (16,8 km/h) | 18-20 |
| Radfahren (15-25 km/h) | 7-8 |
| Radfahren (25-30 km/h) | 9-10 |
| Radfahren (30-35 km/h) | 11-12 |
| Radfahren (35-40 km/h, mit mäßigen Anstiegen) | 14-15 |
| Radfahren (40 km/h, inkl. schwere Anstiege) | 16-19 |
| Skilanglauf (15 km/h) | 16-19 |

Wenn also der 80 kg schwere Mann aus unserem Beispiel 1 h lang Tennis spielt, wird er einen errechneten Energieverbrauch von 7 kcal/kg/h x 80 kg x 1 h = 560 kcal haben.

Zusätzlich gibt es noch andere Berechnungsarten, die den Grundumsatz und den Leistungsumsatz berechnen. Erwähnenswert ist noch eine Methode, bei der ein sogenannter *PAL-Wert* (*Physical Activity Level*) mit eingerechnet wird. Dabei wird ein Zahlenwert verschiedenen Alltagsbelastungen zugeordnet und mit dem Grundumsatz von 1 kcal/kg Körpergewicht multipliziert (DGE, ÖGE, SGE & SVE, 2008). Diese Werte unterscheiden sich aber nicht signifikant von den oben berechneten Werten.

Es gibt unglaublich viele Diäten und Empfehlungen, sodass es leicht ist, den Überblick zu verlieren. Manche schreiben Kalorie für Kalorie vor, was man täglich zu essen hat, andere streichen Dinge vom Ernährungsplan, die man wirklich gerne isst und auf die man nur ungerne verzichten möchte. Letzteres resultiert in den meisten Fällen darin, dass die Ernährungsumstellung nicht eingehalten werden kann.

Eine allgemeingültige Ernährungsempfehlung gibt es nicht. Achten Sie darauf, dass Sie den Zuckerkonsum reduzieren, denn die kurzkettigen Kohlenhydrate sind mit hoher Wahrscheinlicheit dafür verantwortlich, dass die Menschen in den Industrieländern immer dicker werden, auch wenn der Schwarze Peter immer wieder dem Fett zugeschoben wird. Genauso verhält es sich mit den Kohlenhydraten aus Weizen. Machen Sie Gemüse zur Grundlage Ihrer Mahlzeiten, auf Ihrem Teller sollte es immer den größten Anteil übernehmen. Trinken Sie genug, mindestens 1,5 l am Tag plus 1 l/h Sport. Essen Sie abwechslungsreich, also einmal quer durch den Garten. Am besten verzehren Sie Obst und Gemüse der Saison.

Da das Thema Ernährung so extrem umfangreich ist, möchte ich für weitere Informationen auf weiterführende Literatur verweisen.

# KAPITEL 14

# DAS TRAININGSTAGEBUCH

# 14 DAS TRAININGS-TAGEBUCH

Zum Abschluss möchte ich noch einmal auf etwas verweisen, was für die Entwicklung eines Sportlers, unabhängig von seinen Zielen, sehr hilfreich sein kann: das *Führen eines Trainingstagebuchs*. Fitnessziele lassen sich in den meisten Fällen nicht über Nacht erreichen, sondern benötigen einige Zeit und je besser man wird, desto geringer werden die Fortschritte, die man in einem bestimmten Zeitraum macht. Dabei wechseln sich Perioden mit guten Fortschritten mit Plateaus, in denen keine Fortschritte zu erkennen sind, und sogar Zeiträumen, in denen Rückschritte gemacht werden, ab.

Mit einem Trainingstagebuch fällt es leichter, nachzuhalten, was gut funktioniert hat, wo man sich mit welchem Training verbessern konnte und wo das Training kontraproduktiv war. Wer weiß heute denn noch, was er vor einem Jahr oder gar zwei Jahren trainiert hat, als die Fortschritte überraschend gut waren? Die meisten Sportler haben zwar noch eine Ahnung, aber ein paar Zahlen und Fakten helfen an dieser Stelle sehr viel weiter als das bloße Raten.

Ein Tagebuch lässt sich ganz klassisch handschriftlich anlegen, aber auch als Excel-Datei, die in den meisten Fällen sehr viel übersichtlicher ist. Viele Trainingscomputer bieten zusätzlich die Möglichkeit, die erhobenen Daten des vergangenen Trainings auszulesen und auf dem Computer abzuspeichern.

Was in einem Trainingstagebuch vermerkt werden soll, muss jeder selbst entscheiden, dennoch gibt es einige Empfehlungen dazu.

- Das **Datum** ist wichtig, um zu sehen, wie lange das Training schon her ist, oder welche Perioden des Trainings zum Erfolg geführt haben und wie lang sie waren.
- Der **Wochentag**, an dem das Training stattgefunden hat, kann hilfreich sein, um das Training im Nachhinein zu bewerten. Es gibt z. B. Menschen, die zu Beginn der Woche schlechtere Leistungen bringen als am Wochenende, weil der Schlaf bei ihnen entscheidenden Einfluss hat. In diesem Fall nimmt eine schlechte Leistung an einem Dienstag einen viel geringeren Stellenwert ein als eine schlechte Leistung an einem Samstag.
- Die **Dauer des Trainings** erleichtert die Bewertung der Leistungen z. B. bei langen Läufen, bei denen die Geschwindigkeit zum Ende hin nachlässt oder auch bei langen Krafttrainingseinheiten, bei denen der Körper nach 90 min schon extrem ermüdet ist und nicht annähernd zu Bestleistungen fähig ist.

- Sowohl beim Ausdauer- als auch beim Krafttraining ist die **Art des Workouts** wichtig, waren Sie also Schimmen, Laufen oder Radfahren oder bestand das Krafttraining aus Zirkeln, nur komplexen Übungen oder war es ein Maximalkrafttraining oder Kraftausdauertraining?
- Die **Intensität des Trainings**: War es ein GA-1-Training, Intervalltraining oder Training für die Tempohärte? Dieser Punkt ist eher für das Ausdauertraining interessant. Für das Krafttraining hingegen sollten folgende Punkte vermerkt werden:
  - **Name der Übung,**
  - **Anzahl der Sätze,**
  - **Anzahl der Wiederholungen pro Satz,**
  - **verwendetes Gewicht**, sei es nun das Gewicht der Hantel oder das der Scheiben in einer Maschine, übernehmen Sie einfach den angegebenen Wert. Für die Auswertung ist zu beachten, dass sich bei verschiedenen Maschinen für dieselbe Übung die Trainingsgewichte anders „anfühlen", weil sich die Ergonomie von Hersteller zu Hersteller unterscheidet.
  - **Dauer der Pausen** zwischen den Sätzen.
- Im Ausdauerbereich ist noch die **zurückgelegte Distanz** interessant, sowie
- die **durchschnittliche Herzfrequenz** bedeutend.
- Abschließend sollten Sie noch ein paar **allgemeine Anmerkungen zu Ihrem Befinden** machen: Wie anstrengend war der Arbeitstag, haben Sie zu wenig geschlafen, wie ist das allgemeine Gefühl, ist eine Krankheit im Anmarsch?

Wer seine Fortschritte noch anhand von Zahlen vergleichen möchte, sollte in einigen Abständen Daten von seinem Körper aufnehmen, die für seine Ziele wichtig erscheinen: Gewicht, Körperfettanteil etc.

Einleitung
Bevor es losgeht
Terminologie
Kardiotraining
Krafttraining
Mobilitäts- und Flexibilitätstraining
Anpassung an das Training
Steigerung des Trainingsreizes
Nicht zu vernachlässigen: Die Erholung
Ausrüstung
Trainingsplanung
Trainingszirkel
Fitnesstests
Ernährung
Das Trainingstagebuch

# ANHANG

# ANHANG

## Literaturverzeichnis


- Ardali, G. (2014). A daily adjustable progressive resistance exercise protocol and functional training to increase quadriceps muscle strength and functional performance in an elderly homebound patient following a total knee arthroplasty. *Physiotherapy theory and practice, 30* (4), 287-297.
- Banfi, G., Colombini, A., Lombardi, G. & Lubkowska, A. (2012). Metabolic markers in sports medicine. *Advances in Clinical Chemistry, 56*, 1-54.
- Bolam, K. A., van Uffelen, J. G. Z. & Taaffe, D. R. (2013). The effect of physical exercise on bone density in middle-aged and older men: A stematic review. *Osteoporosis International, 24* (1), 2749-2762.
- Deutsche Gesellschaft für Ernährung (DGE), Österreichische Gesellschaft für Ernährung (ÖGE), Schweizerische Gesellschaft für Ernährung (SGE) & Schweizerische Vereinigung für Ernährung (SVE) (2008). *Referenzwerte für die Nährstoffzufuhr (nach D-A-CH)*. Frankfurt a. M.: Umschau Braus.
- Duclos, M., Oppert, J. M., Verges, B., Coliche, V., Gautier, J. F., Guezennec, Y., Reach, G. & Strauch, G. (2013). Physical activity and type 2 diabetes. Recommandations of the SFD (Francophone Diabetes Society) diabetes and physical activity working group. *Diabetes & Metabolism, 39* (3), 205-216.
- Friedrich, W. (2007). *Optimales Sportwissen. Grundlagen der Sporttheorie und Sportpraxis.* 2. Aufl. Balingen: Spitta Verlag.
- Friedrich, W. (2008). *Optimale Sporternährung. Grundlagen für Leistung und Fitness im Sport*. 2. Aufl. Balingen: Spitta Verlag.
- Fry, R. W., Morton, A. R., Keast, D. (1992). Periodization of training stress – A review. *Canadian Journal of Sport Sciences, 17* (3), 234-240.
- Gremion, G. (2005). The effect of stretching on sports performance and the risk of sports injury: A review of the literature. Schweizerische Zeitschrift für Sportmedizin und Sporttraumatologie, 53 (1), 6-10.
- Haaland, D. A., Sabljic, T. F., Baribeau, D. A., Mukovozov, I. M. & Hart, L. E. (2008). Is regular exercise a friend or foe of the aging immune system? A systematic review. *Clinical Journal of Sport Medicine, 18* (6), 539-548.
- Hahn, A., Ströhle, A. & Wolters, M. (2006). *Ernährung*. Stuttgart: Wissenschaftliche Verlagsgesellschaft mbH.
- Hamer, M. & O'Donovan (2010). Cardiorespiratory fitness and metabolic risk factors in obesity. *Current Opinion in Lipidology, 21* (1), 1-7.

- Herman, K., Barton, C., Malliaras, P. & Morrissey, D (2012). The effectiveness of neuromuscular warm-up strategies, that require no additional equipment, for preventing lower limb injuries during sports participation: A systematic review. *BMC Medicine, 10,* 75.
- Iwamoto, J., Sato, Y., Takeda, T. & Matsumoto, H. (2010). Effectiveness of exercise in the treatment of lumbar spinal stenosis, knee osteoarthritis, and osteoporosis. *Aging Clinical and Experimental Research, 22* (2), 116-122.
- Joe, J. G., Dosa, A., Ranky, M. & Pavlik, G. (2014). Cardiovascular results of an individually controlled complex prevention. *Acta Physiologica Hungarica, 101* (1), 1-12.
- Kahle, N. & Tevald, M. A. (2014). Core muscle strengthening's improvement of balance performance in community-dwelling older adults: A pilot study. *Journal of Aging and Physical Activity, 22* (1), 65-73.
- Kentta, G. & Hassinen, P. (1998). Overtraining and recovery – a conceptual model. *Sports Medicine, 26* (1), 1-16.
- Pal, S., Radavelli-Bagatini, S. & Ho, S. (2013). Potential benefits of exercise on blood pressure and vascular function. *Journal of the American Society of Hypertension, 7* (6), 494-506.
- Pattyn, N., Cornelissen, V. A., Eshghi, S. R. T. & Vanhees, L. (2013). The effect of exercise on the cardio-vascular risk factors constituting the metabolic syndrome. A meta-analysis of controlled trials. *Sports Medicine, 43* (2), 121-133.
- Pieber, K., Herceg, M., Quittan, M., Csapo, R., Muller, R. & Wiesinger, G. F. (2014). Long-term effects of an outpatient rehabilitation program in patients with chronic recurrent low back pain. *European Spine Journal: Official Publication of the European Spine Society, the European Spinal Deformity Society, and the European Section of the Cervical Spine Research Society, 23* (4), 779-785.
- Rehner, G. & Daniel, H. (1999). *Biochemie der Ernährung.* Heidelberg: Spektrum Akademischer Verlag.
- Schek, A. (2002). *Top-Leistung im Sport durch bedürfnisgerechte Ernährung. Trainerbibliothek 36.* Deutscher Sportbund. Münster: Philippka-Sportverlag.
- Simic, L., Sarabon, N. & Marcovic, G. (2013). Does pre-exercise static stretching inhibit maximal muscular performance? A meta-analytical review. *Scandinavian Journal of Medicine and Science in Sports, 23*, 131-148.
- Steinert, J. (1997). *La Legion – Die spanische Elitetruppe*. Stuttgart: Motorbuch Verlag
- Tabata, I., Nishimura, K., Kouzaki, M., Hirai, Y., Ogita, F., Miyachi, M. & Yamamoto, K. (1996). Effects of moderate-intensity endurance and high-intensity intermittent training on anaerobic capacity and VO2max. *Medicine & Science in Sports & Exercise, 28* (10), 1327-1330.
- Thacker, S. B., Gilchrist, J., Stroup, D. F. & Kimsey, C. D. (2004). The impact of stretching on sports injury risk: A systematic review of the literature. *Journal of Medicine and Science in Sports and Exercise, 36* (3), 371-378.